D.M. Voet

Essentials voor de preventieassistent

D.M. Voet

Essentials voor de preventieassistent

De basis bij het dagelijks handelen

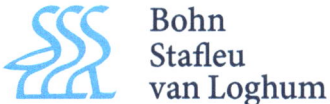

ISBN 978-90-368-0954-2   978-90-368-0955-9 (eBook)
DOI 10.1007/978-90-368-0955-9

© 2015 Bohn Stafleu van Loghum, onderdeel van Springer Media BV
Alle rechten voorbehouden. Niets uit deze uitgave mag worden verveelvoudigd, opgeslagen in een geautomatiseerd gegevensbestand, of openbaar gemaakt, in enige vorm of op enige wijze, hetzij elektronisch, mechanisch, door fotokopieën of opnamen, hetzij op enige andere manier, zonder voorafgaande schriftelijke toestemming van de uitgever.

Voor zover het maken van kopieën uit deze uitgave is toegestaan op grond van artikel 16b Auteurswet j° het Besluit van 20 juni 1974, Stb. 351, zoals gewijzigd bij het Besluit van 23 augustus 1985, Stb. 471 en artikel 17 Auteurswet, dient men de daarvoor wettelijk verschuldigde vergoedingen te voldoen aan de Stichting Reprorecht (Postbus 3060, 2130 KB Hoofddorp). Voor het overnemen van (een) gedeelte(n) uit deze uitgave in bloemlezingen, readers en andere compilatiewerken (artikel 16 Auteurswet) dient men zich tot de uitgever te wenden.

Samensteller(s) en uitgever zijn zich volledig bewust van hun taak een betrouwbare uitgave te verzorgen. Niettemin kunnen zij geen aansprakelijkheid aanvaarden voor drukfouten en andere onjuistheden die eventueel in deze uitgave voorkomen.

NUR 887
Automatische opmaak: Crest Premedia Solutions (P) Ltd., Pune, India
Basisontwerp omslag: Studio Bassa, Culemborg

Bohn Stafleu van Loghum
Het Spoor 2
Postbus 246
3990 GA Houten

www.bsl.nl

Voorwoord

Dit boek voor de preventieassistent heeft als doel om theoretische en praktische ondersteuning te bieden bij de dagelijkse werkzaamheden. De motivatie voor deze uitgave ligt in het feit dat de functie preventieassistent een uitermate belangrijke pijler is gebleken onder het streven naar goede mondgezondheid van onze patiënten. Het is daarbij van belang dat preventieassistenten, maar ook degenen die taken aan hen delegeren, up-to-date blijven op het gebied van actuele inzichten en kwaliteitseisen. Hoewel in deze tijd van snelle veranderingen sommige kennis sneller veroudert dan welk boek ook kan bijhouden, zijn er zeker essentiële zaken die als baken overeind blijven. De beschrijving van deze essentials zal, mits aangevuld met actuele online-informatie, een goede koers kunnen bepalen voor de dagelijkse werkzaamheden van de preventieassistent.

In onze wetgeving is hoge kwaliteit van de zorg als *basisrecht* voor patiënten, en daarmee als *basisverplichting* voor behandelaars, verankerd. Een preventieassistent kan in principe alle handelingen uitvoeren die zijn beschreven in het beroepsprofiel tandartsassistent van de KNMT en is daarnaast extern geschoold op post-MBO-niveau voor deze functie. Om die reden gaat dit boek in principe niet in op de basale tandheelkundige kennis; die wordt als bekend verondersteld.

De praktische en theoretische werkzaamheden van de preventieassistent worden toegelicht vanuit verschillende invalshoeken, zoals persoonlijke verantwoordelijkheid, het intensieve raakvlak met ergonomie, de actuele benadering van plaquegerelateerde afwijkingen en ten slotte het veilig instrumenteren. Preventieassistenten zijn (vrijwel) alleen vrouwen; daarom is ervoor gekozen de vrouwelijke vorm te gebruiken.

Essentials voor de preventieassistent beschrijft aspecten van de meest gangbare werkgebieden van de preventieassistent en zal op enkele plaatsen wat minder vaak voorkomende situaties aanstippen. Daarmee wil het de poort openen naar verder onderzoek en prikkelen tot (zelf)studie met behulp van de overdaad aan online informatie. De beschrijving van de onderwerpen heeft een opfrissend, verdiepend en mogelijk licht toetsend karakter en biedt de mogelijkheid om het eigen denken en handelen te vergelijken met hetgeen gangbaar, actueel en/of wenselijk is. De lezers zullen in dit boek bevestiging en/of aanvullingen kunnen vinden die ertoe bijdragen om met plezier het preventiewerk voort te zetten. Zo kan de rol van de preventieassistent in de mondzorg bestendigd worden bij het ondersteunen van patiënten door voorlichting, instructie en gebitsreiniging op weg naar een goede mondgezondheid.

Dorothé Voet
Niawier, zomer 2015

Inhoud

1	**Wet- en regelgeving voor preventieassistenten**	1
1.1	**Inleiding**	2
1.2	**Regelgeving minimale kwaliteitseisen van de zorg**	2
1.3	**Wet op de geneeskundige behandelovereenkomst (WGBO)**	2
1.3.1	Belang van de patiënt	3
1.3.2	Beroepsgeheim	3
1.3.3	Kennis en vaardigheden	3
1.3.4	Professionele standaard	4
1.3.5	Medische noodsituaties	5
1.3.6	Communicatie	6
1.3.7	Dossierplicht	7
1.4	**Wet beroepen in de individuele gezondheidszorg (Wet BIG)**	8
1.4.1	Betekenis van de Wet BIG voor de preventieassistent	9
1.4.2	Voorwaarden taakdelegatie voorbehouden handelingen en risicovolle handelingen	10
1.4.3	Werkweigering	11
1.5	**Overige wet- en regelgeving**	12
1.5.1	Wet bescherming persoonsgegevens (Wbp)	12
1.5.2	Wet meldcode Huiselijk Geweld en Kindermishandeling	12
1.5.3	Wet Arbeidomstandigheden (Arbowet)	14
1.5.4	Wet werk en zekerheid (Wwz)	15
1.5.5	Arbeidsovereenkomstrecht	15
1.5.6	Praktijkvoorbeeld	16
1.5.7	Praktijkvoorbeeld kunstnagels	16
	Literatuur	17
2	**Rol van de preventieassistent in de mondzorg**	19
2.1	**Inleiding**	20
2.2	**Taken van de preventieassistent**	20
2.2.1	Kennisnemen van relevante professionele literatuur	20
2.2.2	Zichtbaar en bespreekbaar maken van mond(on)gezondheid	23
2.2.3	Motiveren tot gedragsverandering voor verbeteren zelfzorg	23
2.2.4	Aanreiken van adviezen en instructie 'op maat'	25
2.2.5	Gebitsreiniging	26
2.3	**Overzicht werkterrein preventieassistent**	26
2.3.1	Anamnese en mondonderzoek	26
2.3.2	Uitwerking resultaten	28
2.3.3	Aanvullend onderzoek	29
2.3.4	Mondzorg bij medisch gecompromitteerde patiënten	30
2.3.5	Mondzorg voor kwetsbare patiënten	31
2.3.6	Adviseren op overige punten	32
2.4	**Verantwoordelijkheid van de preventieassistent**	32
2.5	**De preventieassistent in de bedrijfsvoering**	33
	Literatuur	34

3	**Infectiepreventie**	35
3.1	**Inleiding**	36
3.2	**Basisprincipes infectiepreventie**	36
3.2.1	Begrippen rondom besmetting en infectie	36
3.2.2	Besmettingsbronnen in de mondzorgpraktijk	37
3.2.3	Besmettingsroutes	37
3.2.4	Infectiepreventie bij besmettingsroutes via direct contact	38
3.2.5	Infectiepreventie bij besmettingsroutes via indirect contact	38
3.3	**Praktische infectiepreventie**	39
3.3.1	Beschermende maatregelen bij directe besmettingroutes	39
3.3.2	Beschermende maatregelen bij indirecte besmettingroutes	41
3.4	**Logistiek rondom infectiepreventie**	49
3.4.1	Algemene zaken	49
3.4.2	Logistiek bij het reconditioneren	50
3.5	**Apparatuur voor reconditioneren**	51
3.5.1	Ultrasoon trilbad	51
3.5.2	Thermodesinfector	52
3.5.3	Autoclaaf	54
3.5.4	DAC	55
3.5.5	Bewerkingsapparatuur hoekstukken	55
3.6	**Afsluiting**	56
	Literatuur	57
4	**Ergonomie**	59
4.1	**Inleiding**	60
4.2	**Betekenis voor de preventieassistent**	60
4.3	**Facetten van een ergonomische werkomgeving**	62
4.3.1	Cognitieve ergonomie	62
4.3.2	Organisatorische ergonomie	63
4.3.3	Fysieke ergonomie	64
4.4	**Inrichting behandelkamer**	64
4.4.1	De behandelunit	66
4.4.2	Patiëntenstoel	68
4.4.3	Operatielamp	70
4.4.4	Locatie behandeltray	72
4.4.5	Opstelling computer	73
4.5	**Facetten van een goede werkhouding**	74
4.5.1	Basishouding	74
4.5.2	Dynamisering van de werkhouding	75
4.5.3	Werkstoel	77
4.5.4	Uurposities	78
4.5.5	Positie van de patiënt	79
4.5.6	Werken met indirect zicht is een must	81
4.5.7	Bijzonderheden tijdens zwangerschap	82
	Literatuur	83
5	**Het (mond)onderzoek**	85
5.1	**Inleiding**	86
5.2	**Anamnese**	86

5.2.1	Medische anamnese	87
5.2.2	Tandheelkundige anamnese	88
5.2.3	Psychosociale anamnese	88
5.3	**Mondonderzoek algemeen**	89
5.3.1	Zachte weefsels	89
5.3.2	Harde weefsels	89
5.3.3	Inspectie uitneembare voorzieningen	93
5.4	**Onderzoek parodontium**	94
5.4.1	DPSI	94
5.4.2	Bloedingsscore	97
5.4.3	Plaquescore	99
5.5	**Aanvullend onderzoek**	101
5.5.1	Voedingsanamnese	101
5.5.2	Speekseltest	102
	Literatuur	104

6	**Diagnose, prognose en behandelplan**	105
6.1	Inleiding	106
6.2	**Vaststellen cariësrisico algemeen**	106
6.2.1	Vaststellen cariësrisico wisselgebit	107
6.2.2	Vaststellen cariësrisico bij ouderen	108
6.3	**Behandelbehoefte van het parodontium vaststellen**	109
6.4	**Vaststellen invloed van gedrag bij geconstateerde pathologie**	110
6.5	**Onderdelen preventief behandelplan**	110
6.6	**Documentatie diagnose, prognose en behandelplan**	111
6.7	**Informed consent**	111
	Literatuur	112

7	**Voorlichting en (poets)instructie**	113
7.1	Inleiding	114
7.2	**Voorlichting**	114
7.2.1	Voorlichtingsbronnen	114
7.2.2	Voorlichtingsgebieden	115
7.2.3	Voorlichtingsmethoden	118
7.3	**Instructie**	119
7.3.1	Hygiëne rond instructie	119
7.4	**Instructie tandenborstels**	121
7.4.1	Handtandenborstel	121
7.4.2	Elektrische tandenborstel	123
7.4.3	Sonische tandenborstel	124
7.5	**Instructie interdentale reinigingsmiddelen**	125
7.6	**Keuzeadvies tandpasta**	126
7.6.1	Sensitive tandpasta	128
7.7	**Keuzeadvies spoelmiddel**	128
7.7.1	Therapeutische mondspoelmiddelen	129
7.7.2	Cosmetische mondspoelmiddelen	129
7.8	**Overige hulpmiddelen**	129
	Literatuur	130

8 Instrumentatie bij gebitsreiniging ... 131
- 8.1 Inleiding ... 132
- 8.2 Instrumentarium ... 132
- 8.2.1 Handscalers ... 132
- 8.2.2 Mechanische scalers ... 134
- 8.3 Instrumenteren met handscalers ... 137
- 8.3.1 Slijpen van scalers ... 138
- 8.3.2 Vinger-, hand- en polspositie tijdens instrumentatie ... 141
- 8.3.3 Afsteuning ... 143
- 8.3.4 Besturing van het instrument ... 144
- 8.3.5 Instrumentatietechniek op elementniveau ... 145
- 8.4 Instrumentatie met mechanische scalers ... 145
- 8.4.1 Instrumentatietechniek ... 145
- 8.4.2 Mechanische scalers: indicaties en contra-indicaties ... 146
- 8.5 Systematiek gebitsreiniging ... 148
- Literatuur ... 149

9 Polijsten van gebitselementen en fluorideapplicatie ... 151
- 9.1 Inleiding ... 152
- 9.2 Polijstinstrumentarium ... 152
- 9.2.1 Traditionele polijstmiddelen ... 152
- 9.2.2 Airflow ... 154
- 9.3 Werkwijze bij het polijsten van gebitselementen ... 155
- 9.3.1 Polijsten met micromotor ... 155
- 9.3.2 Polijsten met airflow ... 156
- 9.3.3 Afronden van de behandeling na polijsten ... 156
- 9.4 Fluorideapplicatie ... 156
- 9.4.1 Applicatievorm fluoride ... 157
- 9.4.2 Risico van fluorideapplicatie ... 159
- 9.4.3 Rekenvoorbeeld fluoridevergiftiging ... 159
- Literatuur ... 160

10 Sealen ... 161
- 10.1 Inleiding ... 162
- 10.2 Plaatsbepaling sealants ... 162
- 10.3 Materialen algemeen ... 163
- 10.3.1 Soorten sealant ... 165
- 10.3.2 Cofferdam ... 168
- 10.3.3 Materialen voor relatief droogleggen ... 169
- 10.4 Kwaliteitscriteria ... 170
- 10.5 Eenvoudig stappenplan ... 171
- 10.6 Behandeltips ... 171

11 Gebitsafdrukken ... 173
- 11.1 Inleiding ... 174
- 11.2 (Preventieve) toepassingen ... 174
- 11.3 Materialen ... 174
- 11.3.1 Mengattributen ... 174

11.3.2	Afdruklepels	175
11.3.3	Wasbeet	176
11.3.4	Desinfectie attributen	178
11.4	**Hygiënisch werken met alginaat**	178
11.4.1	Hygiënisch werken met een volautomatische mengmachine	179
11.5	**Criteria voor een goede afdruk**	180
11.6	**Voorbeeldprotocol**	181
11.7	**Tips**	182
12	**Bijlagen**	185
	Register	209

Wet- en regelgeving voor preventieassistenten

1.1 Inleiding – 2

1.2 Regelgeving minimale kwaliteitseisen van de zorg – 2

1.3 Wet op de geneeskundige behandelovereenkomst (WGBO) – 2
1.3.1 Belang van de patiënt – 3
1.3.2 Beroepsgeheim – 3
1.3.3 Kennis en vaardigheden – 3
1.3.4 Professionele standaard – 4
1.3.5 Medische noodsituaties – 5
1.3.6 Communicatie – 6
1.3.7 Dossierplicht – 7

1.4 Wet beroepen in de individuele gezondheidszorg (Wet BIG) – 8
1.4.1 Betekenis van de Wet BIG voor de preventieassistent – 9
1.4.2 Voorwaarden taakdelegatie voorbehouden handelingen en risicovolle handelingen – 10
1.4.3 Werkweigering – 11

1.5 Overige wet- en regelgeving – 12
1.5.1 Wet bescherming persoonsgegevens (Wbp) – 12
1.5.2 Wet meldcode Huiselijk Geweld en Kindermishandeling – 12
1.5.3 Wet Arbeidomstandigheden (Arbowet) – 14
1.5.4 Wet werk en zekerheid (Wwz) – 15
1.5.5 Arbeidsovereenkomstrecht – 15
1.5.6 Praktijkvoorbeeld – 16
1.5.7 Praktijkvoorbeeld kunstnagels – 16

Literatuur – 17

1.1 Inleiding

Een tandartsassistent voert assisterende werkzaamheden uit binnen de kaders van de Wet op de geneeskundige behandelingsovereenkomst (WGBO). Daarnaast kunnen ook zelfstandige behandelingen uitgevoerd worden onder de voorwaarden die genoemd staan in de Wet op de beroepen in de individuele gezondheidszorg (Wet BIG). Aanvullend onderwijs op post-MBO-niveau kan gevolgd worden om de functie van preventieassistent te vervullen. Dit opleidingstraject biedt verdiepingsstof aan die aansluit op het lespakket van de MBO-opleiding tandartsassistent en traint specifieke instrumentatievaardigheden. Een *goed geschoolde* en tevens *ervaren* preventieassistent kan na een korte anamnese-update en zelf uitgevoerd klinisch mondonderzoek in principe geheel *zelfstandig* een preventief behandelplan opstellen en uitvoeren. Vanwege het deels *risicovolle* karakter van de behandelingen geldt aanvullende wet- en regelgeving om de patiëntveiligheid en de kwaliteit te kunnen waarborgen. Preventieassistenten dragen bij aan het 'kwaliteitsdenken' door de instelling van een kwaliteitsregister voor preventieassistenten. In dit hoofdstuk wordt de relevante wet- en regelgeving voor de preventieassistent behandeld.

1.2 Regelgeving minimale kwaliteitseisen van de zorg

In de tandheelkunde is het lange tijd algemeen geaccepteerd geweest dat tandartsassistenten hun functie uitoefenen zonder erkende beroepsopleiding voor de werkzaamheden die ze uitvoeren. Om de patiëntveiligheid te vergroten en een minimale kwaliteitseis te kunnen stellen aan de zorg voor patiënten heeft de KNMT een beleidsplan opgesteld. Op basis daarvan is het per september 2018 voor elke nieuw aangestelde tandartsassistent gewenst om over een erkend MBO-diploma tandartsassistent te beschikken of daarvoor in opleiding te zijn. Dit is een belangrijke stap naar professionalisering van het beroep tandartsassistent. De opleidingen worden verzorgd door Regionale OpleidingsCentra (ROC's) en zijn ook als schriftelijke opleiding of als e-learningtrajecten beschikbaar. Voor reeds werkzame ongediplomeerde assistenten is er een traject ontwikkeld waarmee de reeds eerder of elders (door werken of leren) verkregen kennis en kunde getoetst kan worden aan de functie-eisen die gelden voor een gediplomeerde MBO-tandartsassistent. Dit toetsingstraject van *erkennen van verworven competenties* (EVC's) brengt mogelijke hiaten in kennis en vaardigheden in kaart. Daardoor wordt duidelijk welke bijscholing noodzakelijk is om aan het vereiste niveau van MBO-tandartsassistent te voldoen. Voor de huidige ongediplomeerde assistenten is het interessant om deze hiaten op te vullen zodat ze vanaf september 2018 een goede concurrentiepositie zullen hebben bij het solliciteren in een andere tandartspraktijk.

1.3 Wet op de geneeskundige behandelovereenkomst (WGBO)

In Nederland hebben alle patiënten recht op veilige zorg op grond van de Wet op de geneeskundige behandelingsovereenkomst. De WGBO is opgenomen in het Burgerlijk Wetboek, artikel 7: 446–468. Een citaat uit deze Wet luidt:

» De hulpverlener moet bij zijn werkzaamheden de zorg van een goed hulpverlener in acht nemen en handelt daarbij in overeenstemming met de op hem rustende verantwoordelijkheid, voortvloeiende uit de voor hulpverleners geldende professionele standaard. «

Deze wet verplicht elke individuele zorgverlener om bij de geleverde zorg altijd de patiëntveiligheid te waarborgen en te handelen op het kwaliteitsniveau van *best practice*. Hoe dat handelen dan moet zijn om aan die kwaliteit te kunnen voldoen is beschreven in de professionele standaarden, zoals richtlijnen, praktijkwijzers en behandelprotocollen. De aanwijzingen in deze documenten zijn als het goed is helder en eenduidig geschreven. Het nakomen ervan vraagt van de zorgmedewerker niet alleen kennis, maar ook betrokkenheid en inzet. Belangrijke kenmerken van een 'goed hulpverlener' als het gaat om het waarborgen van patiëntveiligheid en het kwaliteitsniveau van best practice komen tot uiting in een juiste *beroepshouding*. Dit is een complex van eigenschappen en gedragingen van de zorgverlener die bijdragen aan een waardige beroepsuitoefening.

Enkele aspecten die bij de beroepshouding een rol spelen worden hierna apart toegelicht.

1.3.1 Belang van de patiënt

De zorgverlener stelt het belang van de patiënt altijd voorop. De geplande en geleverde zorg moet primair de mondgezondheid van de patiënt dienen en wordt afgestemd op de (on)mogelijkheden van de individuele patiënt.

Dit betekent bijvoorbeeld dat financiële prikkels geen rol mogen spelen bij het opstellen van een behandelplan. Ook (on)mogelijkheden in de bedrijfsvoering, zoals een lange wachttijd voor de ene behandeling en een korte wachttijd voor de andere behandeling, mogen vanuit de zorgverlener geen sturende factor zijn. Bovendien is de factor werktijd in de zorg vaak ongewis doordat zich onverwacht spoedgevallen kunnen aandienen en onvoorziene uitloop van behandelingen, om welke (patiëntgebonden) reden dan ook, meer tijd vraagt dan de oorspronkelijk ingeplande werktijd. Dat betekent concreet dat pauzes en het moment van afsluiten van de praktijk weleens anders kunnen uitvallen dan voorzien. Flexibiliteit op dit punt wordt van medewerkers in de zorg zonder meer verlangd.

1.3.2 Beroepsgeheim

De zorgverlener houdt zich aan de regels van het beroepsgeheim. Wanneer een anamnese wordt afgenomen moeten patiënten er 100 % op kunnen vertrouwen dat de genoemde informatie vertrouwelijk wordt behandeld. Overleg met huisarts of specialist mag dan ook uitsluitend na toestemming van de patiënt.

Ook de gegevens die blijken uit mondonderzoek worden als strikt persoonlijk gewaardeerd. Collegiaal overleg betreffende situaties in de mond – en zelfs alleen al het bespreken van röntgenfoto's met collega's – dient pas na toestemming van de patiënt plaats te vinden. Gediplomeerde tandartsassistenten hebben tijdens de opleiding of bij de diplomering in het openbaar de belofte van geheimhouding afgelegd. Bij ongediplomeerde tandartsassistente is daar, als het goed is, een aparte clausule in de arbeidsovereenkomst over opgenomen.

1.3.3 Kennis en vaardigheden

De zorgverlener heeft vakkennis en beheerst vaardigheden op het *vereiste niveau*.

Dit houdt niet alleen in dat zij moet kunnen aantonen kennis van zaken te hebben, maar houdt tevens een verplichting in voor elke zelfstandige behandelaar, dus ook de preventieassistent, om verworven kennis en kunde op peil te houden door middel van het volgen van bij- en nascholing.

1.3.4 Professionele standaard

De zorgverlener biedt zorg op basis van actuele inzichten en naar de huidige stand van de wetenschap. Deze inzichten en daaruit voortvloeiende behandelmethoden staan bekend als de 'professionele standaard' (state of the art). Naast het gegeven dat zij over voldoende kennis en kunde moet beschikken moet de behandelaar zich dus in alle gevallen ook houden aan de professionele standaarden zoals die zijn vastgelegd in richtlijnen, praktijkwijzers, adviezen en protocollen. Afwijken van hetgeen in deze documenten wordt aanbevolen of wordt voorgeschreven kan incidenteel wel, maar moet in zo'n geval degelijk gemotiveerd kunnen worden.

De status van de verschillende richting gevende documenten wordt volgens de KNMT als volgt omschreven.

A. Klinische tandheelkundige richtlijn

》 Een document met aanbevelingen, adviezen en handelingsinstructies ter ondersteuning van de besluitvorming van professionals in de zorg en patiënten, berustend op de resultaten van wetenschappelijk onderzoek met daarop gebaseerde discussie en aansluitende meningsvorming, gericht op het expliciteren van doeltreffend en doelmatig medisch handelen. (Haamstede-definitie van een richtlijn, februari 2004). 《

Voorbeelden
– Richtlijn Infectiepreventie in mondzorgpraktijken. Zie verder ▶ H. 3.
– Richtlijn Mondzorg Jeugdigen (KNVK 2012). Zie verder ▶ H. 2.

B. Algemene richtlijnen

》 Een leidraad ten behoeve van de tandheelkundige praktijkvoering, zoveel mogelijk aangevuld met voorbeelden van formulieren, reglementen en informatie voor de patiënt, die de tandarts naar eigen inzicht kan aanpassen voor de eigen praktijk. 《

Voorbeeld
KNMT-Richtlijn Patiëntendossier (KNMT 2014; Zie ▶ par. 1.3.7).

C. Protocollen/adviezen

》 Een van een vakinhoudelijke richtlijn afgeleide lokale handelingsinstructie of werkinstructie waarin staat hoe precies in de dagelijkse praktijk dient te worden gehandeld. 《

Voorbeelden
De adviezen van het Ivoren Kruis (◻ fig. 1.1; ▶ par. 2.2):
– Advies Cariëspreventie (Ivoren Kruis 2011);
– Advies Preventie fissuurcariës (Ivoren Kruis 2012);
– Advies Erosieve gebitsslijtage (Ivoren Kruis 2014).

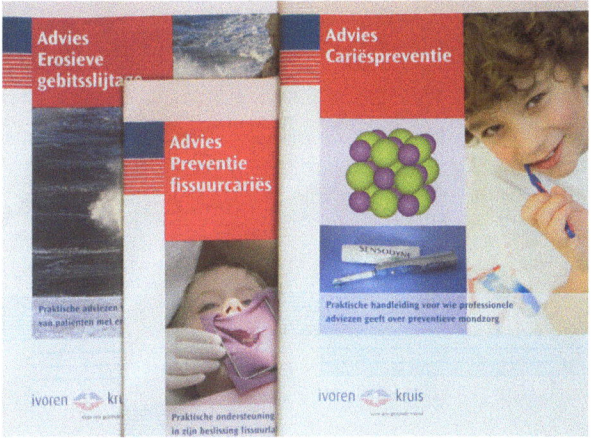

 Figuur 1.1 Brochures van het Ivoren Kruis: adviezen voor de tandheelkundige behandelaar.

D. Praktijkwijzers
Praktijkwijzers hebben een andere status dan richtlijnen en zijn uitsluitend als handreiking bedoeld.

>> Een leidraad die beschrijft hoe richtlijnen, protocollen en beleidsstandpunten en dergelijke in de dagelijkse praktijk kunnen worden geïmplementeerd. **«**

Voorbeelden
- Aanwijzing voor behandelingen bij patiënten met antitromboticagebruik (de Landelijke Eerstelijns Samenwerkingsafspraak, LESA en Antistolling en de Landelijke Standaard Ketenzorg Antistolling, LSKA)
- Werk samen met uw tandarts aan uw eigen veiligheid (Nederlandse Patiënten Consumenten Federatie, NPCF en de KNMT) (fig. 1.2).

1.3.5 Medische noodsituaties

De zorgverlener heeft algemene kennis en kunde rondom *medische noodsituaties*. Er wordt van de medewerker verwacht dat deze ten minste over een geldig EHBO-diploma beschikt, bij voorkeur aangevuld met een aantekening reanimatie. De kennis inzake medische (nood)situaties zal dan in de meeste gevallen toereikend zijn om in elk geval te kunnen signaleren(!) dat er iets niet pluis is met een patiënt voor, tijdens of na de behandeling. Het vervolgens op tijd inroepen van ondersteuning door collega's of de aangewezen BedrijfsHulpverlener (BHV'er) is van essentieel belang. Een BHV-er moet verplicht aanwezig zijn in een praktijk en die functie kan worden bekleed door zowel een assistent, een praktijkmanager als de tandarts-praktijkhouder.

Een tandartsassistent die BHV'er is, kan op basis van aanvullende medische scholing, zodra dat noodzakelijk is, tot behandeling overgaan om de toestand van een patiënt te stabiliseren totdat overdracht aan medische professionals (bijvoorbeeld ambulancepersoneel) kan plaatsvinden. Enkele zaken die daarvoor in de praktijk aanwezig moeten zijn, zijn diverse soorten medicatie en een mond-op-mondbeademingsmasker (fig. 1.3).

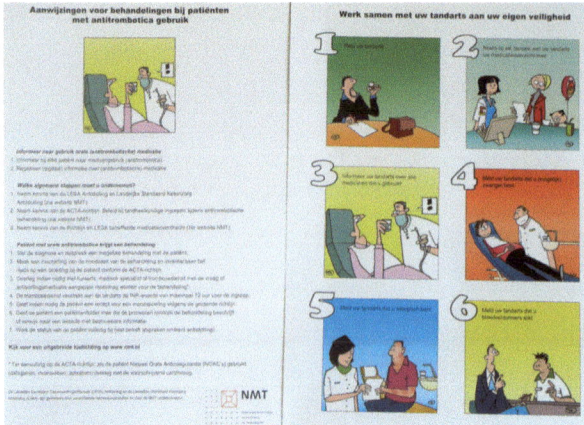

Figuur 1.2 Praktijkwijzer en patiëntenmateriaal van NPCF en de KNMT

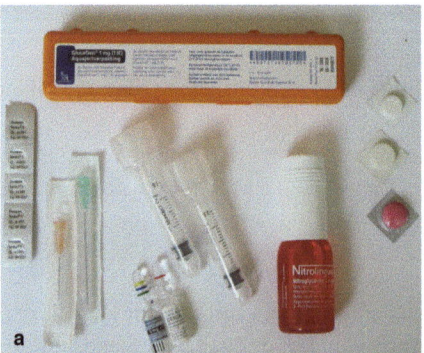 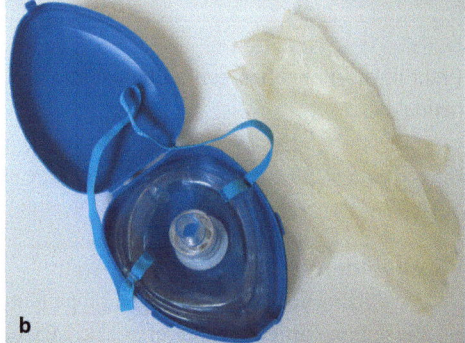

Figuur 1.3 a Diverse soorten noodmedicatie. b Mond-op-mondbeademingsmasker.

Daarnaast zorgt een assistent die BHV'er is erook voor dat al het overige personeel een duidelijk en goed toegankelijk stappenplan heeft, waarin staat hoe moet worden gehandeld bij een medische noodsituatie, bij een noodzakelijke ontruiming bij brand of bij ander onraad.

1.3.6 Communicatie

De zorgverlener beschikt over *communicatieve vaardigheden* afgestemd op de individuele patiënt. In de eerste plaats houdt dit in dat dezelfde taal gesproken wordt als waarin de patiënt zich enerzijds voldoende goed kan uitdrukken om begrepen te worden en anderzijds ondubbelzinnig kan begrijpen wat de zorgverlener als diagnose gesteld heeft en voorstelt als behandeling. Als patiënt en behandelaar op het gebied van de taal niet goed (eenduidig!) kunnen communiceren, zal er tijdens een behandeling geen sprake kunnen zijn van informed consent. Dit is een belangrijk begrip in de WGBO en betekent dat er adequate informatievoorziening heeft plaatsgevonden op basis waarvan de toestemming voor de behandeling is gebaseerd. Goede taalbeheersing is dus in elk geval een must voor elke zorgverlener!

Indien de taal toch een probleem is, zou gebruik gemaakt moeten worden van een betrouwbare tolk, vaak een familielid van de patiënt. Het is belangrijk om de taalvaardigheid van kinderen die vaak meekomen, niet te overschatten. Zowel op het gebied van het Nederlandse taal als op het gebied van de moedertaal bestaan bij kinderen vaak flinke hiaten in woordkennis en daardoor ook in het begripsvermogen! Soms zal voor behandelingen van asielzoekers een beëdigde tolk ingeschakeld moeten worden van Tolk- en vertaalcentrum Nederland (TVcN). Deze kan direct telefonisch ondersteuning bieden. Ook kan er een telefonische tolk gereserveerd worden en in bijzondere gevallen zelfs een tolk op locatie (▶ www.tvcn.nl).

De behandeling van een preventieassistent is taalgevoelig als het gaat om het te bereiken niveau van zelfzorg van de patiënt. Als je een advies niet (goed) hebt begrepen, zal het waarschijnlijk niet leiden tot de gewenste verandering in de zelfzorg. Teleurstelling, en wat erger is, demotivatie zullen het resultaat zijn! De preventieassistent dient dan ook in de eerste plaats de Nederlandse taal goed te beheersen, in elk geval in de vorm van ABN (Algemeen Beschaafd Nederlands). Lokale variaties en dialecten zijn geen basisvereisten voor het werk van de preventieassistent. Mogelijk vormt de Friese taal een uitzondering, omdat jonge kinderen in Friesland het Nederlands niet altijd voldoende machtig zijn. In voorkomende gevallen kan het erg prettig zijn als de zorgverlener en de patiënt dezelfde niet-Nederlandse moedertaal hebben. Voorlichting en instructie zouden dan in die taal gegeven kunnen worden.

Uiteraard wordt van de zorgverlener ook verwacht dat algemeen aanvaarde gesprekstechnieken tot zijn vaardigheden behoren.

1.3.7 Dossierplicht

De zorgverlener voldoet op adequate wijze aan de voor hulpverleners geldende *dossierplicht*. Een patiëntendossier is volgens de WGBO bedoeld om het tandheelkundig denken en handelen vast te leggen. Ook worden in principe alle patiëntencontacten opgenomen in het dossier, voor zover dit voor een goede hulpverlening noodzakelijk is. Alles wordt zo volledig mogelijk opgeschreven, zodat bij overdracht, bijvoorbeeld aan een collega binnen de praktijk, de motivatie die tot een voorgestelde behandeling heeft geleid helder is. Dit betekent dat niet alleen de uitgevoerde behandelingen, maar dus ook het *behandelplan* vermeld moeten worden, aangevuld met eventuele tussentijdse wijzigingen die op basis van gebleken feiten tijdens het behandelproces hebben plaatsgevonden.

Een ander punt is de bewaarplicht. De opgeslagen patiëntgegevens zullen minstens vijftien jaar bewaard moeten worden, of zolang als relevant is voor behandelingen. In het huidige digitale tijdperk zijn geen speciale maatregelen nodig voor deze langdurige archivering.

Het is goed om te weten dat het dossier eigendom is van de praktijk(houder), maar de patiënt heeft wel inzagerecht en kan op verzoek ook een afschrift ontvangen, soms tegen een passende vergoeding van de administratieve handelingen.

In het dossier moet verder vermeld worden dat de ouders van kinderen jonger dan 16 jaar zijn ingelicht over de uitkomsten van het periodiek mondonderzoek en dat ze toestemming hebben gegeven voor de voorgestelde behandeling.

Minderjarigen van 16 en 17 jaar worden door de WGBO bekwaam geacht tot het aangaan van een behandelovereenkomst ten behoeve van zichzelf en tot het verrichten van rechtshandelingen die met de overeenkomst onmiddellijk verband houden.

In de KNMT-Richtlijn patiëntendossier is een lijst opgenomen met administratieve zaken die door de Nederlandse Zorgautoriteit (NZa) verplicht zijn gesteld om in het dossier te vermelden. Bij die opsomming vindt men tevens een verwijzing naar de bron die daaraan ten grondslag ligt.

De verplichte onderwerpen worden getoond in de Bijlage achterin dit boek (▶ tab. 12.1). De toelichting is online in de KNMT-Richtlijn patiëntendossier na te lezen. In deze richtlijn staan ook een aantal zaken genoemd die op *vrijwillige* basis door de behandelaar in het dossier opgenomen zouden kunnen worden. Deze onderwerpen zijn eveneens in de Bijlage opgenomen (▶ tab. 12.2).

Gelofte

Als illustratie bij de bovengenoemde punten rondom de beroepshouding volgt hier de gelofte die tandartsen afleggen bij hun diplomering. Iedere goede zorgverlener zal zich hierin kunnen herkennen.

》 Ik beloof dat ik de tandheelkunde zo goed als ik kan zal uitoefenen ten dienste van mijn medemens. Ik zal zorgen voor zieken, gezondheid bevorderen en lijden verlichten. Ik stel het belang van de patiënt voorop en eerbiedig zijn opvattingen. Ik zal aan de patiënt geen schade doen. Ik luister en zal hem goed inlichten. Ik zal geheim houden wat aan mij is toevertrouwd. Ik zal de tandheelkundige kennis van mijzelf en anderen bevorderen. Ik erken de grenzen van mijn mogelijkheden. Ik zal mij open en toetsbaar opstellen, en ik ken mijn verantwoordelijkheid voor de samenleving. Ik zal de beschikbaarheid en de toegankelijkheid van de gezondheidszorg bevorderen. Ik maak geen misbruik van mijn medische kennis, ook niet onder druk. Ik zal zo het beroep van tandarts in ere houden. 《

1.4 Wet beroepen in de individuele gezondheidszorg (Wet BIG)

Sinds 1 december 1997 is de Wet BIG van kracht. Deze wet heeft als doelstelling de kwaliteit van de beroepsuitoefening te bevorderen en deze te bewaken. Daartoe zijn er eisen aan hulpverleners geformuleerd om patiënten te beschermen tegen ondeskundig en onzorgvuldig handelen door beroepsbeoefenaren. Als extra bescherming voor de patiënten moeten bepaalde beroepsbeoefenaren ingeschreven staan in het door de overheid ingestelde BIG-register. Om hierin te kunnen worden ingeschreven moet de beroepsbeoefenaar aan bepaalde eisen voldoen op het gebied van kwaliteit van de opleiding. De registratie is telkens slechts voor een bepaalde periode geldig en wordt periodiek opnieuw beoordeeld op basis van recente werkervaring en scholing.

De kern van de Wet BIG is dat in principe iedereen behandelingen mag uitvoeren op het gebied van de individuele gezondheidszorg. Maar omdat bepaalde handelingen bij onbekwame uitvoering een (te) groot risico voor de patiënt vormen, zijn aan het uitvoeren van een aantal, met name genoemde, handelingen voorwaarden gesteld; dit zijn de zogeheten voorbehouden handelingen. Daarnaast bestaan dus de niet-voorbehouden handelingen en zijn er ook nog de risicovolle handelingen. Deze verschillende typen handelingen worden hierna apart toegelicht.

A Voorbehouden handelingen mogen uitsluitend door zelfstandig bevoegden worden uitgevoerd. Dit zijn volgens de wet slechts zeven met name genoemde beroepsbeoefenaren, waaronder tandartsen en artsen. Zij mogen volgens de Wet BIG zelfstandig, dus zonder opdracht van een ander, voorbehouden handelingen uitvoeren. De indicatie voor deze handeling mogen ze ook zelf stellen. Voor de tandarts gelden als voorbehouden handelingen:
- boren, slijpen, snijden en extraheren;
- injecties geven (dit is ook toegestaan voor mondhygiënistes door een apart wetsartikel);

– onder narcose brengen (dit mag echter alleen in het bijzijn van een anesthesist);
– röntgenfoto's maken.

Deze voorbehouden handelingen mogen in bepaalde gevallen en onder strikte voorwaarden worden gedelegeerd aan niet-geregistreerde zorgverleners.

B De niet-voorbehouden handelingen zijn alle medische handelingen die niet zijn aangemerkt als voorbehouden handeling. In principe mag dus iedereen, die zich daarvoor bekwaamd heeft, deze handelingen uitvoeren. De betreffende zorgverlener is daarbij zelf verantwoordelijk voor de handelingen die hij of zij uitvoert. Wanneer blijkt dat door ondeskundig handelen schade is ontstaan, kan een boete worden opgelegd aan degene die de behandeling heeft uitgevoerd. Zelfs het ontstaan van *een verhoogd risico op schade* kan strafbaar gesteld worden! Dit volgt uit wetgeving uit het Wetboek van Strafrecht artikel 309.

C Risicovolle handelingen vallen niet onder de voorbehouden handelingen, maar kunnen bij ondeskundige uitvoering een aanzienlijk risico voor de patiënt meebrengen. De overheid heeft echter gemeend dat deze handelingen toch niet een zodanig risico vormen dat zij als voorbehouden handeling moeten worden aangemerkt. Tandsteen verwijderen met behulp van scherp instrumentarium is zo'n risicovollebehandeling.
In de Wet BIG staat ten slotte dat de behandelaar die zich aantoonbaar(!) bekwaamd heeft en bovendien zichzelf ook bekwaam acht, onder de juiste omstandigheden bevoegd is om de behandelingen uit te voeren. Kort gezegd: bekwaam vormt de basis voor bevoegd, maar omgekeerd geldt: *onbekwaam maakt onbevoegd*!

Door al deze regelgeving kan de patiënt erop vertrouwen dat er door een tandarts en diens medewerkers deskundige hulp gegeven wordt. De tandheelkundige zorg zal zodoende een uitstraling van kwaliteit kunnen behouden.

1.4.1 Betekenis van de Wet BIG voor de preventieassistent

Het werk van de preventieassistent bestaat naast het geven van voorlichting en instructie, polijsten van gebitselementen, sealen en het nemen van gebitsafdrukken ook uit de risicovolle handeling van tandsteen verwijderen.

De eerst genoemde (be)handelingen mogen door de preventieassistent in opdracht van een zelfstandig bevoegde tandarts of mondhygiënist worden uitgevoerd. Daarvoor is aantoonbare scholing vereist en mag pas tot patiëntenbehandeling worden overgegaan nadat de opdrachtgever zich ervan vergewist heeft dat de opdrachtnemer (hier dus de preventieassistent) ook inderdaad bekwaam is.

De risicovolle handeling van tandsteen verwijderen is echter aan meer en strengere voorwaarden gebonden. Deze handeling is bij de interpretatie van de Wet BIG namelijk gelijkgesteld aan de zwaarte van een voorbehouden handeling. De voorbehouden/risicovolle handelingen mogen door een zelfstandig bevoegde behandelaar (in dit geval zowel een tandarts als een mondhygiënist) gedelegeerd worden aan een niet-zelfstandig bevoegde zorgverlener, zoals een preventieassistent. Daarbij blijft het altijd de verantwoordelijkheid van de preventieassistent zelf om goede zorg te verlenen en de patiëntveiligheid niet in gevaar te brengen. Bij het verwijderen van tandsteen geldt dus dat aan alle in de Wet BIG genoemde strikte voorwaarden voor het uitvoeren van voorbehouden handelingen wordt voldaan.

1.4.2 Voorwaarden taakdelegatie voorbehouden handelingen en risicovolle handelingen

Door de Inspectie voor de Gezondheidszorg (IGZ) is op grond van de Wet BIG en de uitspraken van het tuchtrecht een aantal ondubbelzinnige voorwaarden geformuleerd, waaraan moet worden voldaan bij het delegeren van voorbehouden handelingen. Deze zijn dus voor de preventieassistent ook van toepassing wanneer deze in opdracht van een tandarts of mondhygiënist de risicovolle handeling van verwijderen van supragingivaal tandsteen uitvoert.

Deze voorwaarden zijn opgenomen in een circulaire van het IGZ en online na te lezen op ▶ www.igz.nl. De hoofdpunten staan vermeld in ▶ kader 1.1.

Kader 1.1 Voorwaarden IGZ

Voorwaarden voor het uitvoeren van voorbehouden handelingen door niet-tandartsen in de tandheelkundige praktijk.

1. De opdrachtgever (tandarts) dient zich te overtuigen van bekwaamheid van de opdrachtnemer.
2. Opleiding door uitsluitend de opdrachtgever (tandarts) is alleen acceptabel indien er toezicht door derden (professionals in het opleidingscircuit) op de opleiding is.
3. De opdrachtgever (tandarts) geeft opdracht per patiënt en indien nodig aanwijzingen en evalueert de uitvoering; de opdrachtbeschrijving wordt schriftelijk vastgelegd in een protocol.
4. De opdrachtgever (tandarts) is fysiek in de praktijk aanwezig voor overleg, advies en de mogelijkheid van tussenkomst; telefonische bereikbaarheid of bereikbaarheid op afstand is niet voldoende.
5. De opdrachtnemer moet zich redelijkerwijs bekwaam achten.
6. De opdrachtnemer informeert de patiënt dat hij de voorbehouden handeling uitvoert in opdracht van de tandarts en vraagt de patiënt toestemming voor deze behandeling.

Bron: Circulaire IGZ 11-2-2011. Taakherschikking in de tandheelkundige praktijk en het uitvoeren van voorbehouden handelingen door niet-tandartsen.

Samengevat komt het in de praktijk op de volgende punten neer:
1. De preventieassistent is aantoonbaar en bovendien extern(!) bekwaamd.
2. In het werknemersdossier is vastgelegd op basis van welke scholing en per wanneer deze bekwaamheid geldt en eventueel tot wanneer deze geldig is.
3. De opdrachtgever heeft gecontroleerd dat de preventieassistent ook daadwerkelijk de vaardigheden onder de knie heeft, waarvan ook een aantekening is gemaakt in het werknemersdossier.
4. De preventieassistent dient zichzelf bekwaam te achten om op een gegeven moment de gedelegeerde behandeling uit te voeren.
5. Er wordt in het dossier vermeld dat de taak gedelegeerd is door de tandarts/mondhygiënist en ook dat de patiënt hiermee akkoord is gegaan.
6. De preventieassistent handelt altijd overeenkomstig de (schriftelijke) aanwijzingen van de opdrachtgever. Daarvoor zijn behandelprotocollen aanwezig.

7. Toezicht op het verrichten van de gedelegeerde handeling is verzekerd doordat de opdrachtgever bereikbaar is voor tussenkomst. Dat wordt door de IGZ zodanig uitgelegd dat de opdrachtgever zich *in hetzelfde gebouw* bevindt als de opdrachtnemer. Telefonische bereikbaarheid op afstand is niet voldoende.
8. Tijdens de behandeling draagt de opdrachtnemer een badge met daarop duidelijk vermeld de naam en de functie.
9. Het invoeren van de gegevens in het patiëntendossier wordt telkens onder de eigen naam van de preventieassistent gedaan vanwege de persoonlijke verantwoordelijkheid voor de behandeling.

1.4.3 Werkweigering

Medewerkers die in loondienst werkzaam zijn, werken in een *ondergeschiktheidssituatie* ten opzichte van de werkgever/opdrachtgever. Zij worden als het gaat om patiëntgerelateerde werkzaamheden geacht zich altijd af te vragen of het opgedragen werk uitgevoerd kan worden in overeenstemming met de geldende normen die in de verschillende richtlijnen en adviezen zijn beschreven.

> **Werkweigering**
> Wanneer onverhoopt een taak uitgevoerd zou moeten worden onder omstandigheden waarbij de patiëntveiligheid of het belang van de patiënt in het geding is, dan mag de werknemer de opdracht weigeren. Deze vorm van werkweigering is geen grond voor ontslag zolang redelijkerwijs aangetoond kan worden dat de weigering inderdaad in het belang van de patiënt geweest is.

Bovenstaande omstandigheden gelden ook wanneer het financiële belang van de patiënt in het geding is, bijvoorbeeld bij het moeten uitvoeren van onnodig geïndiceerde verrichtingen (overbehandeling).

Om in de werkomstandigheden voor de preventieassistent voldoende patiëntveiligheid te garanderen moet de opdrachtgever de opdrachtnemer dus altijd voldoende faciliteren. Dit is niet alleen een kwestie van een behandelunit, werkstoeltje en wat materialen beschikbaar stellen. Er moet ook zodanig hygiënisch gewerkt kunnen worden dat er behalve voldoende instrumenten om bij elke behandeling met schoon materiaal te kunnen werken, ook voldoende *tijd* beschikbaar gesteld is. Tijd om nauwkeurig het patiëntendossier in te vullen plus genoeg tijd om het reconditioneren van de unit en het instrumentarium te kunnen realiseren (zie verder ▶ H. 3). Overigens mag de preventieassistent ook vanuit het recht om in een gezonde werkomgeving te kunnen functioneren, zonder chronisch te hoge werkdruk, verlangen dat er adequate facilitering is van voldoende beschikbare tijd voor behandelingen.

Bij onvoldoende facilitering is dus het weigeren van het uitvoeren van een gedelegeerde handeling toegestaan. Dit geldt ook, en is zelfs verplicht(!), op het moment dat de opdrachtnemer/preventieassistent zichzelf – om welke reden dan ook – niet bekwaam acht de gedelegeerde handeling te verrichten. Ook hierdoor zou immers de kwaliteit van de zorg of de patiëntveiligheid in gevaar kunnen komen.

Als laatste situatie zou er incidenteel geweigerd mogen worden om behandelingen uit te voeren wanneer die naar de norm van actuele behandelinzichten en redelijkheid onnodig zijn en niet in het (soms ook financiële) belang van de patiënt zijn. Natuurlijk gaat er altijd een overlegfase aan dergelijke krachtige besluiten vooraf en zal het in de praktijk zelden of nooit zo ver komen.

1.5 Overige wet- en regelgeving

Een preventieassistent heeft als zorgverlener ook met andere wetgeving te maken. De voorwaarden die daarin gesteld zijn, spreken meestal voor zichzelf. Andere aspecten daarin zijn wat minder bekend en/of wat lastiger vorm te geven. Hierna volgen enkele essentials omtrent overige wetgeving.

1.5.1 Wet bescherming persoonsgegevens (Wbp)

De Wbp was altijd al belangrijk, maar is pas in de laatste jaren extra onder de aandacht gekomen vanwege de digitalisering en het gemak waarmee gegevens zich (onbedoeld) kunnen verspreiden. De wet bepaalt dat op geen enkele wijze informatie over personen aan derden beschikbaar gesteld mag worden of mag komen, zonder toestemming van de desbetreffende persoon.

Concreet houdt dat bijvoorbeeld in dat de beeldschermen van computers nooit gegevens mogen tonen van andere patiënten dan degene die op dat moment onder behandeling is. Ook mogen de beeldschermen aan de balie niet toegankelijk zijn voor anderen dan degene die de administratie voert.

Tevens is het niet toegestaan op welke wijze dan ook te antwoorden op vragen van derden over de (vermeende) actuele aanwezigheid of afwezigheid van patiënten in de praktijk. Als antwoord op dergelijke vragen zou de medewerker kunnen zeggen: 'het is buiten het bestek van mijn mogelijkheden (bevoegdheden) om u daarop te antwoorden.' En er verder het zwijgen toe doen.

Indien de praktijk door een schoonmaakbedrijf wordt bezocht, is het van groot belang dat alle computers en beeldschermen zijn afgesloten of ten minste beveiligd zijn tegen ongewenste inzage.

Het overleggen met collega's of huisartsen en medisch specialisten dient ook slechts na toestemming van de desbetreffende patiënt te geschieden. Deze toestemming moet volledigheidshalve in het patiëntendossier worden vastgelegd.

Ten slotte is het vereist om bij het digitaal verzenden van röntgenfoto's en/of verwijsbrieven gebruik te maken van een beveiligde internetroute. Dit facet van de Wbp is lastig in praktijk te brengen en blijkt daardoor nog veelvuldig op een niet-toegestane manier te worden gedaan.

1.5.2 Wet meldcode Huiselijk Geweld en Kindermishandeling

Sinds 1 juli 2013 is de Wet meldcode Huiselijk Geweld en Kindermishandeling van kracht. De wet is van toepassing op verschillende maatschappelijke gebieden, zoals de zorg, het onderwijs, maatschappelijke ondersteuning, kinderopvang en justitie. Dat betekent dat alle organisaties in de mondzorg, zowel grote ketens als ook de kleine eenmanspraktijken, afzonderlijk een meldcode dienen te ontwikkelen. Het toezicht op de aanwezigheid van deze verplichte meldcode bij mondzorgpraktijken rust bij de Inspectie voor de Gezondheidszorg (IGZ). Door de wet is bepaald dat de meldcode in ieder geval de volgende stappen moet bevatten:
- Stap 1: In kaart brengen van signalen.
- Stap 2: Overleggen met een collega. En eventueel raadplegen van Veilig Thuis: het advies- en meldpunt huiselijk geweld en kindermishandeling, of een deskundige op het gebied van letselduiding.

- Stap 3: Gesprek met de betrokkene(n).
- Stap 4: Wegen van het huiselijk geweld of de kindermishandeling. En bij twijfel altijd Veilig Thuis raadplegen.
- Stap 5: Beslissen om zelfhulp te organiseren of het incident te melden.

Een verplichte meldcode bekent niet dat er meld*plicht* is, want bij een meldplicht zou de professional zijn vermoeden van geweld ook *moeten* melden bij andere instanties. De afweging en eventuele actie om vermoedens van huiselijk geweld te melden, neemt de professional zelf. Het in de praktijk gehanteerde stappenplan van de meldcode biedt dan houvast.

Een grote complicatie voor zorgverleners is het feit dat ze een beroepsgeheim hebben en in principe niets zonder toestemming van de patiënt met anderen mogen delen. Toch is het soms in het belang van de patiënt als een behandelaar vertrouwelijke gegevens doorspeelt naar anderen. Daarom is in de Wet meldcode een *meldrecht* voor huiselijk geweld opgenomen. Een meldrecht houdt in dat professionals met een beroepsgeheim (vermoedens van) huiselijk geweld mogen melden bij Veilig Thuis, ook zonder toestemming van de patiënt.

Het is goed om te weten dat lichamelijk geweld slechts een klein deel uitmaakt van de meldingen. Ongeveer 10 % heeft daarmee een relatie; de overige 90 % gaat over geestelijke en emotionele mishandeling of verwaarlozing. Emotionele mishandeling kan soms blijken uit de interactie tussen ouders en kind of uit ongewone reacties van het kind bij het praktijkbezoek. Van fysieke mishandeling kan sprake zijn als de zorgverlener naar de oorzaak van een bepaalde verwonding of type afwijking informeert en de ouder het betreffende kind niet zelf laat antwoorden, ondanks dat de vraag expliciet aan het kind gesteld wordt. De ouder kan bijvoorbeeld net even te snel de vraag al beantwoorden voordat het kind de gelegenheid krijgt.

Verschijnselen van verwaarlozing bij kinderen kunnen in de mondzorgpraktijk onder andere zijn dat het kind slechts de praktijk bezoekt bij pijnklachten, dat er veel zichtbare onbehandelde cariës is of dat er aanwijzingen zijn dat de voedingsgewoonte sterk afwijkt van wat als een gezond voedingspatroon bekend staat. Zo is er in Oostenrijk een ouderpaar veroordeeld voor kindermishandeling toen ze na veelvuldig en dringend advies van de behandelend longarts van hun kindje, weigerden om het verwaarloosde gebit door een tandarts te laten behandelen. Het is uiteraard niet zo dat elke ouder van een kind met een slecht gebit beschuldigd kan worden van verwaarlozing of mishandeling, maar verschillende componenten zullen wel aanwezig kunnen zijn. Een andere aanwijzing voor verwaarlozing kan zijn dat een kind veel te dun gekleed is voor de actuele weersomstandigheden of de tijd van het jaar.

Het is hoe dan ook van groot belang om al dergelijke zaken die een vermoeden van verwaarlozing, mishandeling of geweld bij de behandelaar oproepen altijd in het dossier te vermelden. Op basis daarvan zou een collega in vertrouwen genomen kunnen worden en kan vervolgens de afweging gemaakt worden om melding te maken van de geconstateerde situatie(s) bij de daarvoor aangewezen instanties. Wanneer een zaak aan het rollen gaat en de vermoedens juist blijken te zijn, bestaat de mogelijkheid dat de IGZ het dossier van de patiënt komt inzien om het naleven van de Wet meldcode Huiselijk Geweld en Kindermishandeling te checken.

De KNMT ontwikkelde een handige geplastificeerde kaart met een overzicht van de Meldcode Tandheelkunde betreffende Kindermishandeling en Huiselijk Geweld (fig. 1.4). Deze job-aid zou in het belang van het welzijn van alle patiënten in elke praktijk aanwezig moeten zijn.

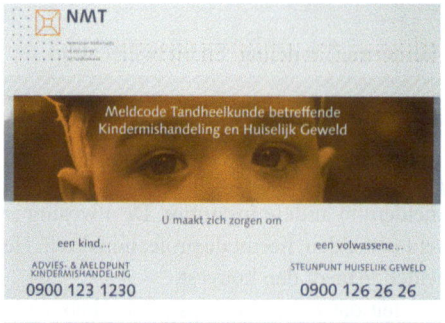
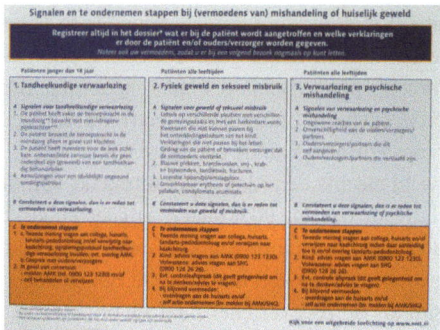

Figuur 1.4   Job-aid KNMT Meldcode Tandheelkunde betreffende Kindermishandeling en Huiselijk Geweld.

1.5.3   Wet Arbeidomstandigheden (Arbowet)

De Arbowet is bedoeld om werknemers een veilige en gezonde werkplek te garanderen. In de wet zijn niet alleen algemene bepalingen opgenomen, zoals het recht op een rookvrije werkplek, maar ook stelt hij eisen aan zaken als de minimale hoeveelheid daglicht waarmee een werknemer tijdens het werk direct of indirect te maken heeft. Voor de preventieassistent is verder een goede kwaliteit van de lucht in de behandelruimte een speerpunt in de Arbowetgeving. Hierbij speelt onder andere de kwaliteit van het unitwater een belangrijke rol. Bij sterk vervuilde waterleidingen van de unit zal de kwaliteit van het koelwater slecht zijn, waardoor de gevormde aerosol een ontoelaatbare hoeveelheid micro-organismen kan bevatten. Uit onderzoek in Engeland is gebleken dat vervuild unitwater niet alleen tot klachten aan de luchtwegen kan leiden bij de teamleden, maar zelfs tot het ontstaan van astmatische aandoeningen aanleiding kan geven. Vanzelfsprekend is in de Arbowet ook vastgelegd dat een werknemer de mogelijkheid geboden moet worden om een gezonde, ergonomisch verantwoorde werkhouding te kunnen innemen.

Alle in de wet genoemde maatregelen en eisen moeten door de werkgever worden nageleefd om zodoende een gezonde werkomgeving voor de werknemer te realiseren, waarbij in het geval van het kunnen innemen van een goede werkhouding ook de inzet van de werknemer gevraagd mag worden. Het is daarom bij ongunstige werkomstandigheden zo dat veranderingen en verbeteringen niet *alleen* van de werkgever uit kunnen gaan. Op een aantal punten, bijvoorbeeld leefstijl, goede zorg voor de eigen gezondheid en fit in de praktijk verschijnen, zal de medewerking als een eigen aandeel van de werknemer gevraagd mogen worden. In een volgend hoofdstuk wordt in het kader van ergonomie dieper ingegaan op de voorwaarden voor een gezonde werkplek (▶ H. 4).

1.5.4 Wet werk en zekerheid (Wwz)

Per 1 juli 2015 is de Wwz van kracht. De meest in het oog springende wijziging ten opzichte van eerdere Arbeidswetgeving handelt om het onderwerp *scholing*. Dit is vanaf 1 juli 2015 verplicht, wat de kwaliteit in de zorgverlenende beroepen ten goede komt. Deze scholingsplicht volgt uit de veronderstelde zorgzaamheid van de werkgever (goed werkgeverschap) jegens zijn medewerker(s). De werkgever is verplicht om de werknemer (dus ook de preventieassistent) in staat te stellen om die scholing te volgen die noodzakelijk is voor de uitoefening van zijn of haar functie. Voor het zelfstandig verrichten van (voorbehouden) handelingen is het noodzakelijk dat de preventieassistent aantoonbaar bekwaam is. Indien dit onverhoopt nog niet het geval is, moet de werkgever de preventieassistent alsnog de juiste opleiding laten volgen.

> **Let op!**
> Uit onderzoek is gebleken dat lang niet alle preventieassistenten voldoende geschoold zijn om het risicovolle werk van tandsteen verwijderen te mogen uitvoeren. De preventieassistent is dan niet aantoonbaar bekwaam, dus **onbevoegd**! De preventieassistent is persoonlijk verantwoordelijk voor het leveren van veilige zorg en zal dus snel aanspraak moeten maken op de scholingsverplichting van de werkgever.

Scholing speelt ook een rol in ontslagprocedures. Het opzeggen van een arbeidsovereenkomst kan namelijk alleen als er ten eerste een redelijke grond is voor de opzegging en er ten tweede geen herplaatsing binnen een redelijke termijn, al dan niet na scholing, mogelijk is. Een werknemer kan ook niet ontslagen worden vanwege disfunctioneren, indien dat door scholing op te heffen zou zijn. De werkgever moet de werknemervan tekortkomingen in kennis stellen, waarna de werkgever een scholingstraject moet aanbieden. Pas wanneer na dit scholings-/verbeteringstraject, dat tevens zorgvuldig gemonitord wordt in het werknemersdossier, de evaluatie toch nog onvoldoende vooruitgang te zien geeft, kan een ontslagvergunning door de kantonrechter verleend worden. De scholingskosten die gemaakt zijn, kunnen op de transitievergoeding (soort 'gouden handdruk') van de werknemer gekort worden als deze een andere baan krijgt.

1.5.5 Arbeidsovereenkomstrecht

De preventieassistent is op basis van het arbeidsovereenkomstrecht verplicht om de aanwijzingen van de werkgever op te volgen. In artikel 7:660 BW staat daarover geschreven: 'De werknemer is verplicht zich te houden aan de voorschriften omtrent het verrichten van de arbeid alsmede aan die welke strekken ter bevordering van de goede orde in de onderneming van de werkgever, door of namens de werkgever binnen de grenzen van algemeen verbindende voorschriften, of overeenkomst aan hem, al dan niet tegelijk met andere werknemers, gegeven.'

Daarbij geldt volgens artikel 7:611 BW dat binnen de arbeidsrelatie de werknemer en de werkgever zich moeten gedragen als een *goed werknemer* en een *goed werkgever*.

1.5.6 Praktijkvoorbeeld

Een tandarts of mondhygiënist is volgens de wet schadeplichtig jegens zijn patiënt als deze behandelaar hem schade berokkent (infectie veroorzaakt). Dit staat beschreven in Artikel 6:74 BW:
1. *Iedere tekortkoming in de nakoming van een verbintenis verplicht de schuldenaar de schade die de schuldeiser daardoor lijdt te vergoeden, tenzij de tekortkoming de schuldenaar niet kan worden toegerekend.*
2. *Voor zover nakoming niet reeds blijvend onmogelijk is, vindt lid 1 slechts toepassing met inachtneming van hetgeen is bepaald in de tweede paragraaf betreffende het verzuim van de schuldenaar.*

In gelijke mate geldt de aansprakelijkheid van deze behandelaars als die schade niet door henzelf, maar door hun personeel (bijvoorbeeld een preventieassistent) wordt aangericht.
Bron: Artikel 6:76 BW.
Maakt de schuldenaar bij de uitvoering van een verbintenis gebruik van de hulp van andere personen, dan is hij voor hun gedragingen op gelijke wijze als voor eigen gedragingen aansprakelijk.

1.5.7 Praktijkvoorbeeld kunstnagels

Een assistente draagt kunstnagels tijdens het werk in de praktijk. Volgens de geldende regelgeving voor infectiepreventie is dat niet toegestaan. Het brengt een verhoogd risico met zich mee op het overbrengen van infecties, niet alleen door de kans op huid- en slijmvliesbeschadigingen door de lengte van de nagels, maar ook omdat de lijmranden bekend staan als broedplaats voor micro-organismen. De patiëntveiligheid is dus in gevaar als een zorgverlener gebruikmaakt van kunstnagels.

De tandarts spreekt de assistent hierop aan en verzoekt de kunstnagels niet meer te dragen. De assistente geeft echter geen gehoor aan dit verzoek van de tandarts. Deze moet het voor de tweede maal opmerken en aanwijzingen geven inzake het stopzetten van het gebruik van kunstnagels. Wanneer de assistente opnieuw of bij herhaling de aanwijzingen niet opvolgt, kan er ontslag op staande voet volgen omdat dit voor de werkgever een *dringende reden* is om de werknemer te ontslaan. (Er moet dan wel een dossier zijn gevormd over de waarschuwingen en de gedragingen in deze zaak.)

In het volgende wetsartikel is in de cursief gedrukte regels na te lezen op welke gronden bij deze 'kunstnagelaffaire' ontslag op staande voet kan worden uitgevoerd.
Artikel 7:678 BW:
1. *Voor de werkgever worden als dringende redenen in de zin van lid 1 van artikel 677 beschouwd zodanige daden, eigenschappen of gedragingen van de werknemer, die ten gevolge hebben dat van de werkgever redelijkerwijze niet kan gevergd worden de arbeidsovereenkomst te laten voortduren.*
2. Dringende redenen zullen onder andere aanwezig geacht kunnen worden:
    a. *wanneer de werknemer bij het sluiten van de overeenkomst de werkgever heeft misleid door het vertonen van valse of vervalste getuigschriften, of deze opzettelijk valse inlichtingen heeft gegeven omtrent de wijze waarop zijn vorige arbeidsovereenkomst is geëindigd;*
    b. *wanneer hij in ernstige mate de bekwaamheid of geschiktheid blijkt te missen tot de arbeid waarvoor hij zich heeft verbonden;*

c. wanneer hij zich ondanks waarschuwing overgeeft aan dronkenschap of ander liederlijk gedrag;
d. wanneer hij zich schuldig maakt aan diefstal, verduistering, bedrog of andere misdrijven, waardoor hij het vertrouwen van de werkgever onwaardig wordt;
e. wanneer hij de werkgever, diens familieleden of huisgenoten, of zijn medewerknemers mishandelt, grovelijk beledigt of op ernstige wijze bedreigt;
f. wanneer hij de werkgever, diens familieleden of huisgenoten, of zijn medewerknemers verleidt of tracht te verleiden tot handelingen, strijdig met de wetten of de goede zeden;
g. wanneer hij opzettelijk, of ondanks waarschuwing roekeloos, eigendom van de werkgever beschadigt of aan ernstig gevaar blootstelt;
h. *wanneer hij opzettelijk, of ondanks waarschuwing roekeloos, zich zelf of anderen aan ernstig gevaar blootstelt;*
i. wanneer hij bijzonderheden aangaande de huishouding of het bedrijf van de werkgever, die hij behoorde geheim te houden, bekendmaakt;
j. *wanneer hij hardnekkig weigert te voldoen aan redelijke bevelen of opdrachten, hem door of namens de werkgever verstrekt;*
k. *wanneer hij op andere wijze grovelijk de plichten veronachtzaamt, welke de arbeidsovereenkomst hem oplegt;*
l. wanneer hij door opzet of roekeloosheid buiten staat geraakt of blijft de bedongen arbeid te verrichten.

Hieruit blijkt dat een werknemer niet alleen rechten, maar zeker ook (redelijke) plichten heeft!

Literatuur

Brochure Taakverdeling in de mondzorg. KNMT/Wolter Brands; 2009.
Meldcode Tandheelkunde betreffende Kindermishandeling en Huiselijk Geweld (KNMT).

Websites

- www.overheid.nl.
Wet op de beroepen in de gezondheidszorg van belang: artikel 35–38.
Wet op de geneeskundige behandelingsovereenkomst.
Wet meldcode Huiselijk Geweld en Kindermishandeling.
- www.IGZ.nl: Circulaire 'Taakherschikking in de tandheelkundige praktijk en het uitvoeren van voorbehouden handelingen door niet-tandartsen' d.d. 11 februari 2011.
- www.registerpreventieassistenten.nl.
- www.tandartsennet.nl: KNMT, Praktijkwijzer WGBO in de praktijk; 2013.
- www.tandartsennet.nl/richtlijnen/meldcode-tandheelkunde-betreffende-kindermishandeling-en-huiselijk-geweld.html.
- http://www.rijksoverheid.nl/onderwerpen/patientenrecht-en-clientenrecht/vraag-en-antwoord/welke-informatie-moet-ik-als-patient-krijgen-over-een-medische-behandeling.html.
- http://www.rijksoverheid.nl/documenten-en-publicaties/vragen-en-antwoorden/mag-een-arts-mij-zonder-mijn-toestemming-behandelen.html.
- www.wetten.nl.

Rol van de preventieassistent in de mondzorg

2.1 Inleiding – 20

2.2 Taken van de preventieassistent – 20
2.2.1 Kennisnemen van relevante professionele literatuur – 20
2.2.2 Zichtbaar en bespreekbaar maken van mond(on)gezondheid – 23
2.2.3 Motiveren tot gedragsverandering voor verbeteren zelfzorg – 23
2.2.4 Aanreiken van adviezen en instructie 'op maat' – 25
2.2.5 Gebitsreiniging – 26

2.3 Overzicht werkterrein preventieassistent – 26
2.3.1 Anamnese en mondonderzoek – 26
2.3.2 Uitwerking resultaten – 28
2.3.3 Aanvullend onderzoek – 29
2.3.4 Mondzorg bij medisch gecompromitteerde patiënten – 30
2.3.5 Mondzorg voor kwetsbare patiënten – 31
2.3.6 Adviseren op overige punten – 32

2.4 Verantwoordelijkheid van de preventieassistent – 32

2.5 De preventieassistent in de bedrijfsvoering – 33

Literatuur – 34

2.1 Inleiding

In het beroepscompetentieprofiel tandartsassistent uit 2013 worden alle werkvelden benoemd en de kwaliteiten en competenties waarover een vakvolwassen tandartsassistent dient te beschikken. Kernpunten zijn: vakinhoudelijk handelen, communiceren, samenwerken, gezondheidsbevorderend handelen, organiseren, leren en ontwikkelen en professioneel handelen. Naast de primaire taak van het ondersteunen van de behandelaar is er ruimte voor zelfstandig handelen als (preventie)assistent. Preventieassistenten nemen in toenemende mate preventieve verrichtingen voor hun rekening. De nieuwste behandelinzichten onder de noemer 'less cure, more care' laten zien dat er in de toekomst een groeiende behoefte aan preventie zal zijn. Vanwege de noodzakelijke kostenbeheersing zet ook de overheid onder het motto 'van ziekte en zorg naar gezond gedrag' in op preventie. Op basis van deze ontwikkelingen heeft de preventieassistent een belangrijke en nu al onmisbare plaats in de mondzorg ingenomen. In dit hoofdstuk wordt een toelichting gegeven bij de zelfstandige gezondheidsbevorderende werkzaamheden van deze zorgprofessional.

2.2 Taken van de preventieassistent

De omvang van het takenpakket van de preventieassistent kan gekarakteriseerd worden door het aantal behandelingen dat per dag of per week uitgevoerd wordt. De omvang van het aantal uitgevoerde behandelingen zal van praktijk tot praktijk kunnen verschillen, maar daarvoor zou in principe de situatie in de Scandinavische landen als voorbeeld kunnen gelden. Daar is namelijk gebleken dat een optimale mondgezondheid gebaat is bij een samenstelling van het mondzorgteam waarbij tegenover elke tandarts twee mondhygiënisten of preventieassistenten aanwezig zijn. Vooralsnog lijkt de situatie in Nederland omgekeerd te zijn en vindt men slechts één preventieassistent of mondhygiënist op elke twee tandartsen... De inhoud van het zelfstandige takenpakket omvat naast de basishandelingen als sealen, fluoride aanbrengen en het afdrukken maken, alles wat gericht is op preventie van schade aan gebitselementen en de steunweefsels. Uiteindelijk draait alles om het bevorderen van de mondgezondheid in het algemeen. De daaruit voortvloeiende expliciete taken van een preventieassistent worden hierna apart besproken.

2.2.1 Kennisnemen van relevante professionele literatuur

De rol van de preventieassistent bij het geven van voorlichting, instructie en bij het uitvoeren van behandelingen is verankerd in onderstaande documenten en brochures. Het behoort dan ook tot de taken van de preventieassistent om door het bestuderen van deze documenten op de hoogte te blijven van actuele ontwikkelingen op het gebied van plaquegerelateerde afwijkingen. Deze basisdocumentatie – met daarin door de tandheelkundige professie als norm aangemerkte adviezen en richtlijnen – is behalve de bron tevens de *bevestiging* van de belangrijke plaats van de preventieassistent in de hedendaagse mondzorg. Het zich eigen maken van de kennis uit deze bronnen is een eerste vereiste voor de preventieassistent. Het betreft de volgende bronnen (fig. 2.1a)
1. Advies Cariëspreventie (Ivoren Kruis 2011);
2. Advies Preventie fissuurcariës (Ivoren Kruis 2012);
3. Richtlijn Mondzorg voor jeugdigen (KNMT – NVvK 2012);

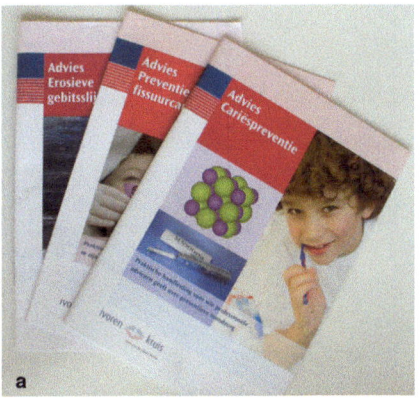 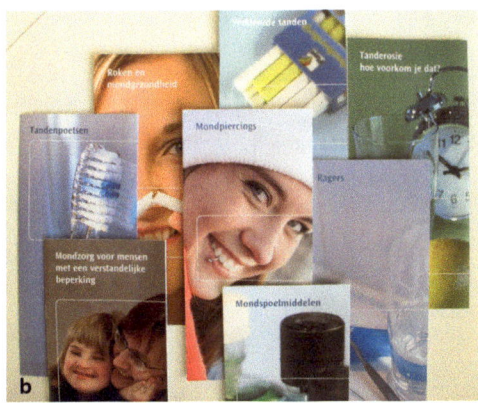

Figuur 2.1 **a** Ivoren Kruis-materiaal: diverse adviezen mondgezondheid. **b** Patiëntenfolders van het Ivoren Kruis.

4. Gemotiveerde patiënten met gezonde monden (Ivoren Kruis 2013);
5. Advies Erosieve gebitsslijtage (Ivoren Kruis 2014);
6. Hou je mond gezond! (Ivoren Kruis 2013).

Overige relevante documentatie van het Ivoren Kruis voor patiënten met specifieke omstandigheden (fig. 2.1b):
- Advies Droge mond (Ivoren Kruis 2007);
- Advies Preventie van wortelcariës (Ivoren Kruis 2006);
- Advies Tongreinigen (Ivoren Kruis 2006).

Ad 1 Het 'Advies Cariëspreventie' lanceert de gedifferentieerde aanpak op het gebied van cariëspreventie. Voor elke patiënt afzonderlijk wordt het cariësrisico vastgesteld. Deze individuele benadering biedt de mogelijkheid om op basis van de huidige inzichten de gewenste 'zorg op maat' te leveren. In het advies worden vier risicogroepen onderscheiden met elk een andere achtergrond en aanpak als het gaat om cariësproblematiek. Een kleurcode geeft de hoogte van het risico en de bijpassende behandelstrategie aan. Groen en geel betreft cariësvrije patiënten, oranje en rood betreft cariësactieve patiënten.

Ad 2 In het 'Advies Preventie fissuurcariës' wordt sterk de nadruk gelegd op de terughoudendheid bij het indiceren van sealants. Pas wanneer alle beschikbare (en haalbare) preventieve maatregelen ten volle benut zijn (primaire preventie) en het risico op fissuurcariës dan nog steeds aanwezig blijft, is er plaats voor het aanbrengen van een sealant (secundaire preventie).

Ad 3 In de (lijvige) 'Richtlijn Mondzorg voor jeugdigen' wordt de *mondzorgcyclus* als basis genomen voor het *zorgplan,* dat voor elke jeugdige op maat wordt samengesteld, gericht op specifieke *zorgdoelen* voor de betreffende patiënt. De mondzorgcyclus bestaat uit vier onderdelen en start met een periodiek mondonderzoek (PMO) en eventueel aanvullend onderzoek. Op basis van de uitkomsten wordt als tweede onderdeel het cariësrisico vastgesteld. In het zorgplan wordt als derde deel van de mondzorgcyclus vastgelegd en gemotiveerd welke behandelstrategie gevolgd zal worden en welke stappen en behandelingen daarbij passen.

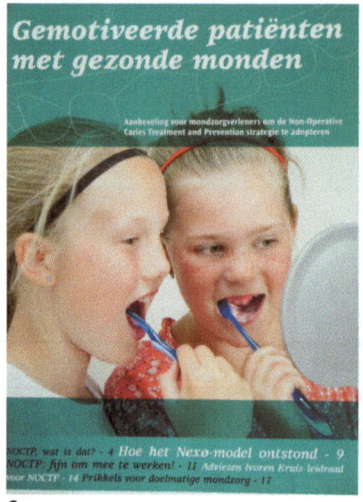 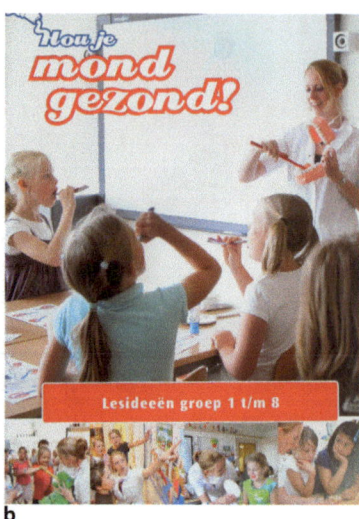

Figuur 2.2 a Brochure 'Gemotiveerde patiënten met gezonde monden'. (Bron: Ivoren Kruis 2013). b 'Hou je mond gezond!', lesideeën voor groep 1 t/m 8. (Bron: Ivoren Kruis 2013)

Zo kan naast primaire en secundaire preventie in overleg met de tandarts of mondhygiënist ook tertiaire preventie (behandeling in de traditionele betekenis van boren en vullen) een plaats krijgen om het cariësproces te remmen of beter nog te stoppen, bijvoorbeeld door het slicen van melkelementen of desnoods(!) het overgaan tot restaureren bij dentinecariës. Ten slotte wordt als vierde onderdeel het behandeltraject geëvalueerd en zal er een termijn voor het volgende PMO worden bepaald. De hele mondzorgcyclus is dus voor elk patiëntje helemaal op maat samengesteld.

Ad 4 De brochure 'Gemotiveerde patiënten met gezonde monden' bevat aanbevelingen voor mondzorgverleners om de Non-Operative Caries Treatment and Preventionstrategie(NOCTP) te adopteren, zoals vermeld staat op het omslag (fig. 2.2a). De aanbevelingen zijn gebaseerd op ervaringen met het zogeheten Nexø-model. Dit is vernoemd naar een Deens onderzoek, waarin door zeer intensieve preventieve begeleiding van moeders en kinderen – zelfs al vanaf de zwangerschap(!) – een afname van de hoeveelheid cariës van maar liefst 70 % werd bereikt. Niet alleen de gezondheidswinst blijkt enorm, ook de kostenbeheersing in de mondzorg heeft veel baat bij deze intensieve preventieve aanpak.

De belangrijkste doelstelling van de NOCTP-benadering is om het niveau van zelfzorg te verhogen door personen in de directe omgeving van het kind in te schakelen bij de mondverzorging. Er is een NOCTP-protocol opgesteld dat uit drie stappen bestaat. De eerste is opgebouwd rondom tandplaque, de tweede rondom cariësactiviteit en de laatste adviseert de gewenste recall-termijn in relatie tot het (nog) aanwezige cariësrisico bij individuele patiëntjes. De preventieassistent heeft in dit traject de rol van coach en begeleidt ouders en kinderen op weg naar (het behoud van) een gezonde kindermond.

Ad 5 De laatste jaren lijkt de erosieve gebitsslijtage het cariësprobleem naar de kroon te steken qua omvang en impact. Actuele kennis over onderzoeksresultaten en nieuwste inzichten op het gebied van het ontstaan van tanderosie is daarom voor de preventieassistent van essentieel belang om de rol van adviseur van de individuele patiënt goed te kunnen vormgeven. De ernst van gebitsslijtage door erosie dwingt vanwege het onomkeerbare en praktisch onbehandelbare karakter ervan het hele tandheelkundige team om alle nieuwe kennis toe te passen in de dagelijkse praktijk. Ook de preventieassistent put uit deze actuele informatie om zo, in overleg met de patiënt, telkens tot de meest geaccepteerde en effectiefste preventieve maatregelen te komen.

Ad 6 'Hou je mond gezond!' is weliswaar bedoeld voor collectieve preventie, maar is dankzij de verrassende en uiterst leerzame lesideeën ook bijzonder geschikt om aan individuele patiëntjes kleine motiverende of ontdekkende opdrachtjes mee te geven (◘ fig. 2.2b). Een preventieassistent vindt beslist ondersteuning 'voor thuis' bij de voorlichting en instructie die in de praktijk gegeven zal worden. Het Ivoren Kruis heeft hiermee het motiveren tot goede mondhygiëne op laagdrempelige wijze bereikbaar gemaakt voor alle kinderen.

> **Gewoon Gaaf**
> De KNMT heeft het lesmateriaal 'Hou je mond gezond!' ook opgenomen in 'Gewoon Gaaf', een project voor collectieve tandheelkundige preventie. De doelstelling van Gewoon Gaaf is dat alle kinderen tweemaal daags hun tanden poetsen en tweemaal per jaar voor een PMO een tandarts bezoeken. Er is een database aangemaakt met alle activiteiten op het gebied van collectieve initiatieven die mondgezondheid bij kinderen bevorderen. Preventieassistenten zouden lokaal zeker een bijdrage aan deze collectieve preventie kunnen leveren door bijvoorbeeld enkele scholen te bezoeken voor voorlichting.

Alle bovenstaande brochures en documenten zijn in de meest actuele versie beschikbaar via ▶ www.ivorenkruis.nl en via de website van de KNMT. Ze zijn van grote betekenis voor het up-to-date houden van de vakkennis van de preventieassistent en bieden verrassende ideeën om het preventiewerk afwisselend te houden. Op die manier zal de preventieassistent voldoende gemotiveerd kunnen blijven om de rol van coach langdurig en met plezier te kunnen invullen.

2.2.2 Zichtbaar en bespreekbaar maken van mond(on)gezondheid

Een behandelaar in de mondzorg heeft volgens de WGBO informatieplicht. Veel mensen denken dat dat alleen betrekking heeft op het informeren van de patiënt over risico's van behandelingen. Dat is niet zo; het betekent ook dat de behandelaar de patiënt inlicht over de actuele gebitssituatie. Het betreft informatie over alle aspecten van de mondgezondheid, zoals de toestand van het parodontium en het gebit, mogelijke pathologische processen van slijmvliezen, speekselproblematiek en geconstateerde risicofactoren die de mondgezondheid kunnen beïnvloeden. Daarbij is het van belang om deze informatie ook te koppelen aan verbanden tussen het (actuele) gedrag van de patiënt en de geconstateerde of toekomstige mondgezondheid. Het benoemen van de rol van gedrag als oorzaak van de geconstateerde pathologie is een opstap naar het volgende werkterrein, dat van het motiveren van patiënten.

2.2.3 Motiveren tot gedragsverandering voor verbeteren zelfzorg

Deze taak van de preventieassistent vormt in feite de kern van alle (be)handelingen. Een patiënt moet immers altijd op basis van de *eigen wil* tot gedragsverandering komen, en niet omdat de preventieassistent het zegt. Zonder motivatie van de patiënt om tot gedragsverandering te komen zal weinig tot geen naleving van aangereikte adviezen plaatsvinden. Daardoor zal ook slechts een gering resultaat geboekt worden, zeker op de lange termijn. Voor het motiveren wordt gerichte gesprektechniek toegepast met daarbij advisering op maat om het doel van gedragsverandering te bereiken. De nadruk zal daarbij liggen op het stimuleren van 'preventief denken' als basis voor de gewenste gedragsaanpassingen.

De gesprekstechniek die wordt toegepast tijdens een preventietraject wordt motivational interviewing (MI) genoemd en omvat een aantal vaste fases. Zo wordt gaandeweg een zorgplan opgesteld, dat samen met de patiënt tot stand is gekomen. De patiënt krijgt door die betrokkenheid meer eigen verantwoordelijkheid voor het behalen van de geformuleerde zorgdoelen en dus ook voor de eigen mondgezondheid!

De rol van de preventieassistent bestaat eruit om per behandeling een gepaste hoeveelheid informatie aan te reiken, afgestemd op de actuele behoefte van de patiënt of de ernst van de mondsituatie. Ook behoort de preventieassistent regelmatig te checken of de patiënt de verstrekte informatie juist heeft begrepen. Zo ontstaat er een samenwerking met een gezamenlijk doel: verbeteren van de mondgezondheid door verandering van gedrag en leefstijl.

 Tip

Het motiveringstraject heeft meer kans van slagen als de preventieassistent er goed verzorgd uitziet en een positieve uitstraling heeft. Van een representatieve behandelaar accepteren patiënten gemakkelijker een advies dan van iemand die minder goed voor zichzelf zorgt of minder positief is.

Fases van motivational interviewing

1. De patiënt bewust laten worden van de risico's van een ongezonde mondsituatie.
2. De patiënt zijn ambivalente houdingen aanzien van het gezonde gedrag laten uiten. Wat zouden de voordelen zijn? Maar ook: welke nadelen kleven er aan een gezonde lifestyle, bijvoorbeeld dat het te veel tijd kost of dat de mondhygiënemiddelen te kostbaar zouden zijn. Vervolgens de patiënt de motivatie (de wens) voor verandering in een cijfer laten uitdrukken. Dit wordt op een neutrale wijze besproken. Daarnaast wordt onderzocht hoeveel vertrouwen de patiënt heeft in het welslagen van de voorgestelde doelen.
   Als alle voor- en nadelen op een rijtje zijn gezet, kan de patiënt zelf keuzes maken voor de eerste stap op weg naar het gewenste doel.
3. De door de patiënt zelf gekozen stappen op weg naar het geformuleerde zorgdoel worden in kaart gebracht. De preventieassistent begeleidt het traject met relevante informatie en een positieve houding ten opzichte van de gemaakte keuzes.
4. In deze fase komt het aan op volhouden. De coachende rol van de preventieassistent is daarbij erg belangrijk. Geef veel positieve feedback. Breng geduld op bij een terugval en speel voortdurend in op de actuele situatie en ervaringen van de patiënt.
5. De laatste fase is die van bestendiging van het nieuwe gedrag tot een gewoonte, een routine. Daarmee ontstaat zekerheid voor de toekomst voor wat betreft het kunnen volhouden van het nieuwe gedrag op de lange termijn. Daardoor zal de behaalde gezondheidswinst een blijvend karakter hebben.

Training in motivational interviewing

Er zijn verschillende trainingsprogramma's voor (preventie)assistenten om deze gesprekstechniekonder de knie te krijgen. In het perspectief van de moderne kijk op mondgezondheid, waarbij het *ombuigen van gedrag* centraal staat, is het goed beheersen van MI een uiterst belangrijke kernkwaliteit van zorgverleners. Training op dit gebied is dan ook voor iedere zorgverlener noodzakelijk bij de hedendaagse invulling van het preventiewerk in de mondzorg.

Door de nadruk die in het preventiewerk is komen te liggen op goede communicatie en juiste gesprekstechniek, is het ook belangrijk om aandacht te hebben voor patiënten die een ander communicatiepatroon hebben dan wat op grond van normale sociale omgang mag worden verwacht. Het betreft niet alleen patiënten die door depressieve gevoelens hardnekkig onvoldoende zelfzorg kunnen opbrengen en vaak ten onrechte worden weggezet als ongemotiveerde patiënten. Personen met autisme beleven de wereld om zich heen bijvoorbeeld heel anders dan we zelf gewend zijn en zij kunnen niet goed omgaan met voorzichtige (beleefde) vrijblijvendheid in gesprekken. Ze willen gewoon precies weten wat ze moeten doen, zonder enige vorm van onduidelijkheid. Zelfs het woordje 'misschien' kan bij hen al verwarring geven.

Het kunnen herkennen van en omgaan met patiënten met psychopathologie is dus een belangrijke voorwaarde om ook bij deze groepen patiënten gedragsverandering te kunnen bewerkstelligen. Bij ongeveer 10 % van de bevolking is sprake van een echte psychische stoornis of een persoonlijkheidsstoornis (PHS). Vaak worden patiënten met dit soort psychopathologie als 'moeilijk' of 'lastig' ervaren en zouden alleen al op grond daarvan de rode lampjes bij zorgverleners moeten gaan branden. Bij die patiënten kan het heel lastig zijn om een goed gesprek op gang te brengen of te voeren zonder dat er verstorende emoties aan te pas komen. De meest voorkomende psychopathologie en persoonlijkheidsstoornissen die de preventieassistent zou kunnen 'doorzien' en bij voorkeur ook juist kan hanteren zijn:

— Vreemd en excentriek gedrag van paranoïde of schizofrene patiënten.
— Dramatisch, emotioneel en/of onvoorspelbaar gedrag van patiënten met een narcistische PHS, antisociale PHS, theatrale PHS en de zeer labiele borderlinepatiënten.
— Bovenmatige angst op basis van een ontwijkende PHS, een afhankelijkheidsstoornis of een obsessief compulsieve stoornis.

Meer informatie Het valt buiten het bestek van dit boek om deze psychopathologie verder uit te werken. Zelfstudie via de aangegeven links op internet of door middel van beroepsgerichte bijscholing kan het inzicht in deze persoonlijkheidsstoornissen verdiepen en de communicatie met de patiënt tot een buitengewoon boeiend onderdeel van de beroepsuitoefening maken. Bekijk voor meer informatie onder andere de website van het Trimbos Instituut:
▶ http://www.trimbos.nl/onderwerpen/psychische-gezondheid/persoonlijkheidsstoornissen.

2.2.4 Aanreiken van adviezen en instructie 'op maat'

Na interpretatie van de gegevens uit anamnese en mondonderzoek in combinatie met de uitkomsten van het motivational interview kan de preventieassistent een behandelplan voorstellen. Daarin staan adviezen voor zelfzorg die passen bij de motivatie van de patiënt en de te verwachten gedragsverandering, en zijn afgestemd op het begrips- en vaardigheidsniveau van de patiënt. De voorgestelde doelen worden specifiek benoemd op het gebied van gedrag, voedingsgewoonte, frequentie en wijze van gebitsverzorging. De adviezen voor het verbeteren van de zelfzorg worden altijd ondersteund met heldere schriftelijke informatie in de vorm van folders. De 'opbrengst' van gesproken adviezen is namelijk zeer gering in vergelijking met schriftelijke informatie.

Al deze persoonlijke adviezen voor cariëspreventie, preventie van erosieve gebitsslijtage en het bevorderen van de parodontale gezondheid rond natuurlijke gebitselementen en tandwortelimplantaten worden samengesteld met behulp van de informatie die is beschreven in verschillende brochures en documenten. De algemene behandeltrend die daaruit spreekt is gericht op preventie als basis van elke(!) behandeling. In de jeugdzorg worden de preventieve behandelingen ook nog toegespitst op de patiënten die het hoogste risico hebben op het ontstaan van nieuwe cariës in samenhang met terughoudendheid om restauratief in te grijpen. Tevens worden als gevolg van de huidige inzichten in 'veilige' monden minder intensief preventiebehandelingen uitgevoerd dan voorheen het geval was.

2.2.5 Gebitsreiniging

Na het volbrengen van de hiervoor beschreven taken rest voor de preventieassistent als laatste de taak om aan patiënten een goede uitgangspositie aan te bieden van waaruit ze in staat zullen zijn om de gestelde doelen te halen. Dat houdt niet alleen in dat plaque en tandsteen verwijderd worden, maar ook dat de gebitselementen goed gepolijst worden, zodat de tandoppervlakken ook op microscopisch niveau ook schoon en glad(!) zijn. Dat is de beste basis om aanhechten van nieuwe plaque en het ontstaan van nieuw supragingivaal tandsteen te voorkomen. Een schoon gebit dat er stralend uitziet, zal op zichzelf al een motiverende werking op de patiënt hebben om tot goede zelfzorg te komen. Het is dus gewoon ook een kwestie van fair play om de patiënt het afgesproken zelfzorgtraject met een echt schone mond te laten starten.

De behandeltaken dienen te allen tijde in de bovenbeschreven volgorde te worden uitgevoerd! Een preventieassistent moet zich niet laten verleiden door welke omstandigheden dan ook om af te dalen tot het niveau van louter tandsteenkrabber. Zonder voorlichting en instructie heeft tandsteen verwijderen slechts zeer tijdelijk effect op de mondgezondheid! Zonder afsluitend polijsten is het effect zelfs nog veel geringer.

Het belangrijkste doel is dus dat de zelfzorg (het gedrag) van de patiënt verandert door motivatie, ondersteunende voorlichting en mondverzorgingsinstructie. Pas als daar voldoende aandacht aan gegeven is, heeft het zin om de mond te reinigen van tandplaque, supragingivaal tandsteen en aanslag.

2.3 Overzicht werkterrein preventieassistent

Om de actuele situatie in de mond zichtbaar en bespreekbaar te kunnen maken zal de preventieassistent vaardig moeten zijn op het gebied van mondonderzoek en motivational interviewing. Daarna is het geven van adequate voorlichting en mondhygiëne-instructie essentieel om de patiënt de geformuleerde doelen te laten bereiken. Tevens zal door professionele gebitsreiniging een schone aanvangssituatie verkregen moeten worden, waarbij het de uitdaging voor de patiënt zal zijn om het gebit zo schoon mogelijk te houden.

De verschillende gebieden die het werkterrein van de preventieassistent vormen, worden hier kort toegelicht in de logische volgorde van de mondzorgcyclus.

2.3.1 Anamnese en mondonderzoek

Het afnemen van een anamnese gaat altijd vooraf aan een klinisch mondonderzoek.

Drievoudige anamnese

De anamnese (ziektegeschiedenis) bestaat in principe uit drie onderdelen: de medische anamnese, de tandheelkundige anamnese en tot slot de psychosociale anamnese. Alleen op basis van

deze drie anamneses kan een goed beeld gevormd worden van de conditie van de patiënt in relatie met de actuele mondgezondheid en behandelingsmogelijkheden.
- De *medische anamnese* zal in de praktijk voor de preventieassistent slechts een update zijn van de eerder door de tandarts of mondhygiënist opgenomen volledige medische anamnese.
- De *tandheelkundige anamnese* omvat in elk geval vragen over de poetsfrequentie, het type tandenborstel, soort tandpasta en toepassing van interdentale reiniging. Daarnaast worden globale vragen gesteld om een indruk van de voedingsgewoonten te krijgen, zoals het gebruik van suiker in de koffie of thee en de aard en frequentie van tussendoortjes.
- De *psychosociale anamnese* biedt inzicht in persoonlijke omstandigheden van de patiënt van waaruit het actuele voedingspatroon of het niveau van zelfzorg verklaard zou kunnen worden.

Algemene mondonderzoek

Dit bestaat uit twee delen: inspectie van de harde weefsels en inspectie van de zachte weefsels. Het eerste deel richt zich op het screenen van gebitselementen. Daarbij is onder andere aandacht voor white spots, caviteiten, overhangende restauratie, signalen van erosieve slijtage en sporen van attritie, abrasie en abfractie. De inspectie van de zachte weefsels richt zich op kleur en consistentie van de gingiva plus de mogelijke aanwezigheid van slijmvlieslaesies, zoals fistels, aften en overige bijzonderheden.

Onderzoek parodontium

De Dutch Periodontal Screening Index (DPSI) wordt bepaald. Deze quickscan wordt minstens één keer per jaar afgenomen om de situatie van het parodontium in kaart te brengen. Het cijfer als uitkomst is voor patiënten eenvoudig begrijpelijk te maken. Bij de introductie van de DPSI is een patiëntenfolder ontwikkeld: 'Uw tandvlees krijgt een cijfer'. Deze is nog steeds goed bruikbaar voor uitleg.

De praktische betekenis van de DPSI is dat die de behandelbehoefte aangeeft om tot een (stabiel) gezond parodontium te komen. Welke behandelingen daarvoor nodig zijn, staat vermeld in het paroprotocol van de Nederlandse Vereniging voor Parodontologie (NVvP) (◘ fig. 2.3). Een overzicht van de DPSI-waarden, de klinische betekenis ervan en de behandelbehoefte is opgenomen in de Bijlage achterin dit boek (▶ tab. 12.3). Het paroprotocol is gebouwd rondom de DPSI en is de professionele 'richtingaanwijzer' voor de noodzakelijke behandeling bij een bepaalde conditie van het parodontium. De rol van de preventieassistent is van belang voor patiënten in categorie A.

Plaquekleurtest

Deze hoort altijd bij een mondonderzoek tijdens een intake. Daarnaast is het een goede gewoonte om bij elk volgend bezoek te kleuren. De kleurtest is indicatief voor de mate van zelfzorg van een patiënt. De uitslag wordt genoteerd als plaquescore in de vorm van een percentage en zal – als het goed is – bij vervolgbehandelingen telkens verder afnemen. Met deze kleurtest kan ook tijdig worden gesignaleerd dat de zelfzorg achteruitgaat. De plaquescore vormt een uitgangspunt bij het adviseren van aanvullende of andere poetsmethoden.

Bloedingsscore

Deze score wordt meestal als laatste vastgesteld bij het klinisch mondonderzoek. De uitslag geldt als maat en indicatie voor de aanwezigheid van ontsteking van de omringende weefsels van gebitselementen en tandwortelimplantaten. Een preventieassistent kan de bloeding

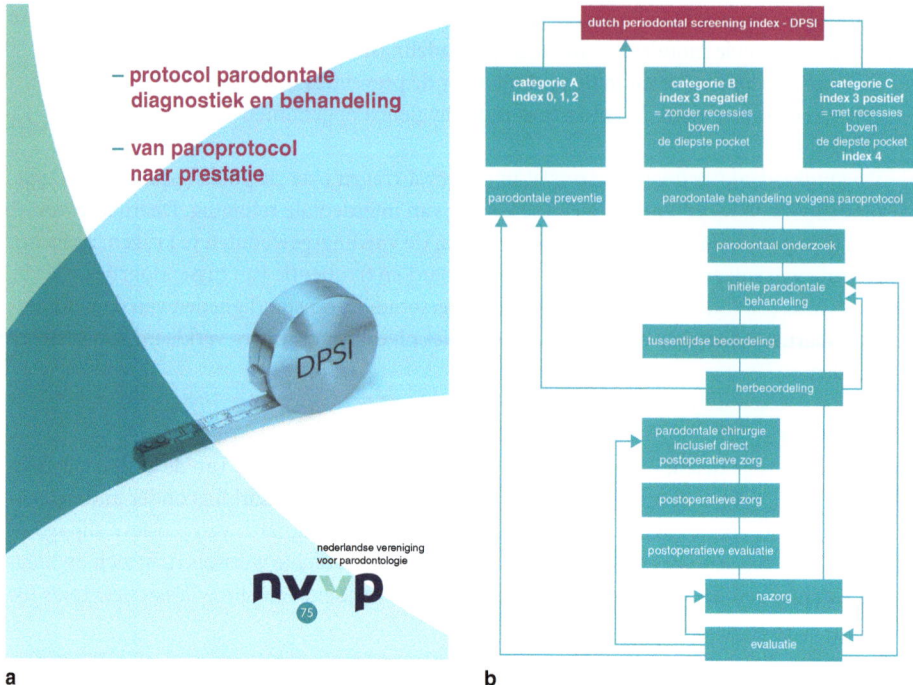

■ Figuur 2.3   a Voorzijde brochure betreffende het paroprotocol (Bron: NVvP). b Het competentiegebied van de preventieassistent binnen het paroprotocol is beperkt tot categorie A. (Bron: NVvP)

interpreteren als gingivitis bij natuurlijke elementen of mucositis als het om peri-implantair weefsel (weefsel rondom een tandwortelimplantaat) gaat. Bij een geconstateerde gingivitis is het voldoende om de poetsgewoonte aan te scherpen en zijn de risico's op acute verslechtering van de conditie van de gingiva niet groot. Rondom implantaten is een ontsteking van de mucosa echter een *dringende* reden om tot actie over te gaan en de mondhygiëne te verbeteren. Mucositis blijkt namelijk onverwacht snel te kunnen overgaan in peri-implantitis, een ernstig ziektebeeld met grote risico's voor behoud van het implantaat. Verlies van een implantaat is niet zelden het gevolg van een te laat geconstateerde of onvoldoende behandelde mucositis.

2.3.2   Uitwerking resultaten

Op basis van de uitkomsten van de genoemde anamneses en alle onderdelen van het mondonderzoek wordt een totaalbeeld gevormd van de actuele situatie rondom gedrag, hulpmiddelen, voedingsgewoonten, het niveau van mondhygiëne en mogelijke schadelijke gewoonten. Hieruit volgt het vaststellen van het cariësrisico en het benoemen van bijvoorbeeld het risico op het voortgaan van erosieve processen. Ten slotte geeft de DPSI aan wat op basis van het paroprotocol de behandelbehoefte is van de patiënt om tot een gezond parodontium te kunnen komen. Al deze informatie vormt de basis voor het opstellen van een zorgplan met daarin de motivatie om via een voorgesteld behandelplan de gestelde zorgdoelen te kunnen bereiken.

Wanneer de situatie in de mond echter niet duidelijk in verband gebracht kan worden met het poetsgedrag of voedingsgewoonten zoals die door de patiënt zijn aangegeven, zal er incidenteel aanvullend onderzoek door de preventieassistent worden uitgevoerd.

> **Ken uw grenzen!**
> Iedere preventieassistent moet zich goed realiseren waar de grenzen liggen van het competentiegebied. In principe geldt dat de DPSI maximaal 2 mag zijn om tot het opstellen en uitvoeren van een behandelplan over te gaan. Zou er sprake zijn van een DPSI 3- op basis van zogeheten pseudopockets, dan dient de patiënt geïnformeerd te worden over het feit dat hij eigenlijk een mondhygiënist moet consulteren, maar dat het in dit geval waarschijnlijk is dat de behandeling van de preventieassistent samen met goede zelfzorg van de patiënt naderhand voldoende verbetering van de mondgezondheid kan opleveren om binnen categorie A te komen en te blijven. Indien het resultaat bij evaluatie later toch onvoldoende blijkt, moet alsnog een mondhygiënist geconsulteerd worden.
> Bij een DPSI van 3+ of 4 moet de patiënt eenduidig geïnformeerd worden dat de preventieassistent slechts een deelbehandeling kan uitvoeren en dat de vervolgbehandeling door een mondhygiënist altijd noodzakelijk is.

2.3.3 Aanvullend onderzoek

Dit extra onderzoek dient om beter zicht te krijgen op de oorzaak van geconstateerde schade en of risico's in de mond. De meest gangbare onderzoeken passeren hierna de revue. De preventieassistent kan die zelf uitvoeren.

Voedingsanamnese

Een patiënt motiveren om gedurende een week een (eerlijk) voedingsdagboekje bij te houden is niet eenvoudig. Het digitaal aanleveren van een sjabloon kan het voor veel patiënten wellicht toegankelijker maken. Kinderen vanaf groep 4 zouden het al zelf moeten kunnen managen. De informatie uit een voedingsdagboek dient als basis om ongezonde voeding en ongewenste voedingsgewoonten op te sporen. Een voedingsadvies formuleren dat niet al te ver af staat van de getoonde patronen zal de beste kans van slagen hebben. In een volgende fase zou dan motivatie voor een volgende gedragsverbetering geadviseerd kunnen worden. Zie verder ▶ H. 5.

Speekseltesten

Bij een onverklaarbaar hoge cariësactiviteit kan het nuttig zijn om aanvullend een speekseltest af te nemen om de hoeveelheid, de PH en de microbiologische samenstelling te onderzoeken. Bij veelvuldig optredende cervicale cariës kan getest worden op de hoeveelheid speeksel om een mogelijk tekort te kunnen vaststellen (◘ fig. 2.4a). Pas wanneer er minder dan 50 % speeksel in de mond is, gaat de patiënt dat ervaren als een droge mond. Daarvoor wordt het tekort niet opgemerkt, maar kan het al wel grote schade aan het gebit veroorzaakt hebben.

Daarnaast kunnen de zuurgraad en de buffercapaciteit van het speeksel worden bepaald om zo een mogelijke vatbaarheid voor gebitsziektes bij een patiënt te ontdekken. Bij een lage basis-PH (zuurder speeksel) en een geringe buffercapaciteit zal er door voeding eerder een kritisch lage PH kunnen ontstaan dan wanneer het speeksel van nature een hoge PH heeft. Ten slotte kan in geval van hoge cariësactiviteit ook gezocht worden naar de microbiologische samenstelling van het speeksel. Ook voor dit onderzoek zijn handzame testjes beschikbaar (◘ fig. 2.4b).

Momenteel lijkt het meten van de hoeveelheid speeksel de enige werkzame methode om aanvullende gegevens te verkrijgen in geval van onverklaarde cariësactiviteit. Metingen van de PH en bacteriesamenstelling zijn naar de achtergrond verdrongen. Al deze testjes kunnen

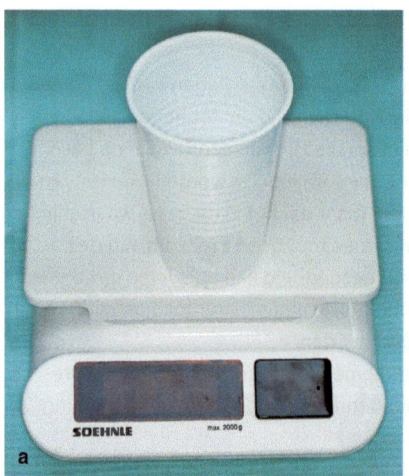 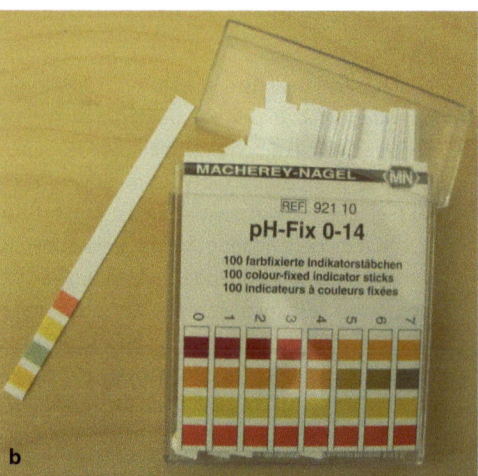

Figuur 2.4 a Speekseltest: afwegen van de hoeveelheid gestimuleerd speeksel. b Speekseltest: PH bepalen met behulp van eenvoudige dipslides.

indien ze (toch) nodig blijken door een goed geïnstrueerde preventieassistent afgenomen worden. Voor de praktische werkwijze zie ▶ H. 5.

2.3.4 Mondzorg bij medisch gecompromitteerde patiënten

Steeds meer patiënten gebruiken medicatie of hebben een medische geschiedenis die een risico met zich meebrengt voor de mondgezondheid of een verhoogd risico vormt op medische calamiteiten tijdens behandelingen in de mondzorgpraktijk. De medische anamnese moet dus altijd volledig en up-to-date zijn om een juiste risico-inschatting te kunnen maken.

> **Geldig diploma!**
> Om de juiste voorzorgsmaatregelen te kunnen treffen en adequate actie te kunnen ondernemen wanneer dat tijdens een behandeling nodig blijkt te zijn, dient elke preventieassistent een *geldig* diploma van een EHBO-cursus met de aantekening reanimatie te bezitten. Voor een nog betere voorbereiding en opvang van medische calamiteiten kan de preventieassistent een diploma als Bedrijfs Hulpverlener (BHV) halen.

Waar het gaat om de risico's voor de mondgezondheid hebben niet alleen de actuele dreiging van een verhoogd risico op het ontstaan van caviteiten en parodontopathieën de aandacht nodig. Ook toekomstige risico's van een verhoogde kans op complicaties na tand- of kiesextractie moeten zoveel mogelijk worden afgedekt door de mondhygiëne op een maximaal hoog niveau te brengen, eventueel zelfs aangevuld met extra controlebezoeken aan de mondzorgpraktijk. De preventieassistent moet daarom bijvoorbeeld kunnen inspelen op de specifieke kwetsbaarheid van harde en zachte weefsels van patiënten tijdens of na bestraling. Hiervoor bestaat naast diverse commerciële adviezen op mooie geplastificeerde kaarten ook een opmerkelijk kookboekje speciaal voor patiënten (en personen in hun omgeving) die met hoofd-halskanker

2.3 · Overzicht werkterrein preventieassistent

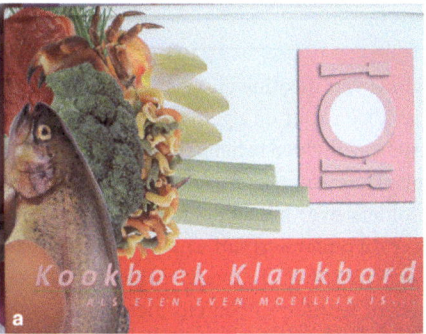 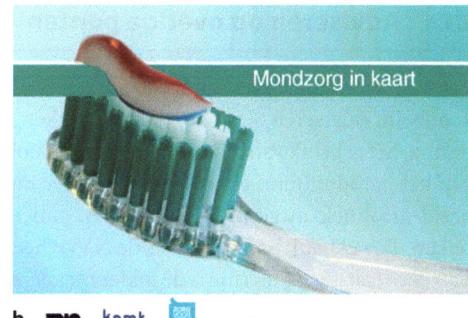

Figuur 2.5 **a** Kookboekje voor patiënten met een droge mond: Als eten even moeilijk is… (Bron: ▶ www.kanker.nl/organisaties/stichting-klankbord). **b** Voorzijde van de serie geplastificeerde kaarten met heldere poetsinstructies voor hulpverleners aan kwetsbare (oudere) patiënten. (Bron: ▶ http://www.zorgvoorbeter.nl)

te maken hebben (gehad) (fig. 2.5a). Voor en door deze mensen is de Stichting Klankbord opgericht om praktische tips en oplossingen aan te reiken, met onder andere extra aandacht voor de mondgezondheid tijdens en na bestraling in het hoofd-halsgebied. Een zeer droge mond en mucositis zijn daarbij zeer frequent aanwezig (▶ www.kanker.nl/organisaties/stichting-klankbord). Behalve problemen door bestraling verdient ook het ondergaan van chemokuren extra aandacht bij deze patiënten. Het juiste tijdstip van behandelingen moet nauwkeurig gekozen worden, zodat de weerstand, de afweerfunctie van het lichaam, zo optimaal mogelijk is op het moment van de behandeling. Bij verschillende medicijnen is als bijwerking bekend dat het een droge mond geeft. Zowel bestraalde patiënten als diegenen met een chemokuur behoeven bijna altijd ook aanvullende fluoridemaatregelen. Dit wordt verder besproken in ▶ H. 6.

2.3.5 Mondzorg voor kwetsbare patiënten

Patiënten met een fysieke beperking moeten door de preventieassistent aangepaste middelen aangereikt krijgen om tot de best haalbare zelfzorg te kunnen komen. Dit geldt ook voor patiënten met een geestelijke beperking. De preventieassistent moet dus op veel verschillende manieren kunnen inspelen op persoonlijke omstandigheden van patiënten en indien noodzakelijk ook de personen in de directe omgeving van de patiënt betrekken bij de mondverzorging. Ook het toenemende aantal bejaarden en zelfs hoogbejaarden in de mondzorgpraktijk vraagt om bijzondere aandacht voor de (on)mogelijkheden van patiënten uit deze groep. Voor deze patiënten en hun verzorgers/mantelzorgers is materiaal ontwikkeld in een samenwerkingsverband tussen TNO, KNMT en het Kennisplein Zorg voor Beter. Dit prachtige instructiemateriaal in de vorm van onder andere geplastificeerde kaarten om in de badkamer op te hangen is gratis te bestellen via de KNMT of via ▶ http://www.zorgvoorbeter.nl/ouderenzorg/mondzorg-poetsinstructie.html (fig. 2.5b).

Bij zwangeren is weliswaar geen sprake van een 'afwijking', maar zij zijn wel kwetsbaar. Zij verdienen goede begeleiding om de mond gezond te houden tijdens de zwangerschap. Een ongezond parodontium zou een mogelijke relatie hebben met vroeggeboorten.

Al met al wordt steeds meer duidelijk over de relatie tussen een ongezonde mond en verschillende ziektebeelden. Daarom is het allerminst overdreven om te stellen dat het werk van de preventieassistent ook een preventief effect heeft op het voorkómen van (nog meer) medische problemen bij patiënten.

2.3.6 Adviseren op overige punten

Een van de belangrijkste aandachtspunten is de invloed van nicotine en tabak op de mondgezondheid. Adviseren om te stoppen met roken is niet alleen voor de algemene gezondheid van belang, het gebruik van tabak blijkt namelijk ook negatieve invloed te hebben op de gezondheid van het parodontium. Het is derhalve zeker niet misplaatst om als preventieassistent bijvoorbeeld nicotinekauwgom te adviseren en patiëntenfolders over het stoppen met roken aan te reiken. Zowel het Ivoren Kruis als de NVvP heeft over dit onderwerp informatie samengesteld. Van deze laatste organisatie is de folder met de veelzeggende titel: 'Uw tandvlees gaat in rook op'.

Ook kan het takenpakket van de preventieassistent worden uitgebreid met het zo vroeg mogelijk stimuleren (van ouders) van peuters om uit een beker te drinken in plaats van uit een flesje. Ook informatie over de invloed van fopspenen en duimzuigen op de gebitsontwikkeling en de negatieve gevolgen daarvan voor de ontwikkeling van de tandbogen en zelfs het aangezicht kan door de geïnteresseerde preventieassistent ter hand genomen worden. Ten slotte mag het adviseren over en het motiveren tot het laten aanmeten van een gebitsbeschermer bij het beoefenen van diverse sporten (denk aan hockey) niet ontbreken (◘ fig. 2.6). Veel sporten vormen een (groot) risico voor gebitsschade. De Koninklijke Nederlandse Hockey Bond verplicht haar leden met ingang van het seizoen 2015–2016 tot het dragen van een goedgekeurde gebitsbeschermer. Ook bij contactsporten is er gevaar voor tandletsel. Een preventieassistent kan expliciet vragen of een patiënt bepaalde sporten beoefent. Vervolgens kan ze informatie geven over het model, comfort, de veiligheid en prijs van gebitsbeschermers voor een specifiek genoemde sport. In overleg met de tandarts – en eventueel met de betreffende sportbond en het tandtechnisch laboratorium – kan dan een geschikte beschermer voor de patiënt worden vervaardigd. De alginaatafdrukken die daarvoor nodig zijn, worden door de preventieassistent genomen. Meer hierover is te lezen in ▶ H. 11.

2.4 Verantwoordelijkheid van de preventieassistent

Indien er voldaan is aan de uit de Wet BIG voortvloeiende externe(!) scholingsverplichting om bekwaam te zijn voor de taken van de preventieassistent, zal dat de basis vormen om bevoegd zelfstandig te mogen handelen. Deze bevoegdheid geldt echter alleen indien de voorwaarden worden gerespecteerd die gelden bij taakdelegatie. Bij het verwijderen van tandsteen, benoemd als een risicovolle behandeling, moeten bovendien de regels in acht worden genomen, zoals die gelden voor voorbehouden handelingen. De eindverantwoordelijkheid voor de gedelegeerde handelingen ligt bij de opdrachtgever. Die moet namelijk zorg dragen voor de juiste werkomstandigheden en faciliteert met het beschikbaar stellen van voldoende tijd en spullen een correcte werkwijze van de preventieassistent. Tevens dient de opdrachtgever zich ervan vergewist te hebben dat de gedelegeerde taken goed uitgevoerd kunnen worden door de opdrachtnemer, in dit geval de preventieassistent. De eigen verantwoordelijkheid van de preventieassistent voor de patiëntveiligheid en het handelen volgens de norm van best practice is daarmee echter niet vervallen! De behandelaar is altijd zelf verantwoordelijk voor mogelijke fouten, onjuiste behandelingen en/of toegebrachte schade aan patiënten. Soms kan daarvoor een geldboete of zelfs een gevangenisstraf worden opgelegd.

Een andere belangrijke factor bij het zelfstandig werken is het kunnen toepassen van kennis en inzichten over oorzaak en gevolg van mond(on)gezondheid voor zover die betrekking hebben op het competentiegebied van de preventieassistent. Dit betekent dat de gegevens die bij het zelfstandig onderzoek door de preventieassistent zijn verkregen (uit anamnese en mondon-

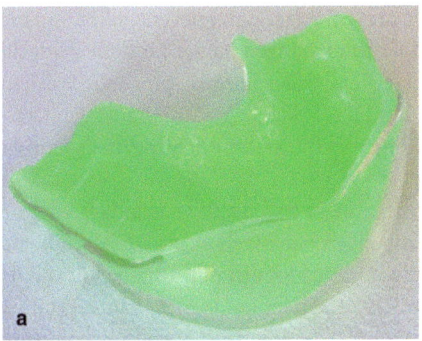 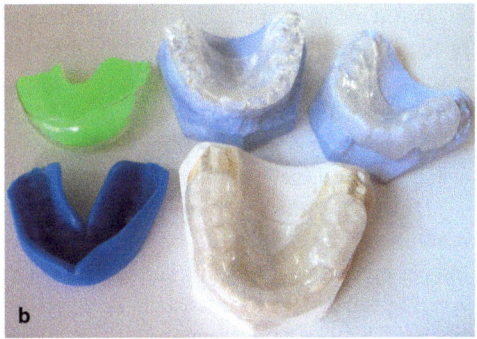

Figuur 2.6 a Gebitsbeschermer voor hockey. b Gebitsbeschermers voor verschillende sporten.

derzoek) moeten worden *geïnterpreteerd* op basis van actuele inzichten aangaande oorzaak en gevolg bij verschillende probleemgebieden in de mondholte. De uitkomst van deze interpretatie wordt zichtbaar in de vorm van een goed onderbouwd behandelplan of zorgplan met daarin opgenomen de gestelde zorgdoelen. Dit alles is dus binnen de kaders van het werkterrein van de preventieassistent geheel zelfstandig opgesteld. Het is voor elke individuele patiënt op maat samengesteld en kan in principe zonder tussenkomst van de opdrachtgever helemaal zelfstandig worden uitgevoerd door de preventieassistent.

In ▶ H. 5 wordt per onderzoeksgebied de werkwijze beschreven en een overzicht uitgewerkt van zaken die op basis van actuele inzichten verschillende verbanden tonen tussen uitkomsten van het (mond)onderzoek en de mond(on)gezondheid.

2.5 De preventieassistent in de bedrijfsvoering

Een preventieassistent in opleiding heeft een persoonlijke begeleider in de praktijk die de cursist tijdens het oefenen in de praktijk coacht. Deze begeleider blijft de preventieassistent ook na het behalen van het diploma ondersteuning bieden door de behandelde patiënten 'in en uit' te checken samen met de preventieassistent. Zo kan bijvoorbeeld de ergonomische werkwijze geëvalueerd worden, de instrumentatietechniek en het resultaat ervan besproken worden en ten slotte kan de eigen ervaring van de preventieassistent bij de betreffende patiëntenbehandeling geëvalueerd worden. Wanneer er een goede routine is opgebouwd, kan de preventieassistent in principe geheel zelfstandig een behandelplan opstellen en uitvoeren. Vanaf dan kan het werk incidenteel of steekproefsgewijs worden gecontroleerd door de tandarts of mondhygiënist. Zo blijft er voldoende waakzaamheid over de kwaliteit van het werk en krijgt elke patiënt de goede zorg waar deze recht heeft.

Evaluatie van het eigen handelen door de preventieassistent is zeker een punt van aandacht. Er kan daartoe bijvoorbeeld periodiek verslag gedaan worden van de ervaringen, de resultaten en mogelijke problemen bij de ondersteunende werkzaamheden, zoals agendabeheer, de verwerking van materiaal en instrumenten of bij de dossiervoering. Bij het proces van het verhogen van het werktempo dat elke gediplomeerde preventieassistent doormaakt, kan de begeleider opnieuw een ondersteunende en stimulerende rol spelen totdat het gewenste niveau bereikt is. De preventieassistent krijgt uiteindelijk een vaste hoeveelheid tijd om de werkzaamheden af te ronden.

In een mondzorgpraktijk kan de invulling van de preventieagenda sterk verschillen van die in een andere praktijk. De verdeling van preventieve behandelingen kan at random verdeeld worden over tandarts, mondhygiënist en preventieassistent. Soms heeft de preventieassistent de rol van 'achtervanger' bij PMO's. In zo'n situatie ligt (al te) vaak de nadruk op de gebitsreiniging en is voor een goede opbouw van de behandeling met intake, voorlichting, instructie en afsluitend pas de gebitsreiniging niet altijd ruimte.

De werkzaamheden komen het best tot hun recht wanneer er een aparte agenda is voor de preventieassistent in een daarvoor goed geoutilleerde eigen behandelkamer. De beschikbare tijd per preventiebehandeling kan variëren van dertig minuten tot een uur, afhankelijk van de ervaring van de preventieassistent, de zorgbehoefte van de patiënt en de mate van vervuiling van het gebit door tandsteenvorming. Bij aparte preventiesessies is het een goede gewoonte om *altijd* met een plaquekleurtest te starten. Dit geeft inzicht in de vorderingen of mogelijke terugval in het niveau van zelfzorg en biedt mogelijkheden om op individueel niveau bij te sturen. Pas na aanvullende voorlichting of herhaling van instructie wordt gestart met de gebitsreiniging. Indien de behandeltijd dan onverhoopt tekort blijkt te zijn, kan de preventieassistent de patiënt gemakkelijk motiveren om een vervolgafspraak te maken. De (zichtbare en voelbare) reiniging is immers nog niet geheel voltooid! In situaties waarin het reinigen van het gebit prioriteit krijgt en de noodzakelijke(!) aanvullende instructie pas op de tweede plaats komt, is het veel lastiger om een patiënt te motiveren om een vervolgafspraak te maken. Die zou dan immers 'alleen maar' voor voorlichting of instructie zijn. De meeste patiënten willen daarvoor niet apart terugkomen.

Ten slotte is het van belang dat er bij preventiebehandelingen voldoende tijd is ingepland om direct aansluitend op de behandeling uitgebreid verslag te doen in het patiëntendossier. Wordt dat tot een later tijdstip uitgesteld, dan zullen er veel persoonlijke details betreffende het zorgplan, het niveau van zelfzorg, over nieuw aangereikte adviezen en over de uitkomsten van de tussentijdse evaluatie verloren gaan. In dat geval zal de zorg op termijn, en zeker bij overdracht naar een andere behandelaar, tekortschieten.

Literatuur

Doeleman A. De kunst van het motiveren van de patiënt. Ned Tandartsenbl (6 november 2009).
Gresnigt-Bekker C. Motivational interviewing door de mondhygiënist om een patiënt te laten stoppen met roken. Mondhygiënisten Vadem. 2012;10(3).
KNMT. Brochure Beroepscompetentieprofiel van de tandartsassistent. ► www.knmt.nl.
KNMT – NVvK. Samenvatting Richtlijn mondzorg Jeugdigen. ► www.knmt.nl.
Nieuw Amerongen A van. De rol van de mondhygiënist bij het opsporen van de aanwezigheid en de oorzaak van tanderosie. Mondhygiënisten Vadem. 2011;9(10).
Palenstein Helderman W van, Huddleston Slater J, Loveren C van. Van ziekte en zorg naar gezond gedrag. Ned Tandartsenbl (7 juni 2013).
► www.ivorenkruis.nl: Advies Cariëspreventie (2011). Advies Droge mond (2007). Advies Erosieve gebitsslijtage (2014). Advies Preventie fissuurcariës (2012). Advies Preventie van wortelcariës (2006). Advies Tongreinigen (2006). Gemotiveerde patiënten met gezonde monden (2013); Hou je mond gezond! (2013).

Infectiepreventie

3.1 Inleiding – 36

3.2 Basisprincipes infectiepreventie – 36
3.2.1 Begrippen rondom besmetting en infectie – 36
3.2.2 Besmettingsbronnen in de mondzorgpraktijk – 37
3.2.3 Besmettingsroutes – 37
3.2.4 Infectiepreventie bij besmettingsroutes via *direct* contact – 38
3.2.5 Infectiepreventie bij besmettingsroutes via *indirect* contact – 38

3.3 Praktische infectiepreventie – 39
3.3.1 Beschermende maatregelen bij *directe* besmettingroutes – 39
3.3.2 Beschermende maatregelen bij *indirecte* besmettingroutes – 41

3.4 Logistiek rondom infectiepreventie – 49
3.4.1 Algemene zaken – 49
3.4.2 Logistiek bij het reconditioneren – 50

3.5 Apparatuur voor reconditioneren – 51
3.5.1 Ultrasoon trilbad – 51
3.5.2 Thermodesinfector – 52
3.5.3 Autoclaaf – 54
3.5.4 DAC – 55
3.5.5 Bewerkingsapparatuur hoekstukken – 55

3.6 Afsluiting – 56

Literatuur – 57

3.1 Inleiding

Patiëntveiligheid is een essentieel aspect van goede zorg en infectiepreventie is een belangrijk onderdeel daarvan. De preventieassistent draagt tijdens het zelfstandig behandelen persoonlijke verantwoordelijkheid voor het leveren van goede, dus veilige zorg. De Richtlijn Infectiepreventie in mondzorgpraktijken noemt in de doelgroep ook (preventie)assistenten en deze worden daarom geacht met de inhoud bekend te zijn. Samengevat gaat het om persoonlijke bescherming, goede handhygiëne en adequate reconditionering van instrumenten. Het feit dat preventieassistenten in loondienst werken en dus afhankelijk zijn van het instrumentarium en de (reconditionerings)apparatuur die door de werkgever beschikbaar gesteld worden, is bij gebleken onvolkomenheden in de infectiepreventie geen reden om 'toch maar wel' te behandelen. Een preventieassistent kan zich niet verschuilen achter het tekortschieten van werkgevers. Bij *elke* behandeling is persoonlijke verantwoording verschuldigd aan de patiënt en/of de IGZ-inspecteur. Dit hoofdstuk behandelt essentials van de infectiepreventie op basis van logisch inzicht en vanuit een praktische invalshoek.

3.2 Basisprincipes infectiepreventie

Het toepassen van juiste maatregelen op het gebied van infectiepreventie is in de eerste plaats gebaseerd op eenvoud en logisch denken. De basiskennis die hiervoor nodig is wordt beschreven in de volgende twee paragrafen.

3.2.1 Begrippen rondom besmetting en infectie

Besmetting (contaminatie) doet zich voor zodra een persoon of voorwerp in aanraking is gekomen met bijvoorbeeld een stof, radioactiviteit of micro-organismen. Daarmee is de status van besmet/gecontamineerd verkregen. Bij preventie van besmetting in de mondzorg richt men zich doorgaans op het voorkomen van contact met micro-organismen, omdat sommige soorten ziektes kunnen veroorzaken. Deze micro-organismen worden pathogenen genoemd. Daarnaast zijn er micro-organismen die alleen onder bepaalde omstandigheden (bijvoorbeeld bij een verzwakt afweersysteem) ziektes tot ontwikkeling laten komen. Deze worden opportunistische micro-organismen genoemd.

Bij overdracht van micro-organismen spreekt men over de ontvanger ofwel gastheer, en de verspreider ofwel de besmettingsbron. Na besmetting van de gastheer kan er een situatie ontstaan waarbij pathogene micro-organismen zich handhaven en vermenigvuldigen in het lichaam van de gastheer. Dan is sprake van een infectie. De voorwaarden voor het ontstaan van een infectie zijn dat er voldoende levensvatbare micro-organismen zijn overgedragen en dat ze terecht zijn gekomen op een plek waar ze kunnen gedijen. De weerstand van de gastheer tegen infecties is een belangrijke factor bij het wel of niet ontaarden van de besmetting in een infectie, maar ook de mate van agressiviteit van een bepaald soort micro-organisme speelt een rol. In dit kader spreekt men ook wel van virulentie. Dit wordt bepaald door het aantal micro-organismen dat nodig is om die infectie te veroorzaken. Hoe minder micro-organismen nodig zijn om een infectie te veroorzaken, des te groter is de virulentie.

Een infectie kan ziekteverschijnselen bij de gastheer oproepen. Deze kunnen een plotseling en heftig karakter hebben (acuut verloop), maar ze kunnen zich soms ook milder voordoen in tijd en hevigheid (chronisch verloop). Zelfs kunnen de ziekteverschijnselen bijna aan de aandacht ontsnappen (subklinisch verloop). Samengevat is het dus zo dat *niet* iedere besmetting resulteert in het tot ontwikkeling komen van een infectie, maar dat omgekeerd elke infectie *altijd* vooraf is gegaan door een besmetting. Wanneer gesproken wordt over infectiepreventie houdt dat dus in dat er onder omstandigheden wel degelijk micro-organismen overgedragen mogen worden op andere personen, maar dat het er niet zoveel(!) mogen zijn dat de gastheer daardoor een infectie kan ontwikkelen.

'Besmettingspreventie' is uiteraard de meest effectieve manier is om een infectie te voorkomen, maar dat zou betekenen dat alle besmettingsroutes onderbroken moeten worden en alle gebruikte voorwerpen, instrumenten en oppervlakken aan sterilisatie onderworpen moeten zijn. Gelukkig kan in de dagelijkse mondzorgpraktijk wat betreft infectiepreventie vaak worden volstaan met desinfectie. Dit proces bestaat uit het tot een *veilig* niveau verlagen van het aantal micro-organismen dat mogelijkerwijs naar een andere persoon kan worden overgedragen. Kortom, als eerst aangewezen strategie moet getracht worden de besmetting te voorkomen, bijvoorbeeld door goede handhygiëne en het gebruik van disposables. Wanneer dat niet haalbaar is, gelden verschillende veiligheidsgrenzen die dicteren in welke mate het instrumentarium rein dient te zijn alvorens het opnieuw te gebruiken. De Richtlijn Infectiepreventie in mondzorgpraktijken (verplichte kost voor preventieassistenten) gaat hier gedetailleerd op in.

3.2.2 Besmettingsbronnen in de mondzorgpraktijk

In de mondzorgpraktijk zijn als besmettingsbron bekend:
- unitleidingwater van een behandelunit. Hierbij doet de leeftijd van de unit er niet toe. De wanden van de kunststofleidingen worden bij stilstaand water binnen een etmaal gekoloniseerd met micro-organismen, die vervolgens tijdens het gebruik van de leiding loskomen in het doorstromende water. De mate van vervuiling kan in een behandelunit per afzonderlijke leiding sterk verschillen!
- patiëntenmateriaal in de vorm van speeksel, bloed, braaksel, snot en traanvocht. Bij uitzondering zal dit worden aangevuld met sputum, urine of feces. Gezonde patiënten geven geen garantie voor de afwezigheid van pathogene micro-organismen. Met name kinderziektes worden pas zichtbaar als een al langer aanwezige infectie op zijn hoogtepunt komt. De tijdsperiode tussen de besmetting en het zichtbaar worden van de ziekteverschijnselen heet incubatietijd. Tijdens het laatste deel van deze periode is het patiëntje al zeer besmettelijk als het gaat om overdracht van de betreffende (kinder)ziekte.
- teamleden die bewust of onbewust een ziekte onder de leden hebben. Ook hier speelt de (soms lange) incubatietijd van ziektes een rol.

3.2.3 Besmettingsroutes

De overdracht van micro-organismen kan effectief worden tegengegaan door het onderbreken van de besmettingsroutes. Het in kaart brengen van besmettingsroutes in de mondzorg is een eerste stap om te kunnen begrijpen welke maatregelen nodig en effectief zijn. In de mondzorg zijn de volgende besmettingsroutes relevant:
a. besmettingsroute van patiënt naar teamleden: *direct* contact in de vorm van prik- of spatincidenten of indirect via aanhoesten;
b. besmettingsroute van teamleden naar patiënt: *direct* contact via prik- en spatincidenten of indirect via aanhoesten;

c. besmettingsroute van patiënt naar patiënt: altijd *indirect* contact. Dit verloopt via:
   - besmette aerosol rondom de behandelstoel;
   - gecontamineerde oppervlakken (smeercontaminatie);
   - gecontamineerd instrumentarium (kruisbesmetting).

3.2.4 Infectiepreventie bij besmettingsroutes via *direct* contact

De meest effectieve maatregel voor infectiepreventie bij directe besmettingsroutes is simpel(!), namelijk het *voorkomen* van direct contact met de besmettingsbron. Dit is in feite besmettingspreventie en daarmee de ultieme infectiepreventie, want waar geen besmetting is opgetreden kan ook geen infectie ontstaan! Een voorbeeld hiervan is het dragen van een beschermbril om de ogen tegen spatletsel (besmetting) te beschermen. Hiermee wordt direct contact met de besmettingsbron voorkomen, bijvoorbeeld speeksel van de patiënt, vervuiling in afzuigers of amalgaamafscheiders, of gecontamineerd koelwater. In de mondzorgpraktijk gelden strikte maatregelen om direct contact met besmettingsbronnen (patiënten) of ander besmet materiaal te voorkomen. De maatregelen zijn simpel maar effectief: het dragen van handschoenen, een beschermbril, een neusmondmasker en werkkleding.

Als onverhoopt toch besmetting mocht optreden door spatten, prikken of snijden, is het van belang om direct volgens een vastgesteld 'prikprotocol' te werk te gaan. De eerste en belangrijkste handeling is het verdunnen van het besmettende agens. Bij een verwonding betekent dat in de eerste plaats het flink laten doorbloeden en bij spatletsel is een oogdouche voor verdunning vaak van essentieel belang.

3.2.5 Infectiepreventie bij besmettingsroutes via *indirect* contact

Bij de indirecte besmettingsroutes via aerosol, oppervlakken en instrumenten spelen per besmettingsroute verschillende factoren een rol:
- aerosol: de kwaliteit van het unitleidingwater, besmettelijkheid van het speeksel;
- oppervlakken: handhygiëne(!) en spatzone rond de behandelstoel;
- instrumentarium : geschikte apparatuur (reconditioneringsapparatuur).

Al deze indirecte besmettingsroutes worden in essentie aangepakt door reductie van het aantal *levende* micro-organismen dat betrokken is bij overdracht. In hoeverre het aantal moet worden verminderd, verschilt per type micro-organisme. Dit is afhankelijk van de aanvalskracht (*virulentie*) van het desbetreffende micro-organisme, maar ook van een aantal omstandigheden bij de gastheer, zoals de plaats van besmetting (porte d'entrée), fysieke conditie, leeftijd of een bepaalde ziektegeschiedenis. De gangbare manieren om het aantal micro-organismen te reduceren zijn:
- reiniging: het wegnemen van zichtbare vervuiling en/of verdunning van het vuil;
- desinfectie: het aantal levende micro-organismen verlagen tot een aanvaardbaar niveau;
- sterilisatie: de kans op het aantreffen van levende micro-organismen na sterilisatie is 10^{-6}.

Deze drie processen tezamen zijn bekend onder de term reconditioneren: het opnieuw geschikt maken voor gebruik.

De grote uitdaging bij het streven naar vermindering van het aantal levende micro-organismen schuilt in de noodzaak om te (kunnen) weten waar ze zich bevinden. Daarbij spelen de volgende eigenschappen een rol:
- micro-organismen zijn onzichtbaar;
- micro-organismen kunnen zich niet actief verplaatsen;
- micro-organismen kunnen zich passief verplaatsen in lucht en water.

Deze drie eigenschappen dicteren hoe de zorgprofessional te werk moet gaan om het aantal micro-organismen dat via aerosol, oppervlakken of instrumenten kan worden overgebracht, te minimaliseren.

> **Geluk bij een ongeluk**
> Op het eerste gezicht lijkt het een ongelijke strijd en onmogelijk om de onzichtbare micro-organismen op te sporen en aan te pakken. De moeilijkheid van de onzichtbaarheid wordt echter teniet gedaan door het gegeven dat micro-organismen zich niet actief kunnen verplaatsen. In de wetenschap dat unitleidingwater, patiënten en zieke teamleden de besmettingsbronnen in de mondzorgpraktijk vormen, is het daardoor met oplettendheid bij het handelen (je bewust zijn waar je de micro-organismen naartoe hebt verplaatst) en de juiste handhygiëne goed mogelijk om in de praktijk voldoende adequate hygiënemaatregelen te treffen.

3.3 Praktische infectiepreventie

Het is voor de preventieassistent ondanks de drukte van de dagelijkse praktijk gelukkig goed mogelijk om te voldoen aan de eisen van infectiepreventie. Naast alle informatie die in de 'Richtlijn Infectiepreventie in mondzorgpraktijken' te vinden is, worden in deze paragraaf kernpunten beschreven die ondersteuning kunnen bieden bij de dagelijkse praktijkvoering.

> **Eenvoud!**
> Het is belangrijk om het woordje *eenvoud* in gedachten te houden. Daarnaast is het goed om de aparte benaderingswijze van directe en indirecte besmettingsroutes helder voor ogen te houden:
> - voor de directe besmettingsroutes (spat-, prik- en snijletsel) is de strategie het *blokkeren* van de overdrachtsroute;
> - bij de indirecte besmettingsroutes via aerosol, smeercontaminatie en instrumenten wordt gestreefd naar het *reduceren* van het aantal levende micro-organismen dat overgedragen zou kunnen worden.

3.3.1 Beschermende maatregelen bij *directe* besmettingroutes

De simpele(!) maatregelen bestaan uit het consequent dragen van:
- *Beschermbril* (groot) in elke situatie waarbij spatletsel kan optreden. Het beslaan van de bril is soms even ongemakkelijk, maar mag nooit een reden zijn om dan maar zonder oogbescherming te werk te gaan.

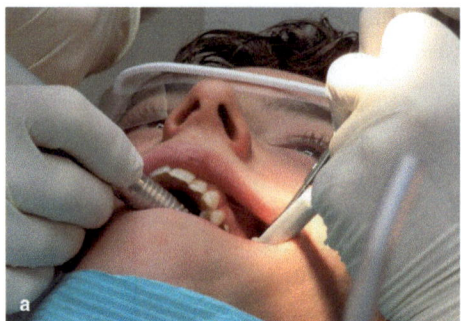 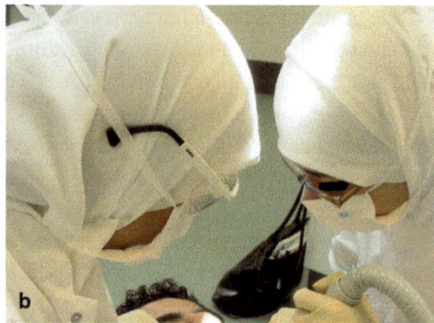

Figuur 3.1 **a** Beschermbril voor patiënten. **b** Hoofdbedekking mag niet in contact komen met de patiënt of patiëntenmateriaal.

Ook voor de patiënt is oogbescherming geen overbodige luxe. Die wil tijdens de mondreiniging ook geen spetters en/of stukjes tandsteen in zijn oog krijgen! Het is weliswaar patiënt-eigen materiaal, maar het komt op de verkeerde plek en kan daar een lelijke infectie veroorzaken (fig. 3.1a).

- *Mondneusmasker*: dit wordt in dezelfde situaties gedragen als de beschermbril, dus altijd *samen* met een beschermbril. De neusopeningen dienen geheel bedekt te zijn. Een benauwd gevoel kan even aanwezig zijn, maar verdwijnt bij doorzetten.
- *Onderzoekshandschoenen* bij elk contact met patiëntenmateriaal. De poedervrije variant is de standaard, omdat het zetmeel in de gepoederde handschoenen functioneert als voedingsbron voor en als 'transporteur' van de micro-organismen die in de aerosol zweven.
- Beschermende werkkleding, licht van kleur, korte mouw en de hoofdbedekking mag niet in contact komen met de patiënt of patiëntenmateriaal. Alles moet op 60° gewassen kunnen worden (fig. 3.1b).
- Aparte, dichte(!) werkschoenen om geen verwonding op te lopen als een gecontamineerd scherp instrument op de voet van de preventieassistent zou vallen.

Daarnaast is adequate bescherming tegen prik-, spat- en snijletsel een noodzakelijke maatregel om de veiligheid op de werkvloer te waarborgen. Scherpe instrumenten zijn daarom in principe alleen aangekoppeld op momenten dat ze daadwerkelijk in gebruik zijn. Daarvoor en direct daarna dus altijd afgekoppeld (fig. 3.2a)!

Lange haren worden vastgezet of samengebonden, zodat geen contact met patiëntenmateriaal kan ontstaan. Voor een lange pony (fig. 3.2b) geldt dat de loshangende haren uitnodigen om ze uit het gezicht te vegen met gecontamineerde handschoenen. Ook kan het haar in contact komen met het besmette mondneusmasker of de besmette beschermbril. Het samenbinden van lang haar in een paardenstaart is niet voldoende (fig. 3.2c). De staart kan met allerlei gecontamineerde structuren in contact komen. Opsteken is dan het beste (fig. 3.2d).

> Het is uit den boze om met een instrument in de hand de operatielamp bij te stellen. De controle over het instrument kan gemakkelijk verslappen en het zal niet de eerste keer zijn dat een patiënt letsel oploopt door een (gecontamineerd) instrument dat wegglijdt uit de hand van de behandelaar.

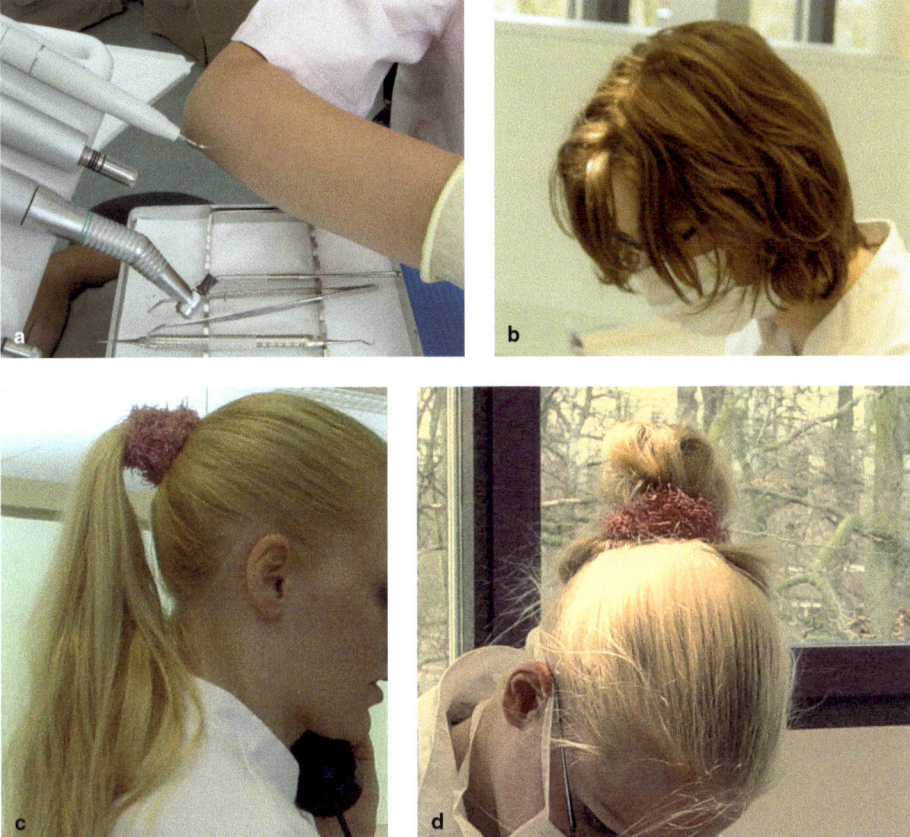

◨ **Figuur 3.2** a Scherp instrumentarium moet altijd afgekoppeld worden wanneer het niet in gebruik is.
b Een loshangende pony raakt gemakkelijk besmet. c Lange haren vastbinden in paardenstaart voldoet niet.
d Haren opsteken neemt de besmettingskans weg.

3.3.2 Beschermende maatregelen bij *indirecte* besmettingroutes

Hierbij gaat het om de drie eerder beschreven routes die elk een apart aandachtsgebied van de infectiepreventie vertegenwoordigen:
- de aerosol handelt over de kwaliteit van het *unitwater* en *speeksel*;
- gecontamineerde oppervlakken draait in essentie om *handhygiëne;*
- reinheid van het instrumentarium richt zich op de apparatuur ofwel '*spullen*'.

Beperken van de besmettelijkheid van de aerosol

De aerosol wordt gevormd door minuscule druppeltjes water die bij gebruik van spraykoeling of het spoelen met de meerfunctiespuit vrijkomen. Daarbij vormt het meegevoerde speeksel een bron voor de besmettelijkheid van de aerosol.

Maatregelen om de aerosol zo schoon mogelijk te houden moeten zich dan ook richten op een goede kwaliteit van het unitwater, het reduceren van het aantal micro-organismen in speeksel en ten slotte het krachtig afzuigen bij sprayvormende instrumenten.

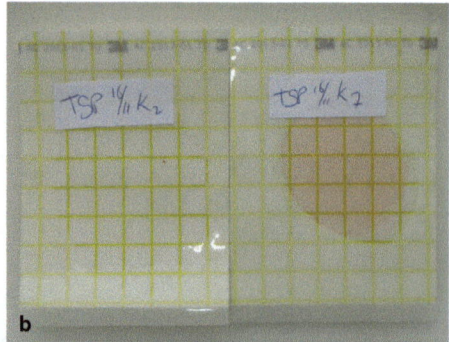

Figuur 3.3 a Benodigdheden voor een eenvoudige watertest. b Spreiding in uitslag van verschillende leidingen uit dezelfde behandelunit.

A. De waterkwaliteit van de unit kan een preventieassistent makkelijk zelf testen. Daarvoor zijn eenvoudig te verwerken testplaatjes verkrijgbaar, waarbij het afgetapte water in een gewoon plastic bekertje wordt opgevangen. Sommige aanbieders leveren er een laboratoriumset met afsluitbare buisjes bij, inclusief stickermateriaal om de monsters te benoemen en registratiekaarten voor het opnemen van de uitslagen (fig. 3.3a). Eventueel kan er ook een kleine broedstoof worden aangekocht om de monsters onder ideale omstandigheden te laten opkomen.

Na elke nieuwe beheersmaatregel die is uitgevoerd aan het waterdistributiesysteem moet de waterkwaliteit getest worden. De test wordt herhaald totdat een gunstig resultaat is bereikt. Vervolgens wordt standaard eenmaal per week getest, of minder vaak als het zogeheten beheersplan dat toelaat. De twee toegepaste beheersmaatregelen zijn: het desinfecteren van het unitwater met desinfectans (automatisch of handmatig gedoseerd) en/of het desinfecteren van de waterleidingen in de unit, ook wel ontkiemen genoemd. Hierbij worden de waterleidingen gevuld met (een oplossing van) desinfectans. Tijdens de nacht of het weekend blijft deze vloeistof in de leidingen aanwezig voor een lange inwerktijd. De inwerktijd mag ook langer zijn in geval van vakanties; de gebruiksaanwijzing van het gebruikte desinfectans zal hieromtrent duidelijkheid kunnen bieden. Het ontkiemen moet bij sterk vervuilde units mogelijk op alle doordeweekse dagen worden uitgevoerd om de waterkwaliteit op peil te houden. Elke maatregel van het beheersplan moet aan de hand van regelmatig afgenomen watertesten bewijzen of het voldoende resultaat geeft.

Let op! Het volstaat nadrukkelijk niet voor het waarborgen van de juiste kwaliteit van het unitwater om louter volgens de instructie van een fabrikant te handelen. Door middel van zelf uitgevoerde testen moet altijd aangetoond kunnen worden dat de maatregelen *inderdaad* voldoen.

Volgens fabrikanten zou het bijvoorbeeld voldoende zijn om alleen de leiding van de meerfunctiespuit te testen. Daarmee zou de kwaliteit van de overige waterleidingen in desbetreffende behandelunit ook bekend zijn. Een gecombineerde test (fig. 3.3b) laat echter zien welke grote verschillen er vaak(!) zijn tussen de leidingen van een en dezelfde behandelunit. Veilige zorg vereist dus dat je er zeker van bent dat de leidingen stuk voor stuk getest en daarmee goedgekeurd zijn.

B. Een zeer effectieve maatregel die genomen kan worden om de besmettelijkheid van de aerosol te verminderen is om de patiënt te laten spoelen met een 0,2%-chloorhexidineoplossing. Er treedt tot maar liefst 94,1% reductie op van het aantal bacteriën dat daarna bij gebruik

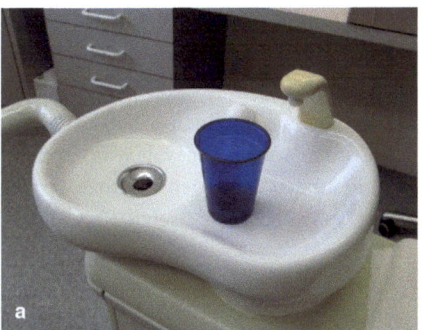 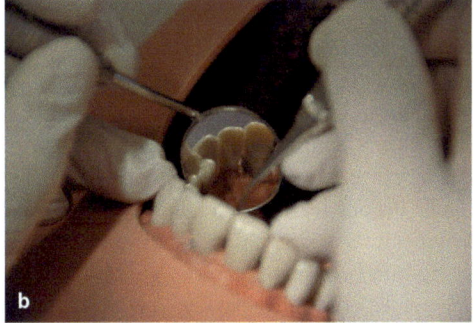

Figuur 3.4 a Chloorhexidinespoeling dient standaard voor elke behandeling te geschieden. b Handinstrumentarium in plaats van het gebruik van ultrasoon bij indirect zicht om aerosolvorming tegen te gaan.

van ultrasone apparatuur in de aerosol terechtkomt (fig. 3.4a). Het desinfecterend effect van spoelen met chloorhexidine houdt tot ongeveer anderhalf uur na het spoelen aan. Deze maatregel kan niet alleen bij gebitsreiniging worden toegepast, maar ook zonder al te veel moeite als routinemaatregel bij elke behandeling, zelfs bij een intake of PMO.

Verwarmen van de chloorhexidine tot 47 °C vlak voor het gebruik en 1 minuut spoelen geeft de meeste reductie. Naderhand weer afgekoelde chloorhexidine bevat toxische stoffen en restjes moeten dan ook weggegooid worden.

C. De nevel die ontstaat bij het gebruik van een sprayvormend instrument, bijvoorbeeld een ultrasoon, wegvangen met een *nevelafzuiger*; dus nadrukkelijk niet met een speekselzuiger!

Let op! Bij gebitsreiniging met ultrasoon op locaties waar vanuit ergonomisch perspectief met indirect zicht gewerkt moet worden, ontstaat bij het werken met een nevelafzuiger de behoefte aan (kortstondige) samenwerking met een stoelassistente. Als adequate nevelafzuiging niet te realiseren is, kan de preventieassistent als alternatief werken met handinstrumentarium (fig. 3.4b).

Beperken van overdracht via oppervlakken (smeercontaminatie)

De eenvoud in denken en handelen bij de besmettingsroute via oppervlakken is samengevat in drie simpele begrippen: non-conditioneren, preconditioneren en reconditioneren. Samen vormen ze de essentie van praktische infectiepreventie. Non-conditioneren en preconditioneren gaan uit van schoonhouden. Als er onverhoopt toch contaminatie optreedt, bijvoorbeeld bij handinstrumenten is reconditioneren aan de orde, dan moet er gereinigd, gedesinfecteerd en eventueel gesteriliseerd worden. Een praktische toelichting van de begrippen wordt nader uitgewerkt.

Non-conditioneren

Het logische gevolg van het gegeven dat micro-organismen zich niet actief verplaatsen, is dat ze *afwezig* zijn op plekken die niet met gecontamineerde handen/handschoenen/instrumenten/materialen zijn aangeraakt. Het non-conditioneren richt zich daarom in de eerste plaats op het *niet contamineren* van oppervlakken en spullen, zodat er *dus* ook niet hoeft te worden schoongemaakt. Dit is in feite een no-touch-methode.

> Bij het non-conditioneren komt het er slechts op aan om heel goed te organiseren en strikte handhygiëne toe te passen.

De essentie van deze werkwijze is het van tevoren, met gedesinfecteerde handen, klaarleggen van *alle* instrumenten en materialen. Daarbij moeten de materialen als vaseline, kleurstof en polijstpasta in *porties per patiënt* klaargelegd worden op de behandeltray of op een goed afgebakend werkblad. Het is de bedoeling om tijdens de behandeling in principe *niets* te hoeven (bij)pakken. Soms moet er een uitzondering gemaakt worden voor een gevallen instrument dat vervangen moet worden, of incidenteel(!) wat extra materiaal dat bijgepakt moet worden omdat het onvoorzien toch tekort bleek te zijn. Dergelijke 'somsheden' vereisen dat het bijpakken met uiterst zorgvuldige handhygiëne wordt uitgevoerd

Er zijn twee methoden om goede handhygiëne toe te passen bij 'somsheden' afhankelijk van het feit of het bij te pakken 'iets' zich al dan niet leent om met een pincet te manoeuvreren.

1. Wel met pincet bij te pakken: met de achterzijde van het werkbladpincet (transsportpincet) open je de lade, pakt wat ontbreekt en sluit vervolgens de lade weer met de elleboog of de achterzijde van het pincet.
2. Niet met pincet bij te pakken:
   - handschoenen uit;
   - handhygiëne toepassen;
   - handeling uitvoeren;
   - nieuwe handschoenen aan;

Handhygiëne toepassen houdt standaard in: het gebruik van handalcohol. Gebruik water en zeep alleen als er sprake is van zichtbare vervuiling. Doe dat met een no-touch kraanbediening: sensorgestuurd of met voetbediening. Alternatief is eventueel een elleboogkraan. Als goede gewoonte kan wel handreiniging met wateren zeep worden toegepast bij de start en aan het einde van de werkdag.

Een zeer prettige bijkomstigheid van het non-conditioneren kan gevat worden in de slogan:

» Schoonhouden is beter en sneller dan schoonmaken. «

Een andere praktische regel die dient te worden nagevolgd is dat apparatuur die vanwege het ontwerp of de materiaalkeuze naderhand niet gereconditioneerd kan worden, in geen geval met gecontamineerde handschoenen in aanraking mag komen. Dit is samen te vatten in de slogan:

» Schoonhouden moet (!) als schoonmaken niet kan. «

Een voorbeeld hiervan zijn alginaatbekertjes van een alginaatmixer. Indien die gecontamineerd zouden raken, wordt immers ook het schudhuis waarin ze geplaatst worden besmet en zal er geen afdoende reconditionering binnen redelijke tijd kunnen plaatsvinden (fig. 3.5a).

Het simpele onderscheid tussen handschoenen en blote handen geeft praktische controlemogelijkheden over wel of niet gecontamineerd zijn. Handschoenen zijn in principe op geen enkele, voor anderen zichtbare, manier te beoordelen op het feit of ze schoon of gecontamineerd zijn. Daarom mag je ook nooit met handschoenen aan van de ene behandelkamer naar de andere lopen of op de gang verschijnen. Maar omdat teamleden het voor *eigen veiligheid* nooit zullen overwegen om gecontamineerde zaken met blote handen aan te pakken, kun je ervan uitgaan dat een lid van het mondzorgteam iets alleen met de blote handen aanraakt als het schoon (lees: gedesinfecteerd) is. Je kunt er zeker van zijn dat met blote handen geen gecontamineerde afdruklepel is vastgepakt of er een gecontamineerde röntgenfoto mee is vervoerd. Blote handen zijn daarom per definitie niet gecontamineerd met patiëntenmateriaal, terwijl

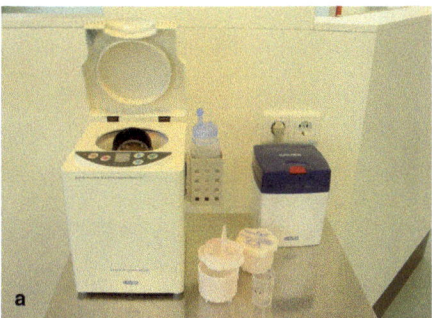 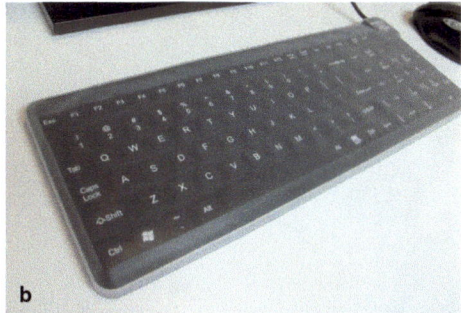

Figuur 3.5 a Alginaatmixer: non-conditioneren door alleen met blote handen te bedienen. b Met blote handen bedienen scheelt (schoonmaak)werk.

handschoenen daarop niet zichtbaar te controleren zijn. Dat biedt voor iedereen zekerheid omtrent het feit dat er geen contaminatie kan optreden als een teamlid met blote handen loopt.

Het credo voor niet te reconditioneren apparatuur luidt dan ook:

» Alleen gebruiken met blote (gedesinfecteerde) handen «

Dit geldt dus onder andere voor de scanner van digitale röntgenopnamen, maar ook voor het toetsenbord van de computer. Het is voldoende om de gewoonte aan te leren om de invoer van patiëntengegevens in principe pas na afloop van de behandeling te doen, zonder handschoenen. Ook bij toetsenborden die bijvoorbeeld met afdekfolie beschermd zijn of welke zelfs speciaal ontwikkeld zijn om gedesinfecteerd te worden, is het veruit het eenvoudigst om met blote handen te werken. Het scheelt immers altijd schoonmaaktijd als het niet vies is gemaakt (fig. 3.5b)! Het toepassen van blote handen in situaties waarbij er wel afdoende gedesinfecteerd kan worden zoals bij het speciale toetsenbord is een vorm van facultatief (op vrijwillige basis) non-conditioneren.

Naast de bovenbeschreven no-touch-techniek als methode bij non-conditioneren is er een tweede non-conditioneringswerkwijze: het gebruik van zoveel mogelijk *disposables* in plaats van reusables. Hierbij geldt dat het uiteraard altijd schone nieuwe materialen betreft en dat er geen reconditionering noodzakelijk is, *dus* dat het ook minder arbeidstijd kost. Vaak is daarmee het argument dat disposables duur(der) zijn van de baan. Het milieuaspect rondom disposables telt ook minder mee dan gevoelsmatig gedacht wordt: de meeste kunststoffen zijn tegenwoordig afbreekbaar of zelfs al milieuvriendelijk. Bij verbranding in de afvalverwerkingsbedrijven wordt ten slotte nog de eventuele schadelijke uitstoot met gecontroleerde filtersystemen grotendeels weggenomen.

Als belangrijke disposables gelden de tips van de meerfunctiespuit. Een vaste tip zou aan de buitenzijde nog wel te reinigen en desinfecteren zijn, zelfs te steriliseren, maar is niet te reinigen aan de binnenzijde. Verder is het gebruiksgemak van disposable afzuigbuizen enorm. Als algemene maatregel is het gebruik van papieren handdoek onmisbaar in de gezondheidszorg. Stoffen (hand-, thee)doeken zijn na gebruik altijd een broedplaats van micro-organismen en dienen dan ook na elk gebruik gedroogd te worden en vervolgens gewassen op 60°. Het is zeer wenselijk en ook goed mogelijk om 'handdoekvrije' mondzorgpraktijken na te streven.

Grote winst kan ook behaald worden door gebruik te maken van dipsosable behandeltrays, zonder metalen 'ondertray' die immers dan alsnog gereconditioneerd zou moeten worden (fig. 3.6a). Als ultieme veiligheidsmaatregel kan bovendien gewerkt worden met instrumentencassettes. Instrumenten blijven zo altijd in complete sets bij elkaar en de bescherming van

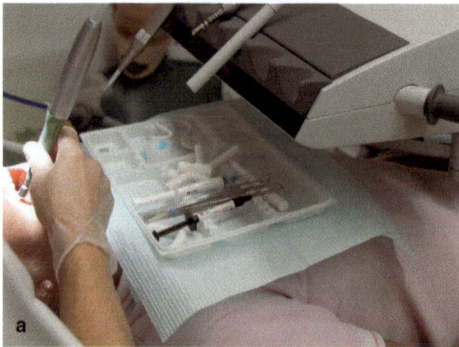 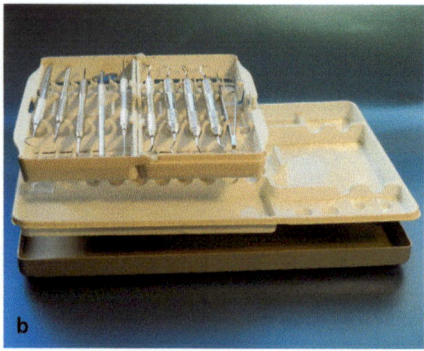

Figuur 3.6 **a** Dispotrays zonder metalen normtray voor ultiem non-conditioneren. **b** V-cassette voor instrumenten samen met disposable behandeltray.

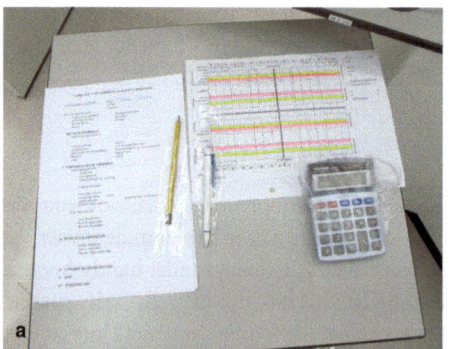 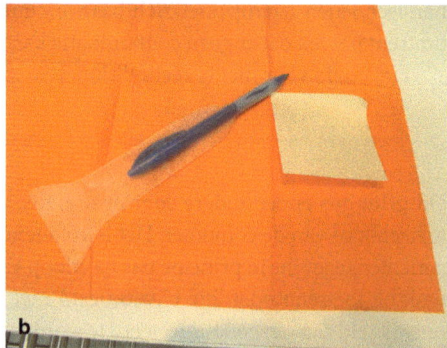

Figuur 3.7 **a** Papieren pocketstatus mag niet 'zwerven' door de praktijk. **b** Notitievelletje per patiënt; geen notitieblokje op het werkblad.

de cassette maakt prikaccidenten tijdens het verwerken van de instrumenten onmogelijk. Voor toepassing op de dispotrays kan gebruik worden gemaakt van de speciaal daarvoor ontwikkelde V-cassettes. Deze zijn eenvoudig in gebruik en goed doorspoelbaar voor goede reiniging in de thermodesinfector (fig. 3.6b).

Wanneer er notities worden gemaakt – bijvoorbeeld tijdens de anamnese of het opnemen van de DPSI-plaquescore of -bloedingsscore – dient bij aanvang van de behandeling een papieren anamneselijst plus een pocketstatus op het afgebakende werkveld te zijn klaargelegd (fig. 3.7a). Door het beschrijven wordt het papier onherroepelijk gecontamineerd. Het invoeren van de genoteerde gegevens in de computer geschiedt terwijl dat papier in principe niet in de praktijk verplaatst mag worden, *tenzij* het met handschoenen wordt opgepakt en neergelegd op een (ook weer van tevoren ingericht) schoon patiëntenservet als afgebakend werkveld bij de computer. Doe de handschoenen uit, desinfecteer de handen en voer de gegevens in. Daarna wordt het nieuwe werkveld met het statuspapier en al als één geheel in de afvalbak gedeponeerd. Wanneer bij vervolgbehandelingen tussentijds aantekeningen van bijzonderheden of feedbackresultaten gemaakt moeten worden, leg dan telkens een *enkel* velletje van een notitieblokje op het werkveld (fig. 3.7b). Het schrijven op een notitieblokje is zeer ongewenst omdat er geen enkele vorm van reconditionering mogelijk is. Ook deze losse notitieblaadjes worden op zorgvuldige wijze behandeld, net als het (grote) papier van de pocketstatus.

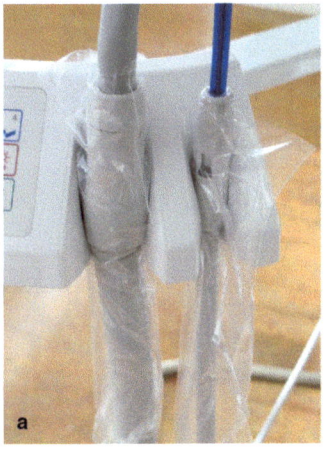
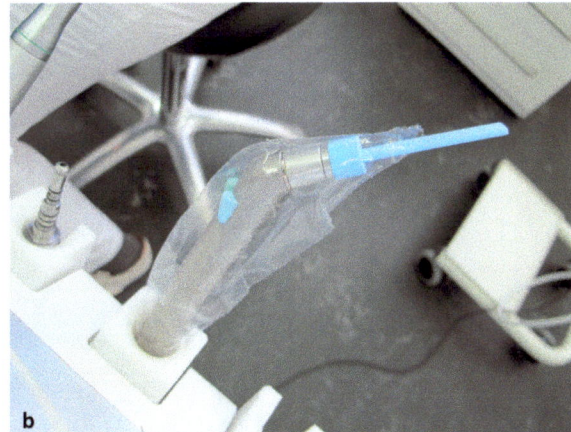
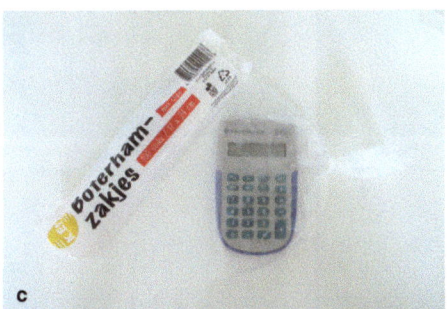
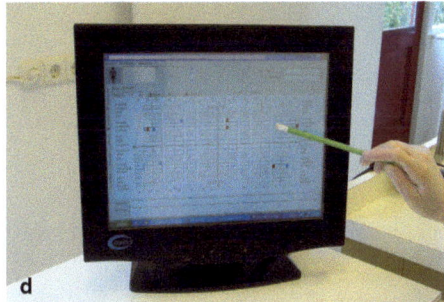

Figuur 3.8 a Afzuiger met sleeve. b Meerfunctiespuit met disposable tip EN sleeve. c Telmachientje in sleeve, potlood in sleeve. d Touchscreen.

Preconditioneren

Indien instrumenten of materialen in de mond moeten worden gebruikt, dienen ze naderhand altijd volgens het schema van de Richtlijn Infectiepreventie in mondzorgpraktijken te worden geconditioneerd. Indien dit niet mogelijk is vanwege het materiaal of de technische constructie – en het moet per se in de mond worden gebruikt – maak dan altijd gebruik van sleeves of afdekfolie. Ook hier geldt weer: 'Schoonhouden *moet* als schoonmaken niet kan'.

Het verschil zit erin dat non-conditioneren geen optie is en dat daarom tot preconditioneren overgegaan moet worden. Om een voorbeeld te geven van preconditioneren: de houder van de afzuigbuis zal afgedekt moeten zijn door een sleeve, omdat de schuifjes en klepjes die zich erin bevinden op geen enkele wijze voldoende te reconditioneren zijn binnen redelijke tijd en met een redelijke investering (fig. 3.8a). Deze koppelstukken kunnen doorgaans weliswaar in de thermodesinfector, maar dat zal in de praktijk niet na elke patiëntenbehandeling gebeuren. Dit geldt ook voor de knopjes van de meerfunctiespuit. Ook daar behoort standaard een sleeve omheen te zitten. De meerfunctiespuit heeft daarnaast de reeds eerder besproken disposable tip (fig. 3.8b).

De preventieassistent zal maatregelen moeten treffen voor de pen die wordt gebruikt om de DPSI-scores te noteren. Ook de rekenmachine/telefoon die gebruikt wordt voor het berekenen van de plaque- en bloedingsscore moet met een sleeve of desnoods een dun boterhamzakje beschermd worden tegen contaminatie (fig. 3.8c). Als alternatief zou een touchscreen een hygiënische werkwijze kunnen ondersteunen (fig. 3.8d).

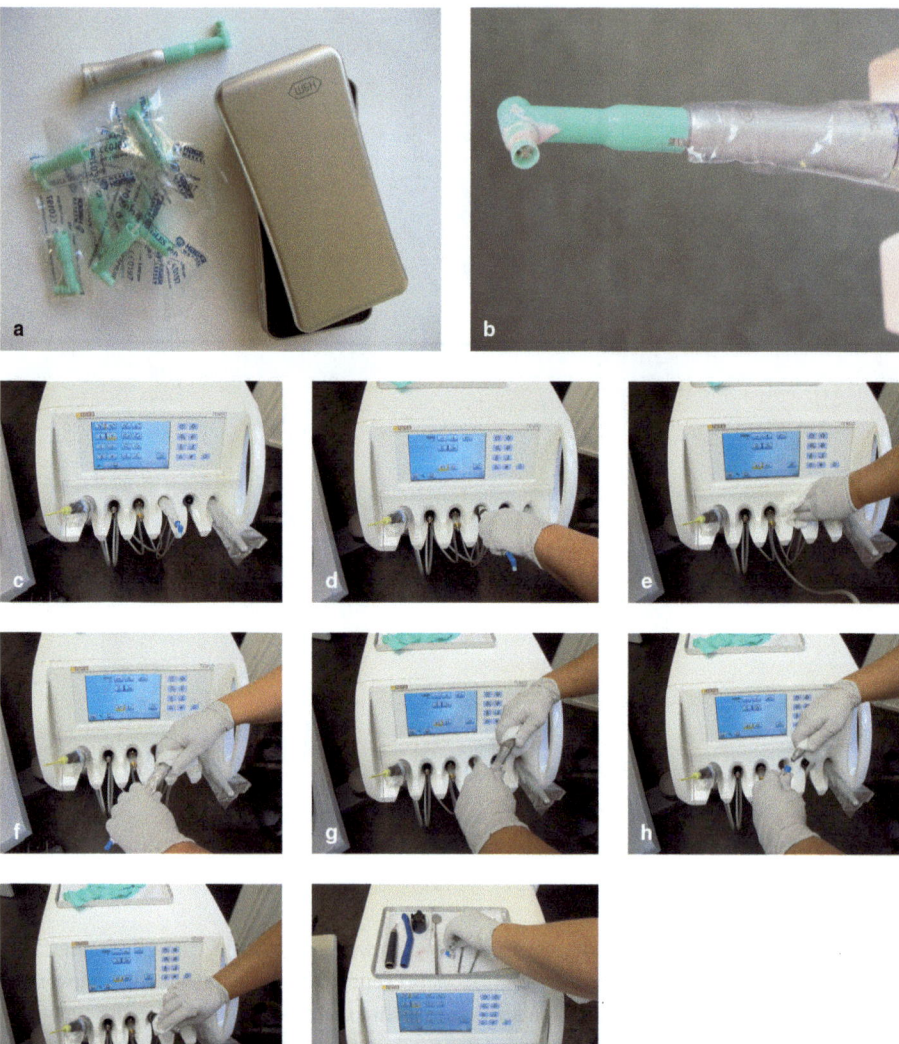

Figuur 3.9 a Polijsthoekstukje met disposable kopje. b Polijsthoekstuk met sleeve behoeft geen reconditionering. c Stap 1: uitgangspositie. d Stap 2: neem het hoekstuk uit met een vuile hand. e Stap 3: maak de instrumenthouder schoon. f Stap 4: pak het hoekstukje bij zijn 'staart'. g Stap 5: stroop de sleeve op. h Stap 6: koppel het opzetstukje af. i Stap 7: stop het hoekstuk terug in het schone 'hok'. j Stap 8: voer het disposable kopje op de tray af.

Als bijzondere toepassing van sleeves geldt het gebruik samen met de Proxeo. Dit is een polijsthoekstuk zonder inwendig waterkanaaltje en met disposable opzetkopjes. De binnenzijde van het hoekstukje kan niet vervuild raken omdat er geen waterkanaaltjes in zitten. Wanneer de buitenzijde met een sleeve wordt bedekt, blijft het hoekstukje schoon en kan het zonder reconditioneren een hele werkdag mee.

Het is wel van belang om de sleeve in de juiste stappen af te ruimen. Het stappenplan in ◘ fig. 3.9 kan helpen bij het aanleren van de juiste routine hiervoor. Als illustratie is een fotoserie opgenomen waarin voor de zichtbaarheid aluminiumfolie is gebruikt in plaats van een sleeve). Deze werkwijze is ook van toepassing voor het verwijderen van de sleeve van de meerfunctiespuit, de sleeve van de afzuiger en vergelijkbare situaties.

Reconditioneren
Dit is noodzakelijk voor reusables. In de richtlijn staat beschreven welke minimale behandeling noodzakelijk is. Daarbij is voor chemische desinfectie (bij voorkeur alcohol 70 %) slechts plaats als een voorwerp niet in de mond is geweest en het bovendien niet in de thermodesinfector behandeld kan worden. Uiteraard is dit van toepassing voor de behandelunit. De oppervlakken van de behandelunit mogen met een natte(!) doek met alcohol worden gedesinfecteerd. Alle andere voorwerpen die ook niet in de thermodesinfector kunnen, moeten gedurende 5 minuten ondergedompeld worden in 70 % alcohol. Bij het gebruik van een andere desinfectans moet strikt gehandeld worden volgens de aanwijzingen van de fabrikant.

Ook hier is het goed om nog weer de *eenvoud* te belichten: in de behandelkamer hoeft na een patiëntenbehandeling alleen maar de behandelunit gereconditioneerd te worden (inclusief operatielamp en afzuigunit). Al het andere is disposable, of het moet in de thermodesinfector of gaat in het desinfectans badje. Het verwerken van het instrumentarium gebeurt bij voorkeur op een apart moment in de sterilisatieruimte, zodat de behandelkamer snel gereed gemaakt kan worden voor de volgende patiëntenbehandeling. De wisseltijd tussen de patiënten is dus zeer kort als het gaat om hygiënehandelingen. Alle reconditioneringshandelingen, op desinfectie van de unit na, gebeuren immers buiten de behandelkamer. Daarnaast is uiteraard nog tijd nodig om het patiëntendossier in te vullen.

3.4 Logistiek rondom infectiepreventie

Deze paragraaf behandelt enkele organisatorische punten die een rol kunnen spelen bij een hygiënische behandeling van patiënten.

3.4.1 Algemene zaken

Bij elke patiëntenwissel moet telkens weer alles gedaan worden wat nodig is voor een veilige behandeling van de volgende patiënt. Ook bij behandeling van verschillende gezinsleden moet het hele arsenaal aan handelingen worden uitgevoerd.

Voor het behandelen van patiënten met een koortslip geldt geen beperking anders dan dat het ongemakkelijk is voor de patiënt (◘ fig. 3.10a). Het is gebleken dat patiënten die af en toe een opleving doormaken van het herpes-simplexvirus in de vorm van een koortslip, ook zonder koortslip erg infectieus kunnen zijn. Bij deze patiënten treedt ongeveer om de twee weken *onzichtbaar* een sterke verhoging op van de hoeveelheid virusdeeltjes in hun speeksel. Dit verschijnsel van periodiek verhoogde viral load in het speeksel heet *shredding*. De besmettelijkheid van deze patiënten moet daarom op elk willekeurig moment, met of zonder manifeste koortslip, als zeer hoog beschouwd worden. Met de gewone infectiepreventiemaatregelen is voor iedere volgende patiënt weer een veilige behandelplek te realiseren.

Behandelaars met koortsuitslag kunnen de laesie afdekken met een second skin blarenpleister om verspreiding van het herpes-simplexvirus te voorkomen (◘ fig. 3.10b).

Voor patiënten die drager zijn van de meticilline-resistente *Staphylococcus aureus* (MRSA-positieve patiënten) gold voorheen een apart protocol. Daar is momenteel geen sprake meer

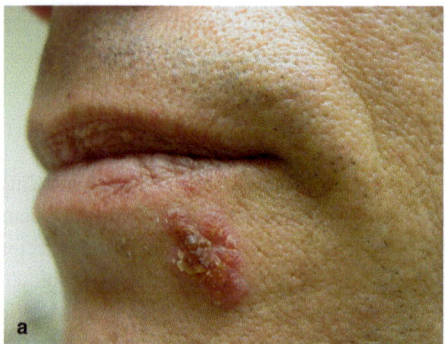
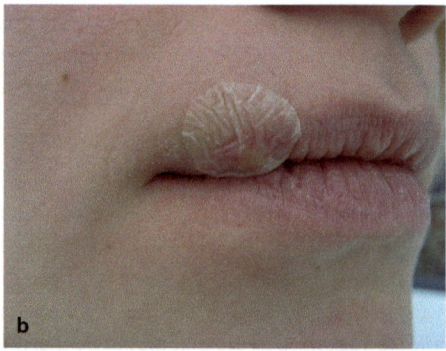

Figuur 3.10 a Patiënt met koortslip behoeft geen extra maatregelen. b Behandelaar met second skin pleister die de koortsblaar afdekt.

van. Het grootste gevaar op besmetting bij behandeling van deze patiënten ligt bij de teamleden: via spatletsel met speeksel lopen zij een zeer groot risico op een MRSA-infectie. Goede persoonlijke bescherming is daarom bij *elke* patiënt geboden. Het is belangrijk te weten dat zorgverleners die de MRSA bij zich dragen, geen patiëntenzorg mogen verlenen!

Ten slotte nog een opmerking over patiënten die bekend zijn met Bijzonder Resistente Micro-Organismen (BRMO). Ook voor hen gelden geen bijzondere maatregelen rondom behandelingen in de mondzorgpraktijk. Uitgebreide informatie is te vinden in de 'Richtlijn Infectiepreventie in mondzorgpraktijken'.

3.4.2 Logistiek bij het reconditioneren

Efficiënte ondersteuning van de reconditioneringshandelingen kan met de volgende maatregelen worden verkregen in elke praktijksettting. Het werkblad is in principe leeg. Alleen de instrumenten en materialen die bij de actuele behandeling nodig zijn, liggen uitgestald op een afgebakend werkveld. Bij voorkeur wordt dit gevormd door een disposable patiëntenservet met een geplastificeerde achterzijde. Dit om doorlekken van met speeksel gecontamineerde instrumenten tegen te gaan. Er bevindt zich tijdens een behandeling in principe helemaal nooit iets buiten het afgebakende werkveld. De rest van het werkblad blijft daardoor ongebruikt en *dus* schoon. Het neerdalen van besmettelijk aerosol op het werkblad vormt geen gevaar voor een volgende patiënt: voor elke patiënt wordt immers een 'vers' werkveld ingericht waarop alle benodigdheden schoon worden klaargelegd. De behandeltray is bij voorkeur disposable om de extra handelingen van inruimen in de thermodesinfector, uitruimen en opbergen te voorkomen.

Vijf stappen
Na elke behandeling voert de preventieassistent de volgende vijf, eenvoudige stappen uit:
1. Verzamel al het gebruikte instrumentarium, alle disposables en de gebruikte hoekstukken plus afzuigers op de tray.
2. Voer de tray af naar de sterilisatieruime indien die dichtbij is en zonder het kruisen van looplijnen van patiënten bereikt kan worden. Als de sterilisatieruimte verder weg is, 'parkeer' de tray dan in een afgesloten plastic box op de vuile zijde van het werkblad (fig. 3.11a). Het transport van de gevulde box kan dan op een ander moment met blote handen geschieden. Dit is belangrijk bij situaties waarbij de route naar de sterilisatieruime

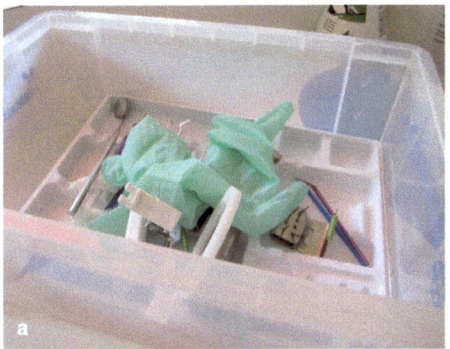 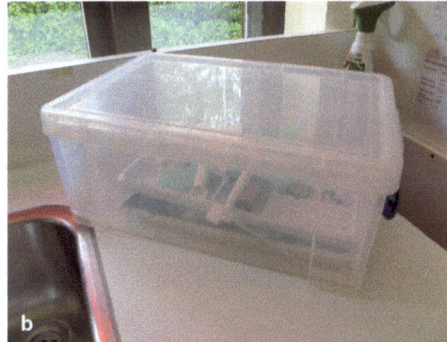

Figuur 3.11 a Parkeren behandeltray. b Dichte doos, klaar voor vervoer zonder handschoenen.

langs patiëntendomein loopt. Er worden immers nooit handschoenen gedragen op de gang of bij verplaatsing naar/via een andere behandelkamer (fig. 3.11b).
3. Reinig de unit bij zichtbare vervuiling en desinfecteer hem daarna.
4. Voer alle patiëntgegevens in de computer in.
5. Laat de volgende patiënt binnenlaten en pak *daarna*, in het bijzijn van de patiënt, een nieuwe behandeltray, leg hoekstukken klaar en pas de materialen af.
Dit laatste punt kan op natuurlijke wijze vorm krijgen tijdens een verwelkoming en introductiegesprekje met de patiënt over de stand van zaken.

Na afloop van alle behandelingen wordt de plastic bak in de sterilisatieruimte uitgeruimd. Het verwerken van alle trays op hetzelfde moment is efficiënter dan telkens apart een tray afruimen met gebruik van de voorgeschreven dikke huishoudhandschoenen, bril en mondmasker.

3.5 Apparatuur voor reconditioneren

Alle apparatuur voor reconditionering bevindt zich in de sterilisatieruimte. De inrichting hiervan is volgens het 'wasstraat'-principe. Al het instrumentarium gaat telkens in eenzelfde richting naar een volgend apparaat, van vuil naar schoon(st).

In de 'Richtlijn Infectiepreventie in mondzorgpraktijken' is voor elk type instrumentarium opgenomen aan welke reconditioneringseis minimaal moet worden voldaan. Voor het gebruik van de aangewezen apparatuur is de gebruiksaanwijzing van de fabrikant de leidraad. Bij sommige apparatuur kunnen aanvullend nog enkele essentiële zaken op een rijtje gezet worden.

3.5.1 Ultrasoon trilbad

Dit apparaat wordt ook wel de *precisiereiniger* genoemd. Gebruik het alleen voor de eerste trap van het reconditioneren: de reiniging. Het gebruik is niet zo eenvoudig als het lijkt. Het samenstellen van de vloeistof luistert zeer nauw wat betreft zuurgraad, verdunning en temperatuur. Afwijkingen op deze punten geven een ongewenst effect op de instrumenten of een verminderde werking. De lading mag niet de bodem niet raken, wat gerealiseerd wordt door gebruik te maken van hangende mandjes of hangende bekerglazen (fig. 3.12).

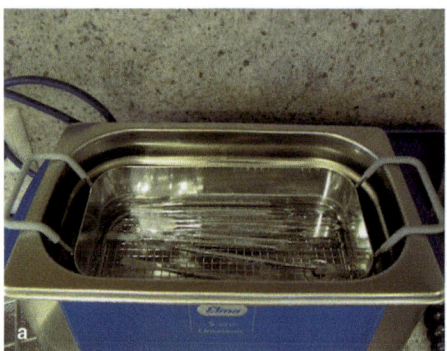 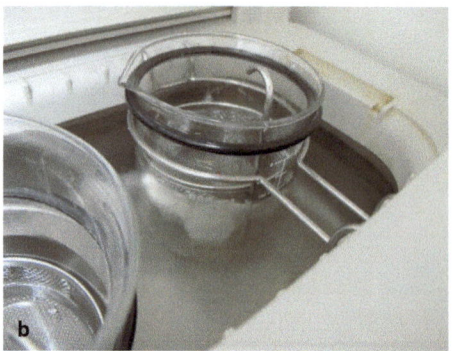

Figuur 3.12 a Mandje moet hangen. b Bekerglazen moeten hangen.

Holle instrumenten moeten in principe rechtop worden getrild om het losgetrilde vuil een uitweg te bieden naar boven. Om de ultrasone werking te kunnen waarborgen is er een beperkte belading toegestaan. Onder de juiste omstandigheden is de reguliere triltijd 3 minuten. Goed spoelen met schoon water na afloop is geboden om geen resten van de vloeistof uit het trilbad in de thermodesinfector of de autoclaaf te introduceren. Resten van het ultrasoonvocht door onvolledig naspoelen kunnen schuimvorming in de thermodesinfector en aanslag in het ketelhuis van de autoclaaf veroorzaken. Zonder afdrogen kan het instrumentarium dan verder naar de thermodesinfector. Voorafgaand aan een volgende bewerking in de autoclaaf dient het instrumentarium eerst zorgvuldig gedroogd te worden. Dit is risicovol gezien de kans op prikletsel, niet eenvoudig (met disposable handdoekjes) en tijdrovend. Een tussenronde in de thermodesinfector kan uitkomst bieden. Dit apparaat levert het instrumentarium droog op.

3.5.2 Thermodesinfector

De thermodesinfector is het standaardapparaat voor het reinigen van alle instrumenten. Machinale reiniging verdient verreweg de voorkeur boven handmatig reinigen. In dezelfde cyclus wordt ook thermische desinfectie verkregen, die in principe noodzakelijk voor al het gebruikte instrumentarium. (Uitzondering hierop vormen categorie-A-spullen die aansluitend geautoclaveerd moeten worden en enkele categorie-C-spullen die niet in de thermodesinfector kunnen vanwege hun materiaaleigenschappen).

Het inladen van de thermodesinfector dient te gebeuren met gezond verstand. De bereikbaarheid van ieder plekje op de instrumenten door het spoelwater uit de sproeiers moet daarbij richtinggevend zijn. De spullen mogen dus niet te dicht op/tegen elkaar staan (◘ fig. 3.13a). De metalen draadmandjes zijn in principe alleen bedoeld voor kleine losse voorwerpen, die door de kracht van het spoelwater door de machine heen zouden gaan zwerven. Ze zijn nadrukkelijk niet bedoeld voor het reconditioneren van losse en scherpe instrumenten (◘ fig. 3.13b). Reusable afzuigbuizen mogen alleen op speciale opzetsproeiers geplaatst worden (◘ fig. 3.13c). Alleen dan is de reinigende kracht voldoende gewaarborgd om inwendige reiniging te realiseren. Los in een rek of liggend(!) in een instrumentenmandje is dus zeer ongeschikt (◘ fig. 3.13d)! Aluminium mag niet in de thermodesinfector. Denk hierbij aan aluminium behandeltrays of borenblokjes.

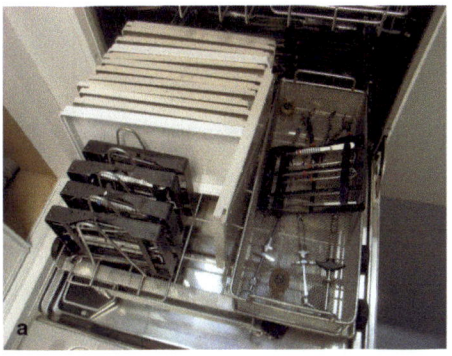 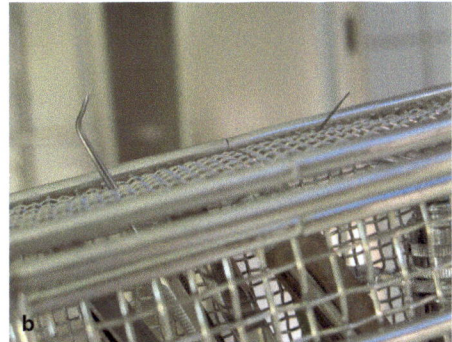
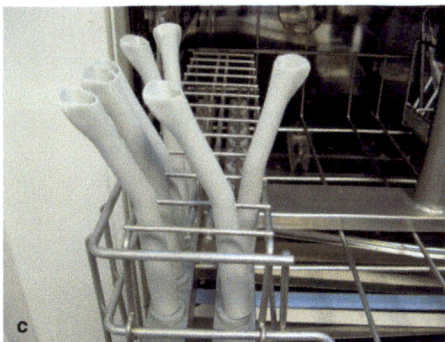 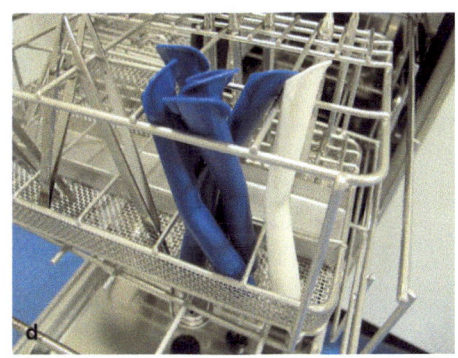

◘ **Figuur 3.13** **a** Te volle trayrekken. **b** Scherp instrumentarium hoort niet los in een mandje. **c** Goed geplaatste afzuigbuizen. **d** Foutief geplaatste afzuigbuizen.

De thermodesinfector gebruikt speciale zeep, in poeder- of vloeibare vorm. Vloeibare zeep in automatische doseermodule verdient de voorkeur (◘ fig. 3.14a). De waskracht is daarmee het meest voorspelbaar. De oplostijd van poeder is relatief lang in vergelijking met de duur van de wasbeurt en soms is het klepje van het zeepbakje niet aangepast op het bovenste rek in de machine, zodat het slechts minimaal open kan springen en er onbenutte zeepresten achterblijven in het zeepbakje (◘ fig. 3.14b). De programmakeuze met een aparte voorspoeling heeft de voorkeur.

De machine moet de lading in principe droog opleveren. Indien dit niet het geval is, moet actie ondernomen worden. Mogelijk is er veel kunststof in de lading aanwezig. Dit beperkt de droogcapaciteit. Er zijn machines met een extra droogmodule die droge oplevering garandeert. De wascyclus duurt dan totaal langer en kost uiteraard meer stroom.

Kleinere modellen dan het gebruikelijke 'keukenmodel' hebben als voordeel dat er minder instrumentarium in de praktijk aanwezig hoeft te zijn dan bij gebruik van een grote machine. Een kleine machine is eerder vol, gaat dus eerder aan en levert dus na een geringer aantal behandelingen alweer schoon instrumentarium (◘ fig. 3.14c).

Instrumenten met een zeer klein lumen, zoals tipjes van ultrasoon tandsteenapparatuur en de bijbehorende hoekstukken (EMS, Satelec, enz.), worden alleen aan de buitenzijde gereinigd. Een thermodesinfector heeft geen intern bereik als het gaat om de dunne waterkanaaltjes in deze apparatuur. Sommige instrumentenrekken hebben een gedeeltelijk dichte bodem. Op die plaats is de doorspoelbaarheid afwezig en spreken we van spoelschaduw. Instrumenten die in de spoelschaduw staan, worden niet altijd voldoende gereinigd door gebrek aan reinigingskracht van het water dat daar ter plaatste kan komen (◘ fig. 3.14d).

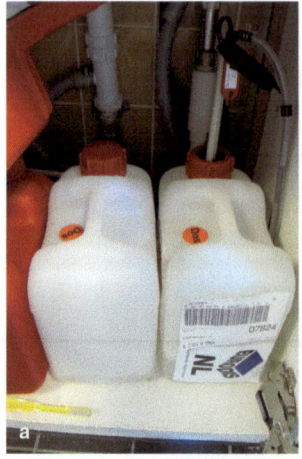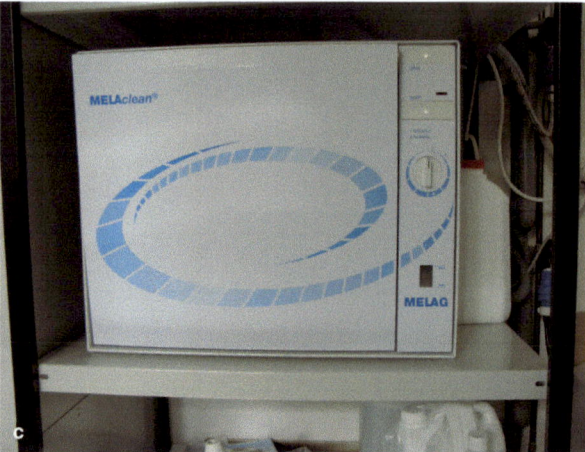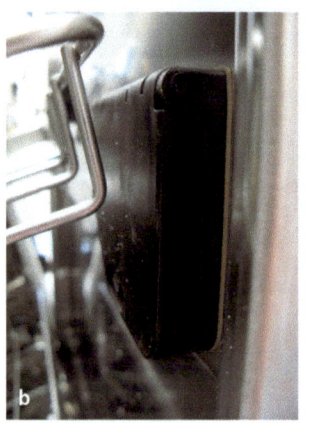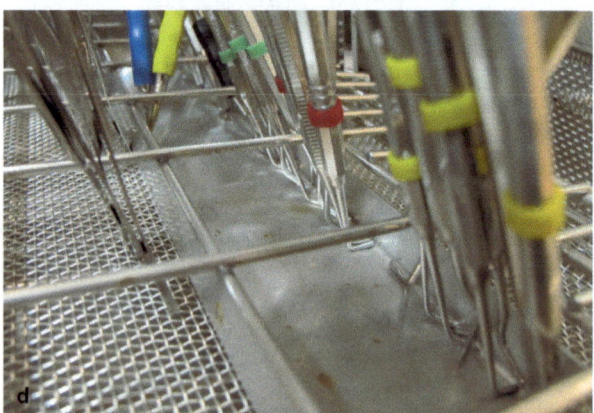

◘ Figuur 3.14 **a** Vloeibare zeep geeft het meest voorspelbare was resultaat. **b** Klepje van waspoeder kan niet open bij gesloten deur van thermodesinfector. **c** Klein model thermodesinfector heeft veel voordelen. **d** Instrumenten in de spoelschaduw worden niet voldoende gereinigd.

3.5.3 Autoclaaf

De autoclaaf is voor een preventieassistent onmisbaar. De (holle) tipjes en hoekstukken van de ultrasoon kunnen *inwendig* alleen voldoende bewerkt worden door een vacuüm autoclaaf. Het is goed om te bedenken dat er geen enkele methode voor inwendige reiniging op toegepast is, eenvoudigweg door het ontbreken van technisch adequate apparatuur voor dat doel. Autoclaveren van de tipjes en de ultrasoonhoekstukken in een vacuüm autoclaaf wordt door de inspectie echter als voldoende reconditionering aangemerkt. De hoekstukken en tips hoeven niet te worden verpakt.

Na *elke* behandeling moet dus zowel het tipje als het ultrasoonhoekstuk gereconditioneerd worden in een vacuüm autoclaaf. Het aantal benodigde hoekstukken is afhankelijk van de 'omloopsnelheid', dat wil zeggen hoe vaak de autoclaaf aan zal gaan (◘ fig. 3.15).

Een Sonicflex ultrasoonhoekstuk kan snel worden gereconditioneerd met een DAC, een type S-autoclaaf die speciaal is ontwikkeld voor het steriliseren van hoekstukken. De Sonicflex heeft dezelfde koppeling als een turbinehoekstuk dat door de tandarts gebruikt wordt bij het prepareren, en kan dus de (aangenaam) korte reinigings- en sterilsatieronde in de DAC ondergaan.

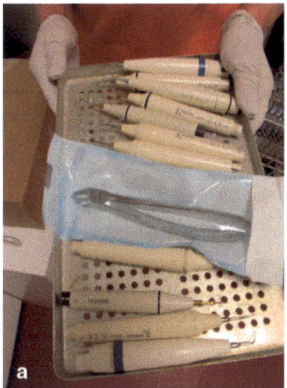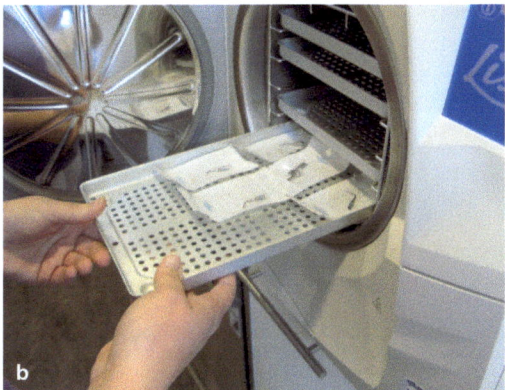

Figuur 3.15 **a** Er zijn veel EMS-hoekstukken nodig: voor elke patiënt een gereconditioneerd exemplaar.
b Tipjes moet na reiniging (en thermische desinfectie) altijd in de autoclaaf – ze hoeven niet te worden verpakt.

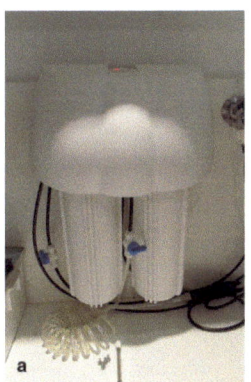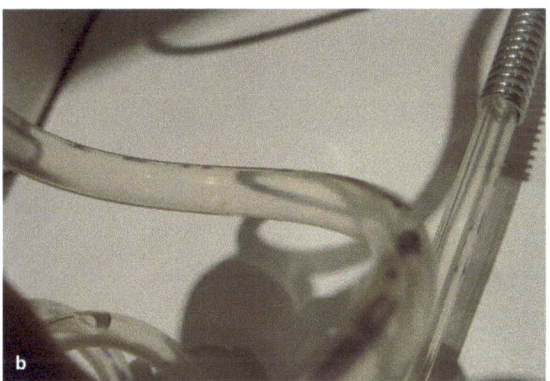

Figuur 3.16 **a** Demineralisatieapparatuur. **b** Vervuilde leiding van de demineralisatieapparatuur.

3.5.4 DAC

Dit apparaat kan turbinehoekstukken en gewone hoekstukken reconditioneren. De storingsgevoeligheid die wel wordt gerapporteerd, staat grotendeels in verband met de waterkwaliteit. Bij eigen installaties voor gedemineraliseerd water dient de filter veel vaker vervangen te worden dan volgens de filtreerautomaat zelf wordt aangegeven. Daarmee kan vervuiling van de leidingen van de filtreerinstallatie worden voorkomen (fig. 3.16).

3.5.5 Bewerkingsapparatuur hoekstukken

De verschillende hoekstukreinigers zijn net als een ultrasoon tot niet meer in staat dan de eerste trap van het reconditioneren: de reiniging. Wel hebben ze een verzorgende functie in de vorm van het smeren van de hoekstukken, maar dat heeft niets met reconditionering te maken. Na bewerking in een hoekstukreiniger moet een hoekstuk dus *altijd* in een vacuüm autoclaaf om voldoende gereconditioneerd te zijn voor een volgend gebruik.

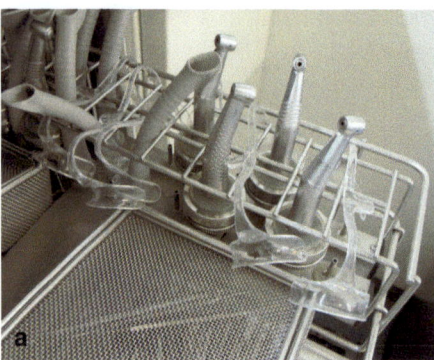 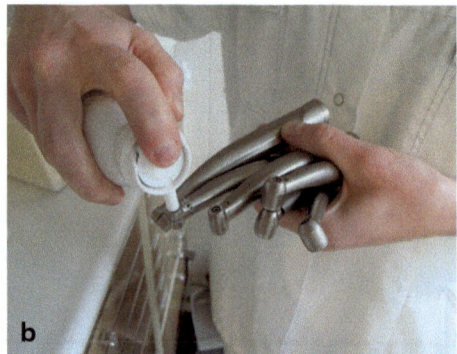

Figuur 3.17 a Hoekstukopzetstukken in de thermodesinfector. b Olie toevoegen na een cyclus in de thermodesinfector.

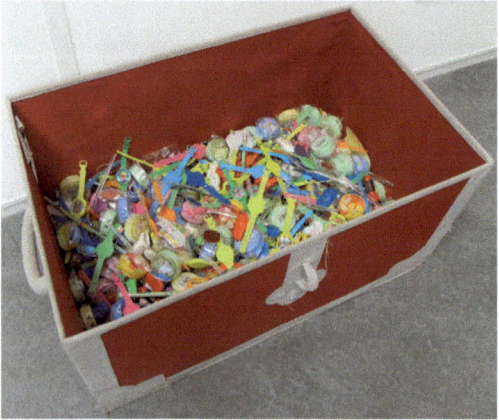

Figuur 3.18 Het is niet meer van deze tijd om een open grabbelbak aan te bieden met kleine cadeautjes voor de kinderen.

Hoekstukken kunnen in principe net als het andere instrumentarium in de thermodesinfector worden gereinigd en gedesinfecteerd. Hiervoor moeten dan speciale opzetstukken in de machine ingebouwd worden met (dure) keramische filters (fig. 3.17a). Deze filters moeten voorkomen dat het losse vuil uit het spoel- en waswater zich in de leidingen van het hoekstuk kan begeven. Direct aansluitend op een cyclus moeten de hoekstukken van olie worden voorzien om inwendige roestvorming tegen te gaan (fig. 3.17b). De hoekstukken zijn dan inwendig en uitwendig voldoende gereconditioneerd voor gebruik bij de volgende patiënt.

3.6 Afsluiting

Ten slotte nog een punt van aandacht betreffende kleine cadeautjes die kinderen als beloning kunnen verdienen. Ook daarbij is een schone omgeving van belang om indirecte besmetting te voorkomen. Het is dus niet verantwoord om een kind een open bak te presenteren om iets leuks uit te grabbelen (fig. 3.18). Laat kinderen bij voorkeur 'met de ogen' kiezen, waarna een assistent met gedesinfecteerde handen het cadeautje aanreikt. Als alternatief kunt u een speelgoedautomaatje plaatsen waarin een muntje kan worden gestopt. Of laat kinderen helemaal niet kiezen en bied elke maand een ander standaardcadeautje aan. Iedereen krijgt dus hetzelfde; dat scheelt ook nog eens veel tijd bij het uitzoeken.

Literatuur

Abraham-Inpijn L. MRSA in de praktijk Tandartspraktijk. 2013;34(1):40–3.

Artikelen door D.M. Voet in het blad Quality Practice van ACTA: Infectiepreventie in uitvoering, QP mondhygiene 2011;4(1). Aspecten van hygiëne in de restauratieve tandheelkunde, QP tandheelkunde 2012;8(2).

Artikelen door D.M. Voet in het tijdschrift Tandartspraktijk, uitgever Bohn Stafleu van Loghum, Houten: De weg van de eenvoud, Tandartspraktijk. 2011;6:21–3. De weg van het gezonde verstand, Tandartspraktijk. 2011;9:36–8. De weg naar steriel instrumentarium, Tandartspraktijk. 2011;12:20–3. De weg via de ultrasonen reiniging, Tandartspraktijk. 2012;3:34–7. De weg naar een schoon techniek handstuk, Tandartspraktijk. 2012;9:44–7. De weg van het mengblokje, Tandartspraktijk. 2012;12:30–3.

Artikelen door D.M. Voet in Nederlands Tijdschrift voor Mondhygiëne: Welke hygiëne-eisen gelden voor de mondhygiënepraktijk? NTvM 2013;19(2). Eenvoud als basis voor goede infectiepreventie, NTvM 2013;9(5). Aanschaf reconditioneringsapparatuur, NTvM 2013;9(7). Ultrasoon reinigen, NTvM 2013;9(8).

Katsamakis S. Relatie spoelen met chloorhexidine en verspreiden besmettelijke aërosolen. Mondhygiënisten Vademecum 2013;11. ▶ www.bsl.nl.

Voet DM. Infectiepreventie van A tot Z. Houten: Bohn Stafleu van Loghum, 2011.

Werkgroep Infectie Preventie (WIP). Richtlijn infectiepreventie in mondzorgpraktijken (KNMT, 2015). ▶ www.wip.nl/documenten/onderwerpen/tandheelkunde.

Ergonomie

4.1 Inleiding – 60

4.2 Betekenis voor de preventieassistent – 60

4.3 Facetten van een ergonomische werkomgeving – 62
4.3.1 Cognitieve ergonomie – 62
4.3.2 Organisatorische ergonomie – 63
4.3.3 Fysieke ergonomie – 64

4.4 Inrichting behandelkamer – 64
4.4.1 De behandelunit – 66
4.4.2 Patiëntenstoel – 68
4.4.3 Operatielamp – 70
4.4.4 Locatie behandeltray – 72
4.4.5 Opstelling computer – 73

4.5 Facetten van een goede werkhouding – 74
4.5.1 Basishouding – 74
4.5.2 Dynamisering van de werkhouding – 75
4.5.3 Werkstoel – 77
4.5.4 Uurposities – 78
4.5.5 Positie van de patiënt – 79
4.5.6 Werken met indirect zicht is een must – 81
4.5.7 Bijzonderheden tijdens zwangerschap – 82

Literatuur – 83

4.1 Inleiding

Binnen de ergonomie worden de begrippen 'belasting' en 'belastbaarheid' gehanteerd om risicosituaties op te sporen en te vermijden. Zowel wat betreft fysieke als psychische factoren kan sprake zijn van evenwicht of verstoring van de balans tussen deze begrippen. In de mondzorg zijn veel behandelaars bekend met klachten van spieren en gewrichten. Skeletal Muscle Disease (SMD) komt voor bij 70 % van de deelnemers aan een tandheelkundige opleiding. Dit is een serieuze bedreiging voor de toekomstige beroepsuitoefening. Het tijdig signaleren van klachten is daarom van wezenlijk belang. Een simpel gevoel van stijfheid kan al een eerste symptoom zijn van wat later ernstige klachten kunnen worden. De beschikbare kennis binnen het vakgebied van de tandheelkundige ergonomie is zeker voor de preventieassistent van grote waarde. Dit hoofdstuk beschrijft de principes van de tandheelkundige ergonomie als praktische ondersteuning bij – of als check van – de inrichting van de behandelomgeving en de (ingesleten?) werkhouding. Details van de diverse instrumentatietechnieken worden in een later hoofdstuk beschreven (▶ H. 8).

4.2 Betekenis voor de preventieassistent

Tandheelkundige ergonomie is net zo basaal voor een gezonde werkomgeving van de preventieassistent als infectiepreventie dat is voor veilige patiëntenzorg. Voortbordurend op deze vergelijking zien we dat beide vakgebieden zijn opgebouwd uit een groot aantal verschillende facetten. De overeenkomst tussen beide vakgebieden is dat er behalve de juiste spullen en apparatuur ook een juiste handelwijze is vereist. Het verschil zit echter in de mogelijkheid om het resultaat van het handelen te beoordelen. Bij infectiepreventie kan met behulp van diverse testen het eindresultaat in beeld gebracht worden ter beoordeling. Voor de eindbeoordeling van de kwaliteit van ergonomisch werken en handelen geldt echter slechts de subjectieve (pijn)beleving van de behandelaar. De pijn treedt bij een verkeerde werkhouding doorgaans pas na lange tijd op en dan ook nog vaak achteraf. Alert zijn op verschijnselen die kunnen wijzen op slechte ergonomische werkomstandigheden of een verkeerde werkwijze is daarmee een grote *eigen* verantwoordelijkheid van de preventieassistent. Tijdens de opleiding treedt bij instrumentatie oefeningen vaak vermoeidheid en stijfheid op in vingers, hand en pols. Dit komt door intensief gebruik van de aanvankelijk ongeoefende spieren. In de oefenfase is dit een normaal verschijnsel en niet verontrustend, mits er zorgvuldig en niet geforceerd mee wordt omgegaan. Kleine oefensessies met voldoende tussenruimte voor herstel van de spieren kunnen langzaam worden uitgebreid totdat de bewegingen voldoende lang achter elkaar kunnen worden uitgevoerd.

Wanneer echter tijdens de normale beroepsuitoefening klachten ontstaan van vermoeidheid of pijn in spieren of gewrichten, kan dat wijzen op ongunstige ergonomische omstandigheden op de werkvloer. Dit wordt bevestigd als blijkt dat de klachten afnemen in het weekend of tijdens een vakantieperiode en bij hervatting van het werk weer opkomen. De fases die te herkennen zijn bij het ontstaan van Skeletal Muscle Disease (SMD) zijn achtereenvolgens vermoeidheid, stijfheid, ongemak, acute pijn en ten slotte ook chronische pijn.

Het is niet ongebruikelijk dat de eerste fases van vermoeidheid, stijfheid en ongemak aanvankelijk worden genegeerd. Soms wordt ook het verband tussen een klacht en de werkzaamheden als preventieassistent niet herkend, bijvoorbeeld als het gaat om een tenniselleboog. Daarbij wordt niet snel de link gelegd met te veel repeterende en ongunstige bewegingen met armen en schouders, hand of pols tijdens het werk. Vervolgens wordt bij klachten vaak 'gewoon' een fysiotherapeut bezocht om de ontstane pijn of bewegingsbeperking te verhelpen of in ieder

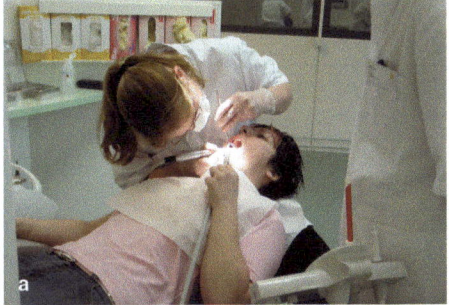 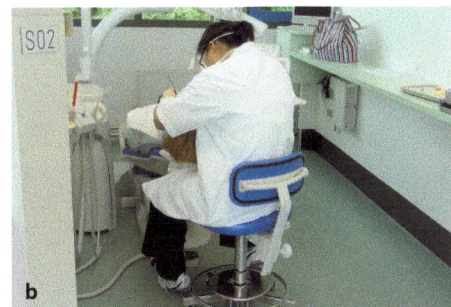

Figuur 4.1 a Onjuiste werkhouding bij weigeren om met indirect zicht te werken. b Onjuiste werkhouding: draaien met de rug in plaats van met het stoeltje.

geval te verlichten. De directe *oorzaak* van werkgerelateerde fysieke klachten wordt daarom doorgaans pas in een late fase vastgesteld. De gang naar een fysiotherapeut als eerst stap bij pijnklachten is (helaas) algemeen aanvaard en vertraagt niet zelden het definitieve herstel. Het spoedig opsporen en aanpakken van de werkelijke oorzaak op de werkplek kan het probleem aan de basis aanpakken. Daarmee zal toename van de klachten kunnen worden voorkomen en definitief herstel heeft een eerlijke kans.

> Het is allerminst ondenkbaar dat bij lang aanhoudende chronische pijn de pijnbeleving verstoord raakt en er na het wegnemen van de oorzaak toch een aanhoudende pijnsensatie overblijft (persisterende pijn) Dit is eens te meer een dringende reden om in een vroeg stadium de kenmerken van overbelasting van spieren en gewrichten serieus te nemen en de oorzaak op te sporen en weg te nemen.

In ▶ H. 1 werd al beschreven dat de Arbowet zich richt op het waarborgen van een veilige en gezonde werkplek voor de werknemer. In dat opzicht ben je als werknemer afhankelijk van de werkgever als het gaat om investeringen in juiste apparatuur of het realiseren van noodzakelijke aanpassingen op de werkvloer. Naast deze rechten heeft de werknemer echter ook plichten: je wordt geacht ook zelf het nodige in te brengen. Dit betekent dat je een gezonde leefstijl volgt, waarin plaats is voor voldoende beweging en ontspanning. Sterke buik- en rugspieren zorgen door middel van het zogeheten spierkorset voor voldoende conditie om de langdurige belasting te verdragen, die het zelfstandig werken aan de stoel met zich mee brengt. Een gezond spierstelsel als geheel bewerkstelligt voldoende belastbaarheid van het lichaam om de werkbelasting aan te kunnen.

De eigen inbreng van de werknemer houdt ook in dat adviezen voor het verminderen van klachten worden opgevolgd. Als bijvoorbeeld de apparatuur prima geschikt is om ergonomisch verantwoord te werken, maar de preventieassistent weigert om met indirect zicht te (leren) werken, zal dat aanhoudende rug- en nekklachten tot gevolg kunnen hebben (fig. 4.1). De opgelopen klachten zijn dan te wijten aan het tekortschieten van de preventieassistent zelf. Niet alleen de preventieassistent kan dan door arbeidsongeschiktheid gedupeerd raken, maar het brengt ook de bedrijfsvoering van de werkgever in gevaar door het verhoogde risico op ziekteverzuim.

Vanwege de concentratie op het werkveld kan tijdens de behandelingen de aandacht voor een juiste houding en zitpositie verslappen. Opmerkzaamheid van een collega kan bij geconstateerde onvolkomenheden tot houdingscorrectie leiden. Deze correcties *tijdens* het werk maken het mogelijk om te leren voelen wat het verschil is tussen de juiste houding en de onbewust aangenomen verkeerde houding. Bij feedback achteraf mist de werknemer in kwestie de factor

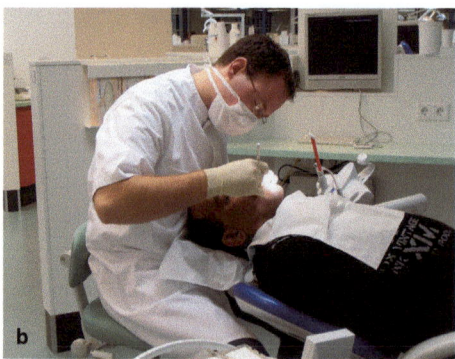

Figuur 4.2 Grote concentratie vervaagt de aandacht voor een juiste werkhouding. **a** De stoel is te hoog ingesteld om alles 'goed te kunnen zien'. **b** De zichtafstand is te gering en de kromming van de rug is ongewenst.

'verschil voelen'. Ondersteuning en feedback van collega's over de werkhouding tijdens het werk is daardoor onmisbaar voor elke behandelaar (fig. 4.2).

Als preventieve maatregel voor SMD kan het soms noodzakelijk zijn om een te grote werkdruk, lees tijdsdruk, tijdens het behandelen bespreekbaar te maken. Wellicht is er op organisatorisch gebied wat tijd te winnen of zal in het uiterste geval de behandeling anders moeten worden ingeroosterd.

> **Tijdsdruk**
> De factor tijd kan een ware sluipmoordenaar van goede ergonomie zijn. De preventieassistent zal de keuze tussen enerzijds haar eigen welzijn en anderzijds het leveren van de afgesproken zorg aan de patiënt doorgaans in het nadeel van zichzelf laat uitvallen. Het belang van de patiënt staat immers altijd voorop! Een gehaaste preventieassistent is geneigd de schouders op te trekken en noodzakelijke wijzigingen in zitpositie rond de stoel en het aanpassen van de hoofdpositie van de patiënt maar 'even' op te schorten. Dit in het belang van het 'goede doel' om de behandeling zonder al te veel uitloop af te ronden. Het economisch belang van de praktijk(houder) speelt eveneens een rol in deze situatie, maar zou niet ten koste van de gezondheid van de werknemer behoren te gaan.

4.3 Facetten van een ergonomische werkomgeving

Bij nadere bestudering van de tandheelkundige ergonomie blijken er drie deelgebieden te onderscheiden die een rol spelen: cognitieve ergonomie, organisatorische ergonomie en ten slotte fysieke ergonomie.

4.3.1 Cognitieve ergonomie

Het cognitieve facet van ergonomie betreft het niveau van de kennis en vaardigheid dat nodig is om een beroep of een bepaalde behandeling uit te voeren. Tijdens ieder opleidingstraject wordt daarom stapsgewijs de benodigde leerstof aangereikt en beoordeeld. Zo groeit de deelnemer toe naar een integrale toepassing van de opgenomen kennis en de geoefende vaardigheden.

Om een deelnemer halverwege het leertraject al te beoordelen op alle aspecten van de eindbehandeling, inclusief dezelfde cijfermatige weging, zou afgezien van het feit dat het oneerlijk is, ook heel veel stress veroorzaken. Wanneer in de situatie van de reguliere beroepsuitoefening vaak (of nog steeds) onzekerheid bestaat over de juistheid van een beslissing door onvoldoende basiskennis of door te veel nieuwe onbekende situaties, kan dat ook flinke stress opleveren voor de werknemer. Dit uit zich meestal in een verhoogde spierspanning over het hele lichaam. De meeste spanning toont zich daarbij in de vorm van verkramping van nek en schouders of als hoofdpijn.

Deze negatieve interne factor van te gering overzicht of inzicht in eigen handelen zal zich normaalgesproken bij een gediplomeerde professional niet meer voordoen. Indien dit wel een rol speelt en de preventieassistent vaak het gevoel heeft het werk niet goed aan te kunnen, bestaat er grote kans op het ontwikkelen van stressgerelateerde klachten, zoals oververmoeidheid of slapeloosheid. Uiteindelijk kan dit zelfs uitmonden in een burn-out. In werksituaties met structureel te veel onzekerheid of onduidelijkheid zou het goed zijn om 'nee' te durven zeggen tegen een opdracht of een behandeling. Als stressreducerende maatregel kan het tijdelijk meekijken bij een collega wellicht de noodzakelijke bevestiging bieden en het zelfvertrouwen bij de preventieassistent in kwestie herstellen. Daarmee zal ook het gewenste plezier in het werk weer kunnen terugkeren.

> Bij signalen die wijzen op het ontwikkelen van dit type werkgerelateerde stress zou extra scholing een oplossing kunnen bieden. Op basis van de huidige wetgeving (Wet werk en zekerheid) is de werkgever gehouden aan het toestaan en betalen van scholing die voor een goede (gezonde!) uitoefening van het beroep noodzakelijk is.

4.3.2 Organisatorische ergonomie

Het organisatorische facet van ergonomie omvat in principe alles wat de doorstroom van patiënten kan ondersteunen. Dit is in feite synoniem met *efficiëncy* in de bedrijfsvoering van de mondzorgpraktijk. Hierbij zijn heldere protocollen behulpzaam en korte lijnen als het om overleg gaat. Ook bouwkundige zaken kunnen een rol spelen. Bijvoorbeeld de bereikbaarheid van de sterilisatieruimte vanuit een behandelkamer. Kost het (te) veel of juist weinig tijd om na de behandeling de vieze trays daar af te leveren? Als het te veel tijd kost kan als efficiëncymaatregel de eerder in dit boek beschreven plastic bak worden gebruikt (▶ par. 3.4.2). Ook simpele zaken als afspraken maken kunnen veel of juist weinig tijd van de preventieassistent vragen. Een balieassistent is een belangrijke figuur als het gaat om efficiëncy bij afspraken maken; vooraf via telefoon of mail en achteraf na het verlaten van de behandelkamer. Zo wordt het hele administratieve en vaak tijdrovende proces van afspraken maken weggehouden bij de preventieassistent. Zij kan de beschikbare tijd dan maximaal benutten voor het behandelen van patiënten. Dit geeft bovendien rust in de werkzaamheden van de preventieassistent en een maximaal economisch resultaat.

Algemeen kan namelijk gesteld worden dat hoe minder aandachtsgebieden zich tegelijkertijd aandienen, des te rustiger (en daardoor ook beter) is het op organisatorisch ergonomisch vlak. Een preventieassistent die zich zuiver kan richten op voorbereiding, behandeling, dossiervoering en nazorg van een preventiebehandeling kan geconcentreerder en meer ontspannen werken dan wanneer ze tussendoor bijvoorbeeld ook nog de voorraad moet aanvullen, afspraken moet maken of de sterilisatieruimte moet bijhouden. In de werksituatie dat de preventieassistent geen eigen agenda heeft, maar tijdens de controles die door de tandarts worden uitgevoerd als 'achtervanger' het preventiewerk uitvoert, kan het gebeuren dat soms direct aansluitend weer de assisterende rol vervuld moet worden. Deze plotselinge rolwisseling vraagt aandacht, concentratie en dus extra energie.

> **Duidelijke scheiding van werkzaamheden**
> Assisteren en zelfstandig werken zouden bij voorkeur in gescheiden tijdsblokken moeten gebeuren. Daarbij geldt als aanvulling op deze 'blokplanning' dat er een heldere taakafbakening voor werkzaamheden aan de stoel geformuleerd zou moeten worden. Een duidelijke en eenvoudige taakomschrijving is een belangrijk instrument om een soepele bedrijfsvoering te realiseren, waar ontspannen gewerkt kan worden.

4.3.3 Fysieke ergonomie

Dit is het meest bekende facet van tandheelkundige ergonomie. Er zijn tal van concrete cijfers over te melden, bijvoorbeeld over ideale afstanden of afmetingen. Er zijn zelfs getallen voor de ideale opbouw en lengte van een werkdag. Ook de frequentie van werkonderbrekingen in de vorm van cursussen of vakantie kan worden uitgedrukt in cijfers. Zo omvat een ideale werkdag voor een behandelaar in de mondzorg in principe maximaal zeven stoeluren. Daarnaast wordt minstens elke twee(!) uur een (korte) pauze ingeroosterd en worden belastende behandelingen niet aan het einde van de dag ingepland. Een eenvoudige behandeling als start en als afronding van de werkdag biedt als het ware een warming-up en een cooling-down, zoals in de sport ook gebruikelijk is. Ook zou zelfs elke zes weken een break in de vorm van een cursus of een lang weekend vrij een indeling zijn om fysiek gezond te blijven.

Naast al deze cijfers over tijd handelt de fysieke ergonomie over de concrete inrichting van de werkomgeving en het werkveld. Last but not least komen ook de werkhouding, zitposities en instrumentatietechniek in beeld. In de volgende paragraaf worden de criteria besproken waaraan een goed ingerichte behandelkamer vanuit ergonomisch perspectief zou moeten voldoen. In ▶ H. 8 zal worden ingezoomd op ergonomische details betreffende pols-, hand- en vingerposities bij het feitelijke instrumenteren.

4.4 Inrichting behandelkamer

In principe zouden er geen kruisende looplijnen van zorgmedewerkers en patiënten moeten zijn. Iedere gebruiker van de behandelkamer kan zich dan vrij in de eigen ruimte bewegen zonder op een ander te hoeven letten. Ook dient er rondom de behandelstoel genoeg ruimte te zijn om in elke positie met een werkstoeltje te kunnen komen. Afzuigblokken of spittoons kunnen vanwege hun afmeting of de bevestigingsplaats aan de unit beperkende factoren zijn in de beschikbare ruimte. Een juiste afstand tot het werkblad speelt eveneens een rol bij het adequaat kunnen functioneren rond de behandelstoel. De hoogte van het werkblad is daarbij ook een punt van aandacht. Het werkblad is voor een zittende behandelaar lager dan wanneer staand gewerkt zou worden (door een stoelassistent). Ten slotte moet de bewegingsruimte groot genoeg zijn om op plaatsen waar dat nodig is een collega te kunnen (laten) passeren. In ◘ fig. 4.3 en ◘ tab. 4.1 zijn daarvoor concrete maten aangegeven. Deze kunnen een indicatie zijn voor de juistheid van de afmetingen in de actuele werksituatie en een beeld geven van eventueel noodzakelijke aanpassingen.

4.4 · Inrichting behandelkamer

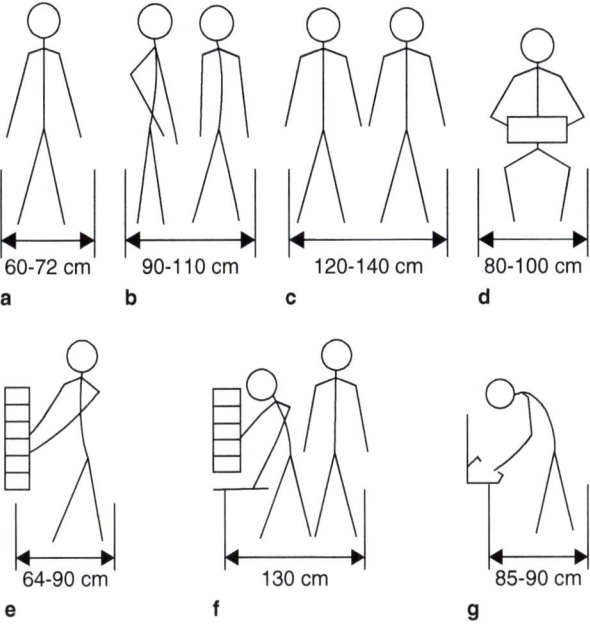

◻ **Figuur 4.3** Schematische weergave van standaardmaatvoeringen voor een tandartspraktijk. (Bron: Hokwerda en Plasschaert 1980)

◻ **Tabel 4.1** Indicaties voor de gewenste hoogte van het werkblad bij verschillende werkhoudingen. (Bron: Hokwerda en Plasschaert 1980)

aard van de werkzaamheden	staan/zitten[a]	hoogte werkvlak
handen wassen, typen (ruime bewegingsmogelijkheid)	zittend	65–70 cm
schrijfwerk	zittend	70–76 cm
tandtechnisch werk (precisie)	zittend	75–80 cm
wassen, afwassen (ruime bewegingsmogelijkheid)	staand	90–95 cm
tandtechnisch werk (precisie)	staand	100–110 cm

[a]Wanneer een werkblad te ver is om eenvoudig te bereiken, zal altijd met het stoeltje een verplaatsing moeten worden gerealiseerd

Bij tijdgebrek kan de verleiding bestaan om met de armen te reiken in plaats van met de stoel te rijden (◻ fig. 4.4a). Het verdient aanbeveling om voor de gebruikelijke ladenkasten een rijdende variant te kiezen, zodat elke behandelaar die in de voor haar favoriete positie kan manoeuvreren (◻ fig. 4.4b).

De indeling van de ladenkast geschiedt op basis van het planologische principe zoals dat wordt gehanteerd bij de locatie van bedrijfspanden. Daarbij is sprake van A-locaties en B-locaties. Instrumenten of materialen die frequent gebruikt worden, moeten zich op de makkelijkste plek bevinden, doorgaans in de bovenste laden van het kastje. Zaken die minder vaak nodig zijn, kunnen verder weg (lager) worden opgeborgen. Soms kunnen bepaalde voorwerpen zelfs naar een andere ruimte verplaatst worden, als ze slechts incidenteel nodig blijken te zijn.

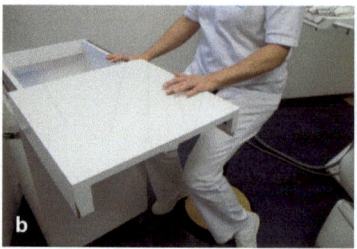
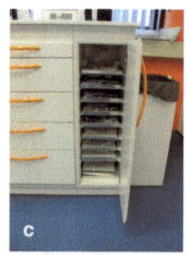

Figuur 4.4 a Werkblad te ver. b Losse ladenkast, flexibel zetbaar. c Traykastje voor efficiënte werkwijze tijdens patiëntenwisel.

Een afgesloten kastje of lade om kant-en-klare opgedekte behandeltrays te bewaren is ergonomisch gezien erg goed omdat het per patiënt opdekken veel meer tijd vergt dan de trays in serie opdekken. Bovendien gebeurt het in serie opdekken doorgaans buiten de behandelkamer en geeft het dus geen interactie (vertraging) bij de patiëntenwissel (fig. 4.4c).

4.4.1 De behandelunit

In deze paragraaf worden verschillende onderdelen van de unit besproken: de behandelunit zelf (instrumentdrager), voetschakelaar en afzuigunit. Deze onderdelen moeten allemaal binnen bereik van de behandelaar te bedienen zijn. De term 'binnen bereik' houdt voor de handen van de behandelaar in dat vanuit een uitgangspositie met de ellebogen tegen het lichaam de handen van middenvoor tot maximaal 60° opzij en slechts licht opgeheven hoeft te bewegen. Vanuit dat ontspannen bereik zouden de behandelunit en de afzuiger bediend moeten kunnen worden. De voeten dienen niet verder dan tot een lichte spreidstand over de vloer bewogen te worden om de voetschakelaar te bedienen.

Type behandelunit

De behandelunit die ergonomisch gezien de voorkeur heeft is voorzien van instrumenten aan zweeparmen. Deze zogeheten zweepunit kan tijdens de behandeling boven het lichaam van de patiënt worden geplaatst. In die houding is het gewicht van de dynamische instrumenten (hoekstukken) in de hand van de behandelaar het geringst en gaat het terugplaatsen praktisch vanzelf, in ieder geval zonder gewicht.

Andere typen behandelunit zijn de cart-unit, het zogenoemde 'karretje', en het garagemodel. Dit laatste model heeft instrumenten met neerhangende slangen vanuit een console die aan een beweegbare arm op een vaste zuil is bevestigd. Hierbij heeft de behandelaar naast meer gewicht van het instrument ook het gewicht van de aanvoerslang van het dynamische instrument die naar beneden hangt, te dragen met haar pols en hand. Dit kan bij kwetsbare of overbelaste behandelaars een zeer negatieve uitwerking hebben (fig. 4.5).

Uitvoering voetschakelaar

De voetschakelaar kan qua afmeting en ook wat betreft de uitvoering met een ergonomische blik beschouwd worden. Een pedaal dat zwaar is en dus niet wegschuift tijdens gebruik, is te prefereren. Bovendien is het bij voorkeur met een bedieningssysteem uitgevoerd waarbij de voet plat op de grond kan blijven staan en slechts naar links of rechts bewogen wordt. Het 'autogaspedaaltype' vereist een constante heffing van de voet, wat belastend is (fig. 4.6a). Het pedaal moet verder eenvoudig kunnen worden verplaatst, liefst door middel van een stevige

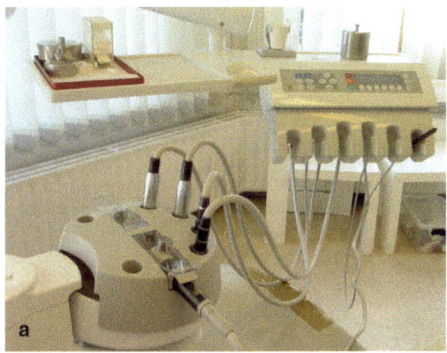
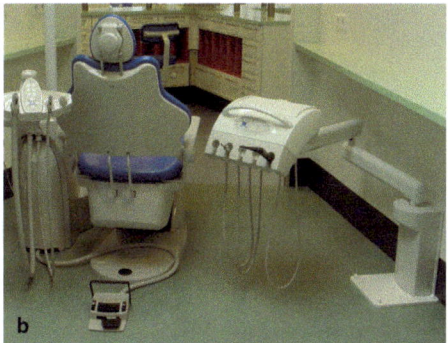

Figuur 4.5 a Garagemodel, zware uitvoering. b Garagemodel, lichte uitvoering.

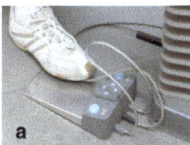
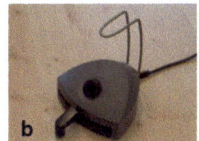
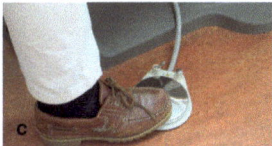
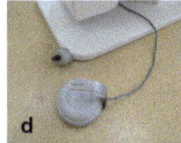

Figuur 4.6 Verschillende typen voetschakelaar a Stabiel, maar vereist voetheffing bij gebruik. b Kan met de voet op de vloer bediend worden en heeft een goede beugel om te verplaatsen. c Fragiel: vereist geringe voetheffing bij gebruik. d Fragiel: zal bij verschuiven tegen de behandelstoel in werking blijven na wegnemen van voetcontact.

beugel waar de voet in of onder past (fig. 4.6b). Er zijn vele soorten pedalen in de handel met allerlei varianten in gewicht en besturingsmethode: zwaarder of lichter uitgevoerd en meer of minder voetheffing vereist (fig. 4.6c). Een al te lichte bediening door contact met de zijkant zou voor ongewenste situaties kunnen zorgen als het pedaal tijdens de behandeling tegen de behandelstoel schuift. Na loslaten van het pedaal blijft het onbedoeld ingeschakeld vanwege het contact met de behandelunit (fig. 4.6d). Dit kan voor onaangename situaties zorgen.

Positie afzuiger

De afzuiger binnen bereik lijkt vanzelfsprekend, maar is dat niet altijd. De verschillen in lichaamslengte tussen diverse behandelaars die allemaal van dezelfde unit gebruik moeten maken, kan aanzienlijk zijn. Kleine behandelaars die met stoelassistentie werken, hebben geen last van een te ver weg geplaatste afzuiger. Wanneer een preventieassistent met een klein postuur op diezelfde unit moet werken (zonder assistent zoals gebruikelijk) kan het wel een probleem vormen. Ergonomisch gezien zou de afzuiger zich bij de aanwezigheid van stoelassistentie (Four Handed Dentistry) op de 12-uurspositie bevinden. Dit is voor een solitair werkende preventieassistent echter zeer bezwaarlijk. Het zorgt voor een grote belasting van schouder en pols om de afzuiger achter/naast weg te pakken en terug te zetten. Uitschuifarmen met telescoopconstructies zouden een behandelunit geschikt kunnen maken voor zowel werken met assistentie als werken zonder assistentie.

De richting waarin de afzuigbuis zich bevindt, is ook verschillend. Bij voorkeur bevindt de afzuigbuis zich al in de richting waarin deze gebruikt zal worden en kan de preventieassistent de afzuiger onderhands pakken. Wanneer de afzuiger omhoog wijst moet de pols ontzien worden bij pakken en weghangen. Dit kan door de afzuiger na het vastpakken en voor het terugplaatsen met een jongleerbeweging in de juiste positie te brengen (fig. 4.7).

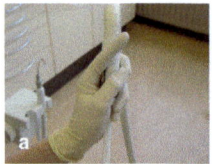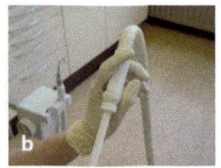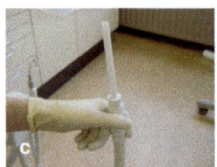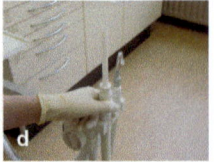

◘ **Figuur 4.7** a Afzuigbuis tussen wijsvinger en middelvinger plaatsen. b Buis kantelen door de duim onder de buis te brengen. c Afzuigbuis rechtop brengen. d Afzuigbuis in de houder terugplaatsen.

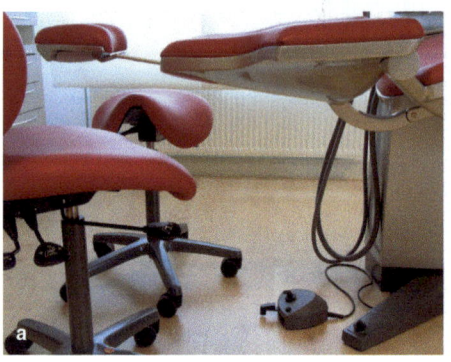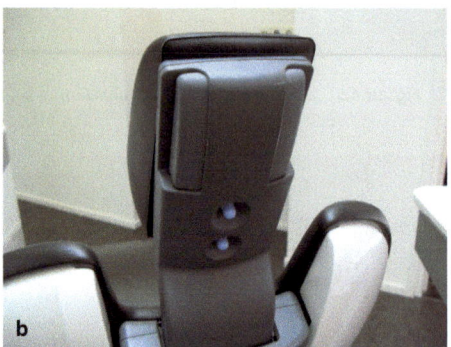

◘ **Figuur 4.8** a Behandelstoel met dunne rugleuning. b. Behandelstoel met dikke rugleuning.

Bediening instrumentenconsole

De verplaatsing van de (zweep)unit naar en vanuit de behandelpositie dient soepel en zonder veel kracht te kunnen geschieden. Het is een zeer regelmatig terugkerende handeling en een stroef lopende unit kan daardoor bij te grote belasting een risico vormen op het ontstaan van SMD. Ook de hoogte van de unit kan voor kleine behandelaars een aandachtspunt vormen. Vaak bewegingen boven je macht maken is immers ook zeer belastend en risicovol.

4.4.2 Patiëntenstoel

Voor fabrikanten lijken ergonomische uitgangspunten vaak geen prioriteit te hebben bij het ontwerpen van behandelstoelen. Helaas worden er daarom nog veel stoelen verkocht die niet aan de ergonomische criteria voldoen. De individuele behandelaar moet zich dan aanpassen met het risico op het ontstaan van klachten.

Verschillende ergonomische criteria worden hierna toegelicht.

Rugleuning

Met name de dikte van de rugleuning is een factor die de werkhouding kan beïnvloeden. Bij kleine behandelaars is de afstand tussen bovenbenen en hoogte van het werkveld (de plaats waar de mondholte van de patiënt zich bevindt) kleiner dan bij grote behandelaars. Wanneer de rugleuning van de behandelstoel (te) dik is, zal deze bij contact met de bovenbenen van een kleine behandelaar toch nog een te hoog werkveld opleveren. In principe wordt uitgegaan van een zo dun mogelijke rugleuning voor maximale beenruimte voor het team (◘ fig. 4.8a). De vorm van de rugleuning dient zo recht mogelijk te zijn, zodat de ruimte onder de behandelstoel

4.4 · Inrichting behandelkamer

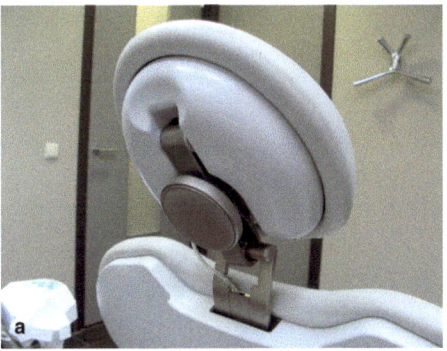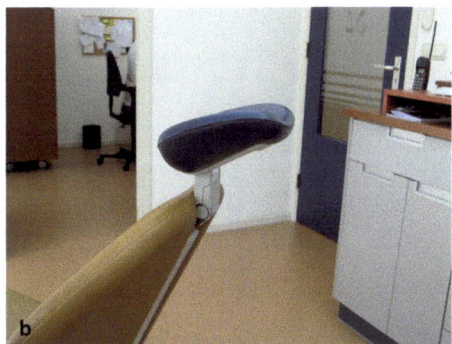

Figuur 4.9 a Neutraal gevormde vlakke hoofdsteun voor een vrije en stabiele positionering van de patiënt. b In drie richtingen verstelbare hoofdsteun.

over de volle lengte benut kan worden door behandelaar en assistent, zonder belemmering van een 'robuuste' of naar beneden dik weglopende rugleuning (fig. 4.8b).

Hoogte instellingen
Grote verschillen in lichaamslengte tussen de verschillende behandelaars die dezelfde unit gebruiken, kunnen zorgen voor tegengestelde voorkeuren wat betreft de hoogte-instelling van de behandelstoel. Wanneer de stoel niet laag genoeg kan voor een kleine behandelaar kan enige compensatie gehaald worden uit het dragen van hoog schoeisel (bijvoorbeeld klompen), zodat de werkhoogte iets zal toenemen. Een te lage uiterste stand voor een grote behandelaar is echter niet te compenseren en brengt risico's op fysieke klachten mee.

Voetruimte
Wat betreft de hefconstructie van de behandelstoel bestaan er uiteenlopende uitvoeringen die meer of minder ruimte in beslag nemen: van dikke hydraulische zuilen tot vrij 'zwevende' stoelen. Bij een slanke uitvoering van het hefsysteem kan vervolgens de bodemplaat van de stoel alsnog veel ruimte in beslag nemen. Ook in dat geval is de beschikbare ruimte voor voeten en pedaal vrij klein. Uiteraard is een zo groot mogelijke voetruimte gewenst, zodat de behandelaar de voetschakelaar op haar favoriete plek kan plaatsen. De preventieassistent heeft op dit punt het 'voordeel' dat er gewerkt wordt zonder assistent aan de stoel. Alle beschikbare ruimte kan dus door haarzelf worden benut.

Hoofdsteun
Een ergonomische hoofdsteun is bij voorkeur vlak om het hoofd van de patiënt in alle richtingen te kunnen draaien, zonder dat de opstaande randen van een komvormige steun ongemak veroorzaken voor de patiënt (fig. 4.9a). Een oncomfortabele positie verhoogt de kans dat de patiënt weer ongewenst snel teruggaat naar de meer comfortabele basispositie. Een goede hoofdsteun kan in drie richtingen versteld worden (fig. 4.9b):
1. voor-achterwaarts om bij rechtop zittende patiënten de kromming van rug en schouders te compenseren en zo toch voldoende steun aan het hoofd te kunnen bieden;
2. omhoog-omlaag om de positie van het hoofd bij patiënten van verschillende lengte te kunnen optimaliseren;
3. roterend voor-achterwaarts om een nekbuiging te kunnen realiseren die belangrijk is voor een goed overzicht van het werkterrein.

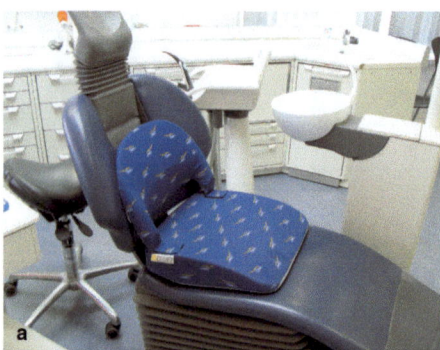 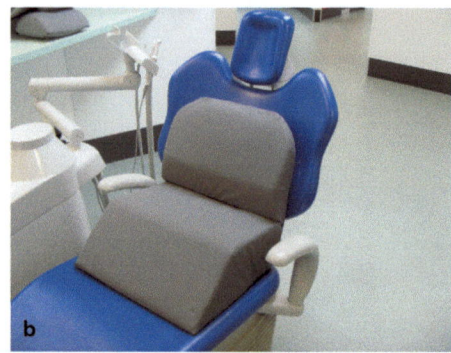

Figuur 4.10 **a** Stoelverkleiner, specifiek voor dit type stoel. **b** Universele stoelverkleiner.

De afmeting is in principe zo klein mogelijk, zodat de behandelaar dicht bij het werkveld kan komen.

Omwille van goede infectiepreventie verdient het de voorkeur om de hoofdsteun via de voetschakelaar of de display van de unit te bedienen. De traagheid van deze systemen is soms echter een storende factor. Handmatig instellen werkt doorgaans gemakkelijk en komt sneller tot de precies gewenste instelling. De complexiteit van het bedieningssysteem met alle bewegende onderdelen laat afdoende desinfectie niet toe. Voorwaarde is dus dat de bedieningsknop c. q. -hendel zich onder de hoofdsteunzak bevindt om contaminatie te voorkomen.

Stoelverkleiners

Bij kleine patiënten is het gebruik van een stoelverkleiner onmisbaar om het hoofd in de juiste positie te brengen en te houden(!). Er zijn verschillende ontwerpen in de handel met uiteenlopende prijzen en afmetingen. Opbergruimte dicht bij de behandelstoel is efficiënt, maar door de omvang van de stoelverkleiners niet altijd mogelijk (fig. 4.10).

4.4.3 Operatielamp

Goed licht zorgt voor goed (indirect) zicht. Werken bij een egale belichting van het werkveld kost de minste inspanning voor de ogen. Bij voorkeur bestaan er daarom ook geen grote verschillen in lichtsterkte tussen de operatielamp en het omgevingslicht. Het ligt doorgaans niet binnen het bereik van de preventieassistent om daarin verandering aan te brengen, maar in geval van een verbouwing zou zij hiervoor aandacht kunnen vragen. De belichting van het werkveld kan in elk geval door eigen inzet geoptimaliseerd worden. Om een zo egaal en dus rustig mogelijk zicht te hebben is het belangrijk dat het licht van de operatielamp vanuit dezelfde richting invalt als de blikrichting van de behandelaar. Er treedt dan de minste schaduwwerking op en ontstaan de minste contrastverschillen in het werkveld. Zeker wanneer gewerkt wordt met indirect licht, speelt de invalshoek van het licht uit de operatielamp een grote rol bij de hoeveelheid contrast (fig. 4.11).

Lichtsterkte

Bij voorkeur is de lichtsterkte traploos instelbaar. Een te felle belichting geeft verlies aan contrast en een verhoogde vermoeidheid door onnodige schitteringen van instrumenten, waterfilm en -druppeltjes. Als de sterkte niet regelbaar is of er slechts twee keuzes zijn, kan door

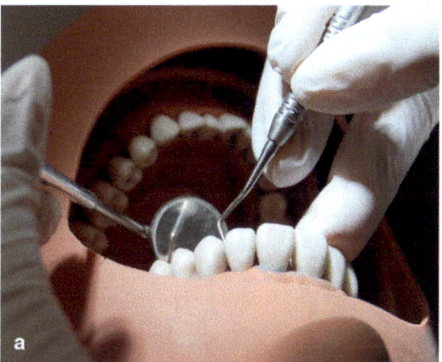 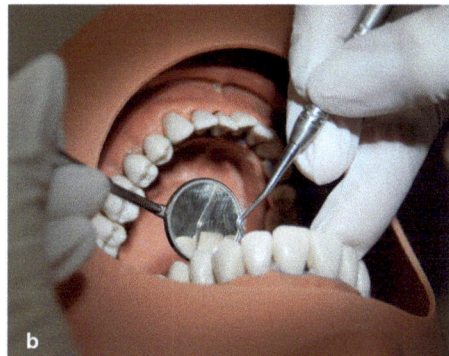

Figuur 4.11 **a** Indirect zicht met de lichtbundel van voren geeft een donkere werkomgeving. **b** Indirect zicht met de lichtbundel in de blikrichting van de behandelaar geeft een lichte werkomgeving.

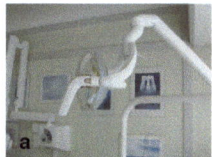 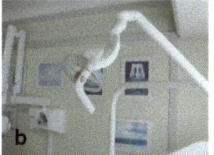 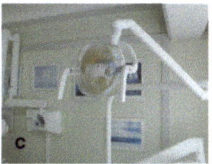 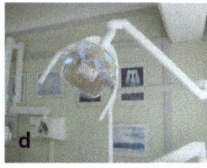

Figuur 4.12 **a** Operatielamp in uitgangspositie. **b** Operatielamp draait om de horizontale as (van *links* naar *recht*). **c** Operatielamp draait om de verticale as. **d** Operatielamp draait om horizontale as (van hoofd naar tenen).

het reguleren van de afstand van de lamp tot het werkveld nog enige finetuning gerealiseerd worden. Een optimale verlichting van het werkveld wordt bereikt met een lamp die tussen de 8.000 en 24.000 Lux opbrengt. Veroudering, en daarmee de afname van de lichtopbrengst, gaat ongemerkt. Daarom is periodieke controle van de lamp gewenst om optimaal functioneren te garanderen.

Richting lichtbundel
Een operatielamp belicht een rechthoekig vlak. Dit is te zien door de lamp op de hoofdsteun of de vlakke rugleuning van de behandelstoel te laten schijnen. Bij een zittende patiënt wordt hiermee de gehele mondopening van licht voorzien, van net onder de neus tot halverwege de kin. Bij een achterover liggende patiënt kan de lamp door de draaiing om de horizontale as die van links naar rechts loopt, de mond precies zo belichten. Wanneer het hoofd van de patiënt gedraaid wordt voor optimaal zicht op het werkveld zal de lamp niet alleen om een verticale as, maar ook om de horizontale as die in de lengterichting van de behandelstoel loopt, moeten draaien om het werkveld te beschijnen en niet ook de ogen van de patiënt te beschijnen. Deze drie bewegingsassen zijn dus vereist voor een juiste instelmogelijkheid van de operatielamp (fig. 4.12).

Bereik bevestigingsarm
De lamp moet tot achter de behandelaar kunnen reiken. Bij systemen waarbij de lamp via en vaste rail aan het plafond beweegt, moet daar dus mee rekening gehouden worden. Bij de zwenkarmen die aan de pilaar van de behandelunit vastzitten, kan het bereik ook soms te gering blijken. Het plaatsen van een tussenstuk is dan de oplossing.

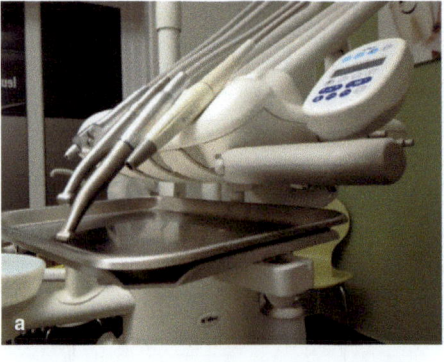
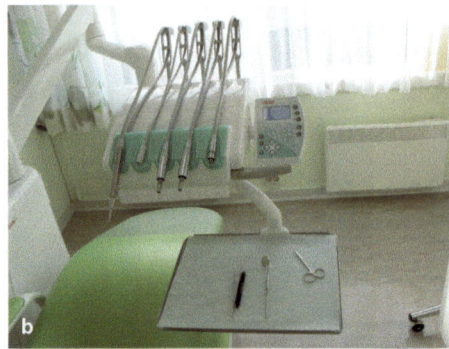
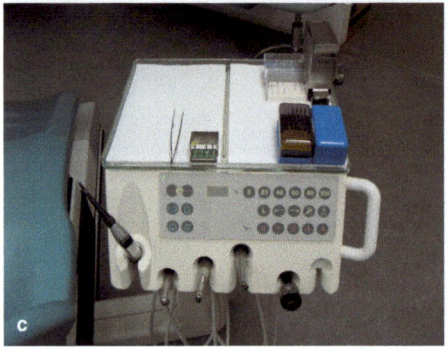
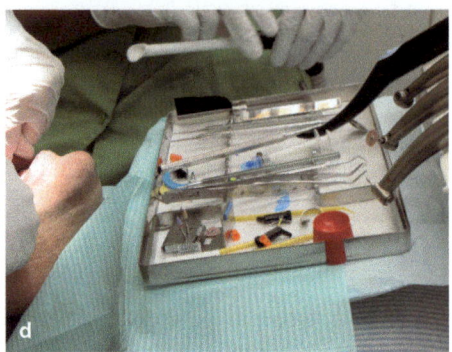

Figuur 4.13 a Te weinig ruimte tussen planchet en dynamische instrumenten. b Te veel ruimte tussen planchet en dynamische instrumenten: niet binnen handbereik. c Behandeltray buiten het blikveld op de cart-unit. d Behandeltray op ergonomische plaats met behulp van de Bodytray®.

Het uiterste achterwaartse bereik van de operatielamp moet in feite worden afgestemd op de uiterste stand die de hoofdsteun kan innemen bij de grootste patiënt die een praktijk kan verwachten.

4.4.4 Locatie behandeltray

Voor plaatsing van het instrumentarium binnen het bereik van de behandelaar gelden de volgende criteria:
- de handinstrumenten dienen binnen het blikveld van de behandelaar geplaatst te zijn, dat wil zeggen niet verder dan 30° naar links of naar rechts;
- de afstand van de instrumenten tot het werkveld is voor handinstrumenten 20 tot 25 cm en voor dynamische instrumenten 30 tot 40 cm.

Om dit te realiseren is een aantal opties mogelijk.

1 Aan veel zweepunits is een planchet bevestigd om de behandeltray op te plaatsen. De afstand tot de dynamische instrumenten kan hierbij soms te beperkt zijn, waardoor de behandelaar omzichtig te werk moet gaan om iets van de tray te pakken (fig. 4.13a). Dit is vermoeiend en dus niet ergonomisch. Wanneer de afstand van het trayplanchet voldoende

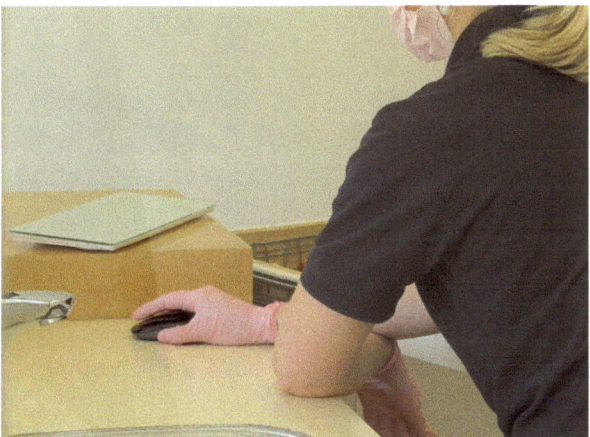

Figuur 4.14 Ongunstige draaiing van de rug door gebrek aan beenruimte bij computer.

groot is tot de dynamische instrumenten, bestaat echter de kans dat de dynamische instrumenten te *hoog* hangen (fig. 4.13b).

2 Bij gebruik van een cart-unit of een garagemodel zal de behandeltray bovenop de unit geplaatst kunnen worden. Dit houdt in dat de behandelaar telkens van het werkveld moet wegkijken om instrumenten te pakken of weg te leggen (fig. 4.13c). Deze voortdurende focuswisseling en de verandering van lichtintensiteit is minder gunstig dan de beter bereikbare situatie bij een zweepunit.

3 De meest ergonomische opstelling is om de behandeltraytray op de Bodytray® te plaatsen. Deze ligt op de borst van de patiënt en biedt een stabiele plek voor de behandeltray met alles erop dat nodig is tijdens de behandeling (fig. 4.13d).

4.4.5 Opstelling computer

Om tijdens de behandeling op het beeldscherm te kunnen kijken, moet dat naast of boven de behandelstoel zijn opgesteld. De maar al te vaak gebruikte positie op het werkblad (schuin) achter de behandelaar is zeer ongunstig. Weliswaar is het werkstoeltje gemaakt om de behandelaar te *laten* draaien, de ervaring leert dat er toch ongewenst veel draaiing vanuit het lichaam wordt gegenereerd, waardoor het ontstaan van klachten op de loer ligt.

Het invoeren van gegevens is praktisch geheel gedigitaliseerd en wordt in principe uitgevoerd tijdens apart ingeruimde tijd na afloop van de behandeling. Dit maakt het mogelijk om naast goede handhygiëne ook de benodigde concentratie op te brengen, hetgeen een belangrijk organisatorisch facet van de ergonomie is. Wanneer de gegevens in zittende houding worden ingevoerd, zal het beeldscherm met een kleine achteroverkanteling op een afstand van ongeveer 50 cm van de ogen geplaatst zijn en moet er voldoende beenruimte onder het werkblad aanwezig zijn. Indien dit niet het geval is, is een ongunstige draaiing van de rug onvermijdelijk (fig. 4.14). Het risico op letsel dat hiermee gepaard gaat is groter dan bij welke andere ongunstige houding dan ook.

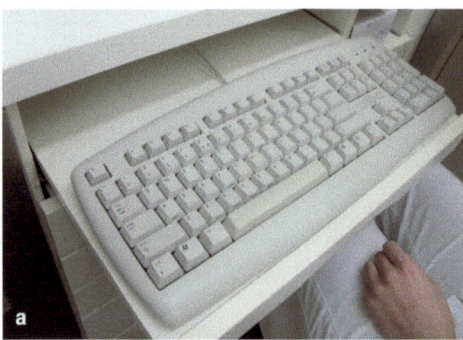 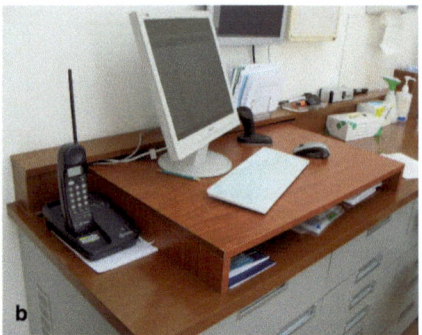

Figuur 4.15 a Uitschuifblad realiseert voldoende beenruimte bij computergebruik. b Administratie in staande positie: het werkblad is afgestemd op stahoogte.

Worden de gegevens staand ingevoerd, speelt beenruimte geen rol, maar kan de hoogte waarop het toetsenbord zich bevindt een negatieve factor zijn. Het is dan ook geen goede oplossing om bij te weinig beenruimte in de zitpositie 'dan maar' te gaan staan: zo valt men namelijk van de ene tekortkoming in de andere. De computerwerkplek moet of 100 % voor zittend of 100 % voor staand werken geschikt zijn (fig. 4.15a, en 4.15b).

Als de preventieassistent *tijdens* de behandeling gegevens moet noteren, bijvoorbeeld bij een intake en soms ook bij vervolgbehandelingen, wordt dat doorgaans met pen en papier opgelost. Behalve de extra aandacht voor infectiepreventie is daarbij ook extra aandacht voor ergonomie noodzakelijk. Het is verleidelijk om het papier op de behandeltray of op een instrumentenkastje te leggen en in een zijwaartse houding te schrijven. Het is beter om het papier op een afgebakend werkveld op het werkblad te leggen waar voldoende beenruimte aanwezig is. De preventieassistent moet dan de discipline opbrengen om met het werkstoeltje het kleine stukje naar het werkblad toe te rijden en vervolgens het stoeltje de noodzakelijk draaiing te laten uitvoeren. Het bovenlichaam blijft dan ongedraaid en de preventieassistent hoeft niet de ongunstige beweging te maken van het reiken buiten de ontspannen bereikbaarheidszone.

4.5 Facetten van een goede werkhouding

Om een goede werkhouding in te nemen zijn het toepassen van kennis uit de ergonomie en de beschikbaarheid van een goede werkstoel essentieel. Een werkgever zal de preventieassistent hierbij moeten ondersteunen. Om een juiste houding te kunnen blijven aanhouden gedurende een behandeling of de gehele werkdag is een goede lichamelijke conditie vereist. De verantwoordelijkheid op dit terrein rust geheel bij de preventieassistent zelf.

4.5.1 Basishouding

De basishouding bij zittend werken dient bewust te worden aangeleerd om naderhand *onbewust* te kunnen worden ingenomen. Wanneer door onoplettendheid de juiste basishouding verdwijnt, treden er naar verloop van tijd klachten op. Een preventieassistent doet er goed aan om regelmatig de werkhouding te laten checken door (voorbijlopende?) collega's om op tijd te kunnen bijsturen als van de goede houding wordt afgeweken.

Een goede basishouding is stabiel en symetrisch rechtop, en wordt vooral gekenmerkt door ontspanning. Het is in principe een heel natuurlijke, ontspannen houding, waarbij het gevoel de weg wijst. Voelen hoe je houding is gaat niet bij iedereen vanzelf. Bewust *leren* voelen en daarna ook bewust kunnen corrigeren is een proces dat iedere preventieassistent zou moeten doormaken. Wanneer je je immers als behandelaar niet bewust bent van je houding, zul je ook verkeerde houdingen niet kunnen waarnemen. De glijdende schaal van vermoeidheid, stijfheid, ongemak, pijn en acute pijn wordt dan pas in de laatste fase beleefd. Daardoor is het bijvoorbeeld mogelijk dat bij een hernia de eerste 85 % (!) van het ontstaanstraject van de afwijking niet wordt opgemerkt.

> Pas in het stadium van acute pijn wordt de gemiddelde behandelaar zich gewaar van het feit dat er iets mis is. Bewust leren voelen van de dagelijkse werkhouding is dus een zeer belangrijke preventieve maatregel.

De lijst die hierna wordt opgesomd met objectieve criteria voor de basiswerkhouding, wordt daarom aansluitend omgezet in een lijst met subjectieve criteria. Dit zijn beschrijvingen die je daadwerkelijk kunt invoelen door herkenbare vergelijkingen met alledaagse situaties.

Objectieve criteria goede basishouding

Het werkveld middenvoor, hoofd licht gebogen maximaal 25°, lichaam ontspannen symmetrisch rechtop (niet actief overstrekken), schouders ontspannen (laag/slap) en bevinden zich boven de heupen zodat het lichaamsgewicht op de zitbotjes leunt, ellebogen afhangend langs het lichaam, onderarmen licht opgeheven maximaal 10–25°, handen steunen af op de patiënt: intra-oraal en/of extra-oraal, polsen in neutrale houding, hoek tussen onderbenen en bovenbenen 110° of meer, benen in lichte spreidstand, voeten plat op de vloer. Het werkveld (de mond van de patiënt) bevindt zich op ongeveer 20–25 cm voor het lichaam, afhankelijk van het postuur en het geslacht van de behandelaar. De afstand van de ogen tot het werkterrein is idealiter 35 tot 40 cm (fig. 4.16a).

Subjectieve criteria goede basishouding

Het hoofd in ontspannen houding alsof je de krant leest, hoofd in een houding alsof je met je kruintje aan een touwtje aan het plafond hangt, buiging van de onderarmen alsof je een appel schilt, werkveld middenvoor alsof je de knopen van je jas dichtdoet, schouders zijn slap, handen worden ondersteund alsof je aan het schrijven bent, gewicht van de armen hangt dus niet aan de schouders. Het zal ongetwijfeld aanvoelen als een natuurlijke ontspannen houding (fig. 4.16b).

De bewegingen die bij de ontspannen basiswerkhouding horen zijn in te delen in een classificatiesysteem, waarbij ernaar gestreefd moet worden om telkens de laagst geclassificeerde beweging te maken voor een bepaald doel. In tab. 4.2 is de classificatie weergegeven en het zal duidelijk zijn dat de preventieassistent tijdens het werk eigenlijk alleen klasse-I- en klasse-II-bewegingen zal maken. De armen en ellebogen hangen immers ontspannen langs het lichaam zonder actief deel te nemen aan de instrumentatiebewegingen. Bij instrumentatie verricht zij bij voorkeur louter klasse-I-bewegingen: dus vanuit de vingers, zonder toevoeging van polsactiviteit.

4.5.2 Dynamisering van de werkhouding

Een goede werkhouding gaat uit van de basiswerkhouding, maar is geenszins een statische houding! Goed zitten is dan ook niet hetzelfde als stil zitten; er hoort namelijk een bewegings-

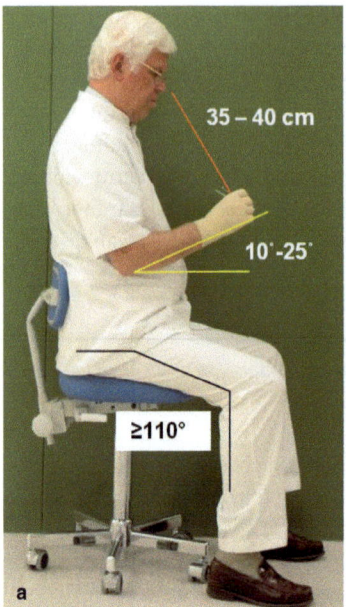 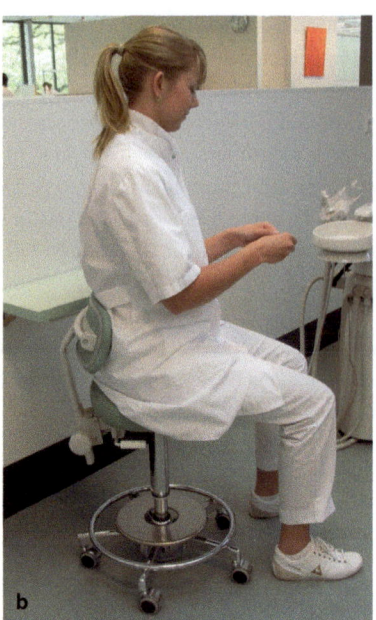

Figuur 4.16 a Objectieve criteria voor een juiste basishouding. Met dank aan prof. O. Hokwerda, emeritus hoogleraar ergonomie UMCG. b Natuurlijke ontspannen houding op grond van subjectieve criteria en het gevoel(!) dat de basishouding juist is.

component in te zitten. Het inwerken van beweging of het afwisselen van bewegingen wordt dynamiseren genoemd. Bij beweging van het lichaam komen spieren in actie, waardoor er weer bloed gepompt zal worden door de weefsels van de lichaamsdelen die in rust waren. Daardoor zal de zuurstofvoorziening van de weefsels gewaarborgd blijven. Dit dynamiseren kan op verschillende manieren vorm krijgen. In korte (micro)pauzes kan de preventieassistent ook enkele kleine lichamelijke oefeningen doen om de spierdoorbloeding weer te activeren (fig. 4.17).

Ook kan er gezocht worden naar afwisseling tussen zitten en staan, bijvoorbeeld zittend werken en staand de computergegevens invoeren. Daarvoor moet de juiste hoogte van het werkblad worden geconstrueerd (fig. 4.15b). Tussen de behandelingen door is een korte periode van enkele seconden vaak genoeg om even de vermoeid aanvoelende spieren in bijvoorbeeld schouders of nek wat te bewegen of te masseren.

Tijdens de behandelingen kan gedacht worden aan het aanspannen van de beenspieren door bijvoorbeeld de voeten te heffen, ze kort even helemaal van de grond te tillen en/of de voeten te bewegen al roterend over de hiel. Een andere korte en goede beweging is om de handen even langs het lichaam 'af te schudden'; de preventieassistent moet zich realiseren dat deze vorm van dynamisering belangrijk en uitvoerbaar is. Een andere vorm van dynamisering is dat je zelf de volgende patiënt uit de wachtkamer ophaalt.

Ook het pauzebeleid van de praktijk zal erop gericht moeten zijn dat er regelmatig onderbrekingen van de werkzaamheden zijn. De verleiding om in de middag geen pauze te nemen om eerder naar huis te kunnen, is dubbel ongewenst omdat juist in de middag de vermoeidheid het grootst is. De behoefte van het lichaam aan onderbreking en de mogelijkheid even een andere houding aan te nemen of een stukje te lopen naar de koffiekamer is 's middags dus groter dan 's ochtends.

4.5 · Facetten van een goede werkhouding

Tabel 4.2 Classificatiesysteem bewegingen.

bewegingsklasse	betrokken ledematen
I	vingers
II	vingers en pols
III	vingers, pols en elleboog
IV	vingers, pols, elleboog en schouder
V	vingers, pols, elleboog, schouder en romp

1 5 seconden 3 maal	2 5 seconden 3 maal	3 5 seconden 2 maal
4 5 seconden 2 maal	5 5 seconden beide kanten	6 5 seconden beide kanten
7 10 seconden	8 10 seconden per arm	9 10 seconden
10 10 seconden	11 6 seconden beide kanten	12 10 seconden per been

- lang achter het bureau of de computer zitten kan stijfheid en spierpijn veroorzaken
- doe dan deze oefeningen, en je zult je beter voelen en meer ontspannen
- door de oefeningen deels staand te doen verbeter je ook de bloedsomloop

Figuur 4.17 Preventieve lichaamsoefeningen om te doen tijdens 'micropauzes'. (Bron: ArboUnie regio Nijmegen)

4.5.3 Werkstoel

Een goede werkstoel voldoet aan een aantal objectieve standaardcriteria, maar kan aanvullende details hebben afhankelijk van het postuur van elke individuele behandelaar. In grote praktijken wordt een werkstoel meestal door meerdere behandelaars gebruikt, wat betekent dat de uiterst persoonlijke instellingen maar al te vaak verloren gaan door het gebruik van een collega. Door gebrek aan tijd of aandacht zal de stoel in veel gevallen niet in de optimale persoonlijke instellingen worden teruggebracht. Daarnaast is de variatie in lichaamslengte tussen de teamleden onderling soms zo groot dat het onmogelijk is om dezelfde werkstoel te

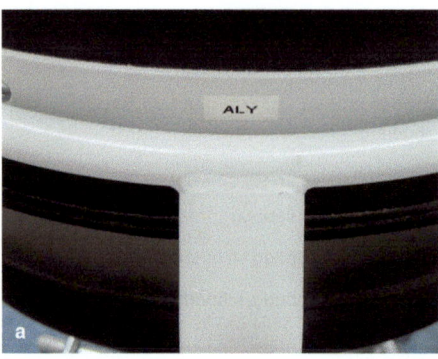 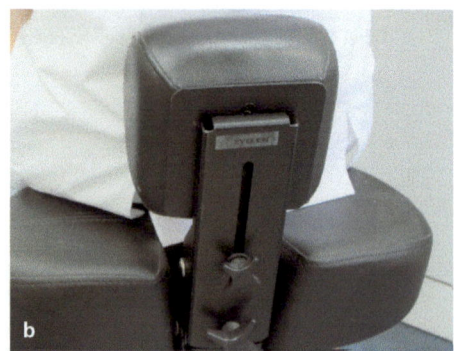

Figuur 4.18 Per teamlid een eigen werkstoeltje.

gebruiken. Een erg kleine behandelaar heeft behoefte aan een extra lage stoel met daarvoor een lagere gasveer dan de standaard gasveer. Een zeer grote behandelaar zal op dit lage stoeltje niet kunnen werken in de juiste basiswerkhouding. Omgekeerd zou een kleine behandelaar met een te grote stoel eventueel wel uit de voeten kunnen door het dragen van verhoogde zolen onder de werkschoenen. Daarmee kunnen de voeten op een te hoge stoel toch vlak op de grond komen te staan.

Een ander probleem doet zich voor als de werkstoel is ingesteld op het gewicht van een bepaalde gebruiker. Ook op dat gebied zijn de variaties binnen het team vaak groot en zulke stoeltjes zijn niet onderling uitwisselbaar.

Kortom, een goede werkstoel is een goed ingestelde *eigen* werkstoel (◘ fig. 4.18). De kosten daarvan zullen op de lange termijn opwegen tegen de risico's van uitval door klachten aan het bewegingsapparaat. En dan hebben we het nog niets eens gehad over immateriële schade in de vorm van lichamelijk lijden.

Criteria voor een goede werkstoel

De zitting moet naar voren kunnen kantelen om het afknellen van de bovenbenen te ondervangen als de stoel relatief hoog wordt ingesteld om de beenhoek van 110–125° te bewerkstelligen. Daaruit volgend dient te bekleding geruwd te zijn om naar voren glijden te voorkomen. Te gladde bekleding vereist voortdurend balanceren, wat zeer veel energie kost. Bovendien veroorzaakt dit instabiliteit van de werkhouding en dus onveiligheid bij instrumentatie. De kleine lendesteun in de rug sluit aan ter hoogte van de bovenste bekkenrand, zodat de rugwervels de positie benaderen van rechtop staan. Een 5 ster als onderstel (geeft zo min mogelijk kans op omkippen), soepele wieltjes.

Door ergonomen en urologen wordt het gebruik van zadelkrukjes afgeraden. Het lichaamsgewicht wordt dan te veel gedragen door de weke delen en niet door de daarvoor bedoelde zitknobbels. De ervaring leert echter dat de wendbaarheid van een zadelkrukje erg prettig is en het zitcomfort vaak heel goed.

4.5.4 Uurposities

Als we spreken over uurposities wordt meestal gedacht aan een werkhouding waarbij een liggende patiënt betrokken is. Hieraan voorafgaand is er een intake of een welkomstgesprekje waarbij het in principe zo is dat de patiënt rechtop zit en de preventieassistent *tegenover* de

◻ Tabel 4.3 Traditionele zitposities front rechtshandigen. (Bron: UMCG-ctm syllabus Preventieassistent)

instrument	vlakken	werkpositie	spiegel	positie hoofd patiënt
voor onderfront	3.3 t/m 4.3 labiaal (alle vlakken naar u toe) 3.3 t/m 4.3 linguaal	tussen 8 en 9 uur	ja	iets naar u toe
	3.3 t/m 4.3 labiaal (vlakken van u af) 3.3 t/m 4.3 linguaal	tussen 11 en 12 uur	ja	hoofd recht kin op de borst
voor bovenfront	1.3 t/m 2.3 labiaal	tussen 11 en 12 uur	ja	iets naar u toe
	1.3 t/m 1.1 palatinaal	tussen 11 en 1 uur	ja	naar u toe
	2.1 t/m 2.3 palatinaal	tussen 10 en 11 uur	ja	van u af

patiënt plaatsneemt. Direct contact in een ontspannen houding is het doel. Wanneer de behandelkamer of de unit zodanig is ingericht dat dit moeilijk te realiseren is, kan overwogen worden om dergelijke gespreksmomenten apart aan een tafel, desnoods in een andere 'niet beladen' ruimte te voeren.

> Bij het werken in de mond is de uitgangspositie van de patiënt liggend. Als belangrijke toevoeging geldt nog: *plat* liggend. Hiermee is de meeste beenruimte onder de behandelstoel gewaarborgd en door enkel het verstellen van de hoofdsteun in combinatie met het draaien van het hoofd van de patiënt kan de mondopening, en daarmee het werkveld, optimaal naar de preventieassistent worden toegekeerd.

Goed zicht op het werkveld is vanuit verschillende uurposities te bereiken. Sommige opleidingsinstituten leiden op om alleen vanuit '12 uur' te werken, andere leiden op om tussen 9 en 1 uur te werken bij gebitsreiniging. Een persoonlijke voorkeur voor de werkpositie kan altijd gehonoreerd worden, want door een verschil in lichaamslengte en variëteit in postuur van behandelaars worden soms beperkingen gedicteerd bij verschillende uurposities.

> Kleine mensen hebben andere lichaamsverhoudingen dan grote mensen en kunnen soms bepaalde hoeken niet overzien waar grotere personen dat wel kunnen.

Het werken volgens bepaalde uurposities geeft houvast voor het ontwikkelen van een logische werkvolgorde (◻ tab. 4.3, 4.4, 4.5, 4.6).

4.5.5 Positie van de patiënt

De uitgangspositie van de patiënt bij handelingen in de mond is liggend met de behandelstoel *plat* achterover. De positie van het hoofd wordt met behulp van de handen voorzichtig gestuurd in de gewenste richting en aanvullend – mede met de hoofdsteun of losse neksteun – in de gewenste posities gehouden (◻ fig. 4.19a en b). Zonder hoofdsteun zal de patiënt het hoofd doorgaans weer snel naar de vorige positie terugdraaien, want op eigen kracht het hoofd in een

Tabel 4.4 Traditionele zitposities front linkshandigen. (Bron: UMCG-ctm syllabus Preventieassistent)

instrument	vlakken	werkpositie	spiegel	positie hoofd patiënt
voor onderfront	4.3 t/m 4.1 en 3.3 t/m 3.1 vestibulair/linguaal vlakken van u af vlakken naar u toe	12.00 4.00	ja	naar u toe
voor bovenfront	1.3 t/m 1.1 en 2.1 t/m 2.3 vestibulair/linguaal vlakken van u af vlakken naar u toe	12.00 4.00	ja	naar u toe

Tabel 4.5 Traditionele zitposities zijdelingse delen rechtshandigen. (Bron: UMCG-ctm syllabus Preventieassistent)

instrument	vlakken	werkpositie	spiegel	positie hoofd patiënt
voor (pre)molaren	1.8 t/m 1.4 vestibulair 2.8 t/m 2.4 palatinaal	tussen 8 en 9 uur	ja	van u af
	2.8 t/m 2.4 vestibulair 1.8 t/m 1.4 palatinaal	tussen 10 en 11 uur	ja	naar u toe
	3.8 t/m 3.4 vestibulair 4.8 t/m 4.4 linguaal	tussen 11 en 1 uur	ja	naar u toe
	4.8 t/m 4.4 vestibulair 3.8 t/m 3.4 linguaal	tussen 8 en 9 uur	ja	van u af

Tabel 4.6 Traditionele zitposities zijdelingse delen linkshandigen. (Bron: UMCG-ctm syllabus Preventieassistent)

instrument	vlakken	werkpositie	spiegel	positie hoofd patiënt
voor (pre)molaren	1.8 t/m 1.4 vestibulair 2.8 t/m 2.4 palatinaal	tussen 1 en 2	ja	naar u toe
	1.8 t/m 1.4 palatinaal 2.8 t/m 2.4 vestibulair	tussen 2 en 3	ja	van u af
	3.8 t/m 3.4 vestibulair 4.8 t/m 4.4 linguaal	tussen 3 en 4	ja	van u af
	4.8 t/m 4.4 vestibulair 3.8 t/m 3.4 linguaal	tussen 1 en 2	ja	naar u toe

bepaalde positie houden is moeilijk en eigenlijk te veel gevraagd. Het hoofd van de patiënt kan in principe in drie richtingen worden gedraaid (*rotatie*):
1. voorover en achterover (fig. 4.19a en b);
2. naar links en naar rechts (fig. 4.19c en d);
3. de lateroflexie met als draai-as een denkbeeldige verticale as van het achterhoofd naar de neus. Deze positie wordt vaak gecombineerd met translatie waarbij de preventieassistent de patiënt vraagt om met het hele lichaam op de behandelstoel naar rechts of naar links te komen liggen, zodat het werkveld dichterbij komt (fig. 4.19e en f).

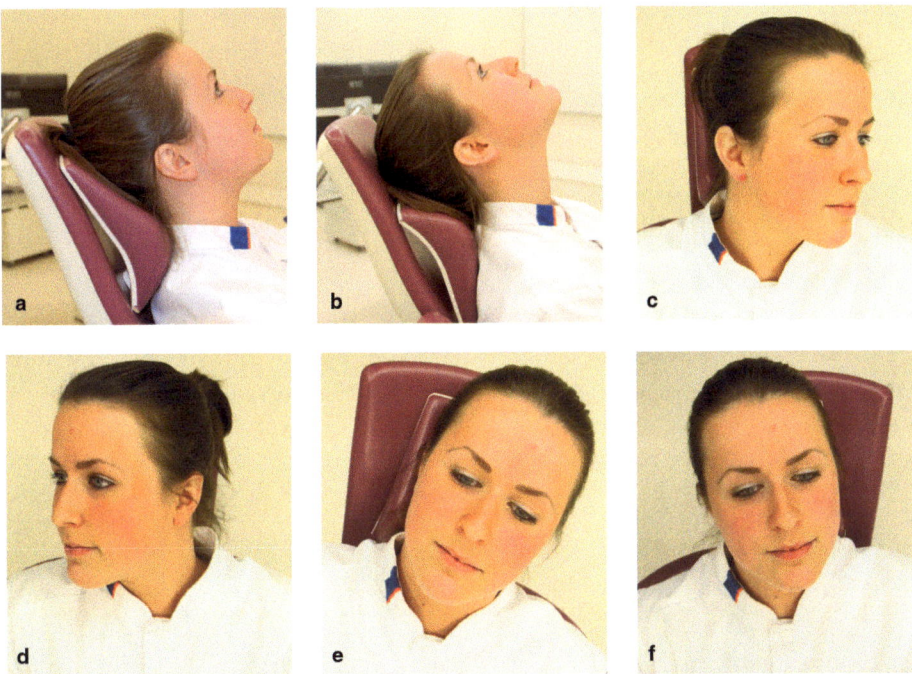

Figuur 4.19 **a** Neksteun kantelt het hoofd voorover. **b** Neksteun kantelt het hoofd achterover. **c** Rotatie naar links. **d** Rotatie naar rechts. **e** Lateroflexie en translatie naar links. **f** Lateroflexie en translatie naar rechts.

4.5.6 Werken met indirect zicht is een must

Om een goede werkhouding te handhaven is bij het werken in sommige sextanten indirect zicht een must! Al eerder werd aangegeven dat in bepaalde werksituaties wellicht door tijdsdruk en het vooropstellen van het belang van de patiënt toch 'even' met direct zicht gewerkt wordt op plekken waar dat met een goede werkhouding absoluut niet kan. Verderop zal bij de instrumentatietechniek worden aangegeven in welke situaties indirect zicht noodzakelijk is (▶ H. 8). Het is goed om de eigen werkwijze onder de loep te nemen aan de hand van de afbeeldingen in de Bijlage achterin dit boek om onvolkomenheden in de werkhouding op het spoor te komen (▶ H. 12).

Wanneer blijkt dat het werken met indirect zicht nog niet of niet meer in voldoende mate beheerst wordt, kan de spiegelschriftoefening uit de Bijlage worden gekopieerd en geoefend worden (▶ fig. 12.1). Met behulp van deze oefening kan zelfstandig worden getraind op dit essentiële onderdeel van ergonomisch werken. Om voldoende oog-handcoördinatie te verkrijgen is de factor tijd van groot belang. Het gedurende enkele weken herhalen van de oefeningen zal de hersenen voldoende kunnen 'programmeren' voor het beheerst en veilig uitvoeren van werkzaamheden in de mond met indirect zicht.

Het indirecte zicht wordt aanzienlijk verbeterd door gebruik van een grotere maat mondspiegel dan gebruikelijk (◻ fig. 4.20a). Als extra hulpmiddel om het zicht op het werkveld te vergroten en kracht te sparen (omdat de wangen niet actief afgehouden hoeven te worden) is het gebruik van OptraGate®/mondspreiders/parotis wattenrollen of een combinatie daarvan (◻ fig. 4.20b).

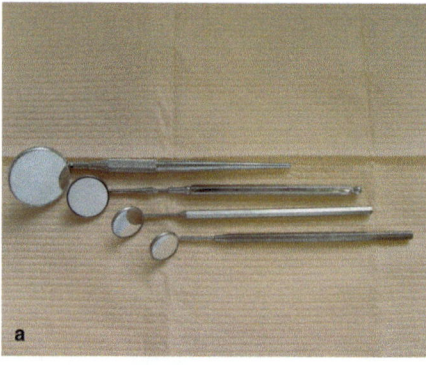 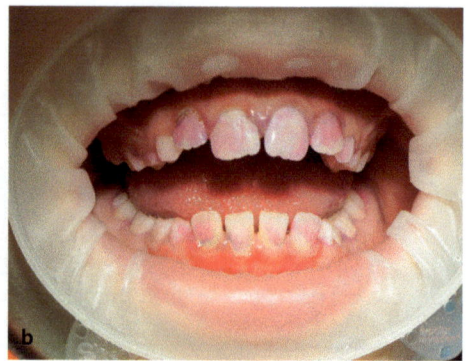

Figuur 4.20 **a** Grote mondspiegel voor beter zicht. **b** OptraGate®voor beter licht en zicht in de mond.

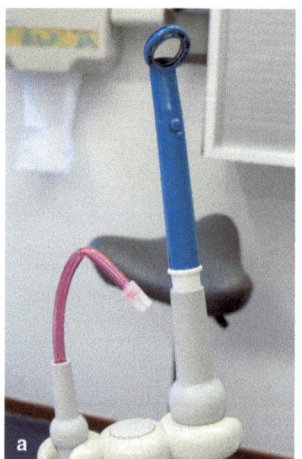 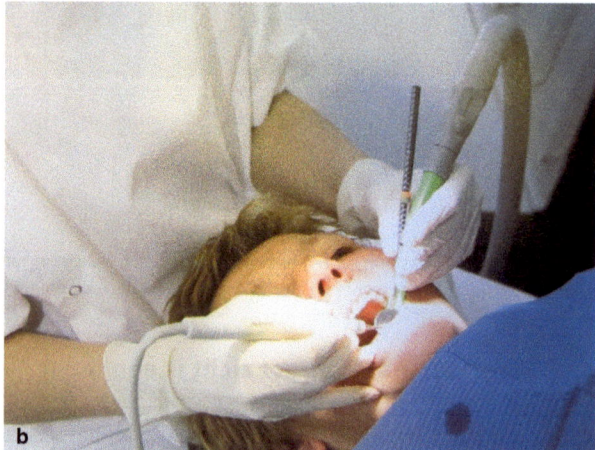

Figuur 4.21 **a** Afzuiger en spiegel in één instrument. **b** Afzuiger en spiegel in dezelfde hand.

Wanneer gewerkt wordt met ultrasoon tandsteen- verwijderinstrumenten, moet omwille van infectiepreventie altijd de grote nevelafzuiger gebruikt worden. Bij werksituaties waarbij indirect zicht vereist is, komt de preventieassistent dan handen tekort voor de spiegel en de afzuiger. Om goede infectiepreventie en goede ergonomie ook in zo'n situatie te kunnen combineren kan de preventieassistent ervoor kiezen om in die gebieden te instrumenteren met handinstrumenten. Hiervoor bestaan als alternatief afzuigers met een spiegelkopje (fig. 4.21a). Zeer ervaren preventieassistenten zijn vaak in staat om de nevelafzuiger en mondspiegel samen in dezelfde hand vast te houden (fig. 4.21b).

4.5.7 Bijzonderheden tijdens zwangerschap

Tijdens een zwangerschap spelen fysiologische veranderingen in het lichaam een rol die de belastbaarheid van de preventieassistent tijdelijk kunnen doen verminderen. De verhoogde druk op het bekken door het gewicht van de baby in combinatie met het elastischer worden van de gewrichtsbanden in het bekkenbodemgebied maakt dat de stevigheid van het spierkorset onder druk komt te staan. Ook heeft de rug de neiging extra hol te worden doordat het zwaartepunt van het lichaam zich naar voren verplaatst. Naast de gebruikelijke zwangerschapsgym of -yoga voor versteviging van de spieren is het goed om bewust enkele malen per dag de buik-, bil-, bekkenbodem-, heup- en rugspieren aan te spannen tijdens het werk of in micropauzes tussen de behandelingen door. Dat kan de stevigheid van het spierkorset op peil houden.

Overige klachten, bijvoorbeeld vocht vasthouden, kunnen aanleiding zijn voor dikke handen, tintelende of slapende handen, krampen, spataderen of aambeien. De werkafstand wordt uiteraard groter door het toenemend volume van de buik, waardoor de belasting voor rug en schouders toeneemt. Kortere behandelingen, meer pauzemomenten of zelfs kortere werkdagen met eigen patiëntenbehandeling kunnen helpen om de zwangerschapsperiode zo klachtenvrij mogelijk door te komen.

Literatuur

ArboUnie Midden en Zuid Gelderland Werken met beeldschermen.
Hokwerda O, Plasschaert A. Ergonomie in de tandheelkunde. Houten: Bohn Stafleu van Loghum; 1980.
Hokwerda O, Wouters JAJ. Zicht op licht – Adviezen en richtlijnen op het gebied van verlichting, optische hulpmiddelen en beeldschermen in de tandheelkunde. Movir; 2004.
Hoven N van den, Diemel M. Quickscan gezond zitten. Dentista. 2013;6:20–3.
Jacobs K. Fit, vitaal en met plezier aan het werk. Standby. 2011;25(3):22–3.
Rising DW, Bennet BC, Hursh K, Plesh O. Reports of body pain in an dental student population. J Am Dent Assoc (JADA). 2005;136:81–6.
Universitair Medisch Centrum Groningen versie 1 130710. ABC Checklist ergonomische werkwijze tandarts, 30-12-2012 (pdf).

Het (mond)onderzoek

5.1 Inleiding – 86

5.2 Anamnese – 86
5.2.1 Medische anamnese – 87
5.2.2 Tandheelkundige anamnese – 88
5.2.3 Psychosociale anamnese – 88

5.3 Mondonderzoek algemeen – 89
5.3.1 Zachte weefsels – 89
5.3.2 Harde weefsels – 89
5.3.3 Inspectie uitneembare voorzieningen – 93

5.4 Onderzoek parodontium – 94
5.4.1 DPSI – 94
5.4.2 Bloedingsscore – 97
5.4.3 Plaquescore – 99

5.5 Aanvullend onderzoek – 101
5.5.1 Voedingsanamnese – 101
5.5.2 Speekseltest – 102

Literatuur – 104

5.1 Inleiding

Patiënten die door de preventieassistent behandeld worden zijn in principe al gescreend door de tandarts of mondhygiënist. Bij deze patiënten is een DPSI van maximaal 2 vastgesteld en er is geen zware medische anamnese, zodat de behandelingen binnen het competentiegebied van de preventieassistent vallen. Als eerste stap van de zelfstandige behandeling zal de preventieassistent tijdens een uitgebreide intake informatie verzamelen uit anamnese en mondonderzoek. Op basis hiervan wordt vervolgens een preventief behandelplan opgesteld. Het al vóór aanvang van een eerste behandeling klaarleggen van instructiemateriaal is dus principieel onjuist! Het zal immers pas uit het totaal van de onderzoeksgegevens blijken wat de patiënt nodig heeft aan instructie in relatie met wat haalbaar(!) zal zijn. In dit hoofdstuk worden de verschillende onderzoeksgebieden en onderzoeksmethoden beschreven die tijdens de intake aan de orde zijn. Ook wordt een relatie gelegd tussen bepaalde onderzoeksresultaten en de betekenis daarvan voor het behandelplan.

5.2 Anamnese

Op basis van een afgenomen anamnese kan onder andere de gezondheid van de patiënt in kaart gebracht worden en kan een beeld gevormd worden van de mogelijkheden en onmogelijkheden van de patiënt om tot gedragsverandering te komen. Dit is een belangrijke pijler om langdurige verbetering van de mondgezondheid te kunnen bewerkstelligen. Hierbij spelen naast lichamelijke of verstandelijke (on)mogelijkheden ook factoren, zoals financiële ruimte, gezinssamenstelling en de sociale omgeving, vaak een rol. Er zijn daarom in principe drie gebieden die bevraagd worden: medisch, tandheelkundig en psychosociaal. Sommige vragen lenen zich ervoor om alvast gesteld te worden tijdens een korte begroeting, andere – meer specifieke – vragen worden (zeker tijdens een intake) in principe gesteld als de patiënt rechtop in de behandelstoel zit en de preventieassistent zich tegenover de patiënt bevindt. Beiden kunnen dan een ontspannen houding aannemen, waarbij oogcontact mogelijk is. Dit is belangrijk voor een goede communicatie. De gespreksmethode is in principe gebaseerd op motivational interviewing (▶ par. 2.2.3).

> **N.B.**
> De anamneselijst wordt stipt gevolgd en alle antwoorden worden genoteerd.
> Het is belangrijk om tijdens de intakefase niet 'alvast' in te gaan op wat de patiënt antwoordt of op de vragen die hij stelt. Pas als de preventieassistent alle gegevens heeft verzameld, kan zij zich een beeld vormen over wat goed of slecht is voor de betreffende patiënt, met name op grond van de gebleken *haalbaarheid* van gedragsverandering bij de patiënt. Deze strikte scheiding van intakefase en bespreekfase maakt het mogelijk om het tijdsbeslag van het opnemen van de anamnese strak in te kaderen. Wanneer een patiënt toch aandringt om direct op de informatie in te gaan, zeg dan vriendelijk maar *beslist* dat je er later zeker op terug zult komen. Hetgeen – als het goed is – ook zal gebeuren.

5.2.1 Medische anamnese

Je mag ervan uitgaan dat de uitgebreide medische anamnese al in een eerder stadium bij het bezoek aan de tandarts of mondhygiënist is afgenomen. Er zal inmiddels voldoende duidelijkheid zijn over de eventuele voorzorgsmaatregelen en mogelijke medische complicaties tijdens de behandeling. Bij ieder afzonderlijk consult dient er echter aanvullend altijd nog een korte update van de medische anamnese te worden afgenomen om te bepalen of de voorgenomen behandeling daadwerkelijk (nog) kan plaatsvinden. Zelfs voor een 'eenvoudige' intake is het relevant om deze update te doen, want bij het afnemen van een 'simpele' DPSI bestaat immers altijd de kans op het ontstaan van bloeding, wat in bepaalde medische omstandigheden al voorzorgsmaatregelen noodzakelijk maakt. De korte aanvullende vragen dienen voor het updaten en bieden tegelijkertijd aan patiënten de gelegenheid om te spreken over zaken die ze anders mogelijk als niet ter zake doende hadden weggezet. Een patiënt die in de tussenliggende periode een hartaanval heeft meegemaakt, zal dat zeker uit zichzelf melden, maar ook minder ingrijpende gebeurtenissen kunnen invloed hebben op de behandeling.

> **Update**
> De drie korte vragen die de preventieassistent als update kan stellen, zijn:
> 1. Is er sinds het laatste bezoek iets gewijzigd in uw gezondheidstoestand?
> 2. Heeft u sinds uw laatste bezoek aan de praktijk een arts geraadpleegd?
> 3. Is er iets gewijzigd in uw medicatie?

Ad 1. Patiënten kunnen bijvoorbeeld bewegingsproblemen in de rug hebben opgelopen, waardoor de behandelstoel in een niet-ideale stand gebracht zou kunnen worden. Ook op slikklachten of een verstopte neus door verkoudheid kan de preventieassistent beter anticiperen als ze voorafgaand aan de behandeling gemeld worden.

Ad 2. Patiënten kunnen op controle zijn geweest bij hun huisarts of specialist. De uitslag van dergelijke 'gewone' controlebezoeken kan van invloed zijn op de behandelmogelijkheden, wanneer bijvoorbeeld verbetering of verslechtering is geconstateerd op een bepaald gebied. De preventieassistent zal dergelijke uitslagen moeten bespreken met de tandarts. Het beoordelen van de betekenis van een gewijzigde gezondheidssituatie is nadrukkelijk niet de taak van de preventieassistent. Na het overleg kan de voorgenomen behandeling dan met of zonder bijzondere maatregelen ter hand genomen worden.

Ad 3. De trombosedienst kan een andere medicatie hebben voorgeschreven, waardoor de bloedingsneiging hoger of juist lager is ingesteld. Nieuw toegevoegde medicatie (bijvoorbeeld antidepressiva) kan van invloed zijn op het gedrag van de patiënt. Enkele weken na aanvang van het gebruik van antidepressiva kan een patiënt (zeer) aggressief worden. Dit kan de medewerking van de patiënt ernstig schaden en de intake lastig maken. Als een patiënt zich door de medicatie beter gaat voelen, is daardoor de kans groter op het verbeteren van de zelfzorg. Ook de mondgezondheid zal dan indirect door de nieuwe medicatie positief beïnvloed kunnen worden.

5.2.2 Tandheelkundige anamnese

In dit gedeelte van de anamnese vraagt de preventieassistent naar gewoonten en bijzonderheden van de patiënt, die een relatie kunnen hebben met de mondgezondheid. Bij *elk* consult zal gesproken moeten worden over de actuele stand van zaken rond zelfzorg: hoe vaak, met welke hulpmiddelen (elektrische, sonische of handtandenborstel?) en op welke momenten is er wel of geen aandacht voor de mondhygiëne. Met behulp van motivational interviewing (▶ par. 2.2.3) kan de preventieassistent inzicht krijgen in de positieve en negatieve factoren die voor de individuele patiënt van belang zijn om tot het huidige niveau van mondverzorging te komen. Waarom hebben ze gekozen voor een bepaalde tandenborstel, hoe bevalt die, hoeveel weet de patiënt al over mondverzorging?

Ook enkele korte vragen omtrent de voeding horen in deze tandheelkundige anamnese te zijn opgenomen. Vraag naar het aantal eetmomenten (en drinkmomenten!), naar het gebruik van suiker in thee of koffie en welke overige dranken de patiënt verspreid over de dag consumeert. Welke tussendoortjes zijn favoriet en is de basis van gezonde voeding aanwezig in de vorm van dagelijks voldoende fruit en groente.

Veranderingen in gewoonte en toegevoegde of juist afgeschafte hulpmiddelen moeten bij elke vervolgzitting worden nagevraagd en genoteerd worden in het dossier. Alleen op basis van dergelijke persoonlijke informatie kan worden voortgebouwd naar een optimale mondhygiëne voor een patiënt.

5.2.3 Psychosociale anamnese

Doorgaans is dit onderdeel van de anamnese al gedeeltelijk af te nemen in de vorm van een kort gesprekje bij het begroeten van de patiënt. Voortbouwend op de informatie in het dossier omtrent werkgelegenheid, gezinssituatie, heugelijke feiten of ook droevige gebeurtenissen kan een beeld gevormd worden van het sociaal en maatschappelijk functioneren van de patiënt. Een betrokken behandelaar legt door het tonen van belangstelling voor deze onderwerpen tegelijk de basis voor een vertrouwensband met de patiënt. Vertrouwen in de behandelaar heeft een geruststellende invloed op de patiënt.

De mate van zelfzorg die een patiënt kan opbrengen is relatief vaak verbonden met de beperkingen veroorzaakt door een bepaalde werksituatie. Het werken in ploegendienst trekt meestal een zware wissel op dagelijkse regelmaat en daarmee ook op de juiste frequentie van gewone dagelijkse mondverzorging. Verandering van beroep kan dus soms ook invloed hebben op de leefstijl van patiënten. Soms is deze invloed op de leefstijl ogenschijnlijk slechts klein, maar een verandering in de vorm van veel meer of juist minder koffie gebruiken op het werk kan zichtbaar worden in de mondgezondheid. Wanneer immers de koffie met suiker gedronken wordt, kan het ineens een sterke wijziging in het cariësrisico veroorzaken en zal daar aandacht aan gegeven moeten worden.

Ook de financiële ruimte van een patiënt of een gezin kan door een andere baan veranderen, waardoor in overleg met de patiënt het advies voor tandheelkundige hulpmiddelen mogelijk aangepast moet worden. Zo kunnen bijvoorbeeld tandenstokers als best passende optie worden aangeraden, daar waar (veel) duurdere ragers wellicht beter zouden reinigen.

Allerlei sociale omstandigheden kunnen dus direct of indirect het levenspatroon van de patiënt veranderen en daarmee van invloed zijn op de mondgezondheid. Voor een goede diagnose en het opstellen van een passend behandelplan is deze informatie onmisbaar.

5.3 Mondonderzoek algemeen

Volgens de WGBO moet elke patiënt worden geïnformeerd over relevante zaken betreffende de (mond)gezondheid. Daarom heeft de preventieassistent niet alleen de taak om de mond te inspecteren, maar ook om bijzonderheden te melden. Opvallende bevindingen zullen eerst worden overlegd met de tandarts. Daarna zal dit ter informatie worden besproken met de patiënt. Ook is het noodzakelijk om opvallende bevindingen in het patiëntendossier te noteren.

Het mondonderzoek is in enkele fases onder te verdelen: inspectie van de zachte weefsels (het mondslijmvlies) en daarnaast onderzoek van de harde weefsels (de gebitselementen). Vanwege de grote nadruk op plaque-gerelateerde afwijkingen binnen het werkterrein van de preventieassistent is een aanvullende plaquekleurtest belangrijk en wordt de conditie van het parodontium apart onder de loep genomen. Dit gebeurt in de vorm van het bepalen van de DPSI en een bloedingsscore. Al deze onderzoeksgebieden dienen apart van elkaar te worden beoordeeld om de volle aandacht bij het onderwerp te kunnen houden.

Tevens is een vaste onderzoeksvolgorde gewenst, die als het goed is uiteindelijk tot een vaste *routine* uitgroeit. Alleen grondige kennis van de normale situatie in de mond maakt het mogelijk om afwijkingen te onderscheiden en hoe meer kennis de preventieassistent heeft van de meest gangbare afwijkingen, des te sneller zal ze die herkennen. Dit is samen te vatten in de treffende oneliner:

» Je ziet alleen wat je weet. «

5.3.1 Zachte weefsels

Onder het onderzoek van de zachte weefsels wordt verstaan: beoordelen van het het aspect van de mucosa van de wangen, lippen, aangehechte gingiva, gehemelte, tong: randen en tongrug, tonsillen en ten slotte de mondbodem. Algemene wijzigingen van kleur, vorm (bijvoorbeeld een zwelling) of zeer lokale veranderingen moeten worden gezien en gerapporteerd. In enkele gevallen is er een *odontogene* oorzaak. Dit begrip duidt erop dat de afwijking in verband gebracht kan worden met gebitselementen of het parodontium. Gingivitis, parodonitis, maar ook een fistel is hiervan een voorbeeld (fig. 5.1a).

De meeste veranderingen aan de zachte weefsels zijn doorgaans op basis van tijdelijke algemene, niet-odontogene oorzaken. Dit geldt voor aften (fig. 5.1b), slijmvliesafwijkingen bij ziektes, algemene infecties, traumata of tumoren. Ook zijn er bijzonderheden waar te nemen die langdurig of zelfs structureel aanwezig kunnen zijn, bijvoorbeeld de landkaarttong (*lingua geographica*) (fig. 5.1c) of extreem grote keelamandelen (fig. 5.1d). Deze buitensporig grote keelamandelen kunnen een aanwijzing zijn voor mondademhaling. Op basis daarvan ziet men vaak indirect een optredende gingivitis, door uitdroging van het slijmvlies.

5.3.2 Harde weefsels

Het werkterrein van de preventieassistent betreft hoofdzakelijk plaque-gerelateerde aandoeningen. Relevante zaken die zij bij het onderzoek van de harde weefsels in de mondholte in kaart moet brengen, worden hieronder opgesomd en toegelicht.

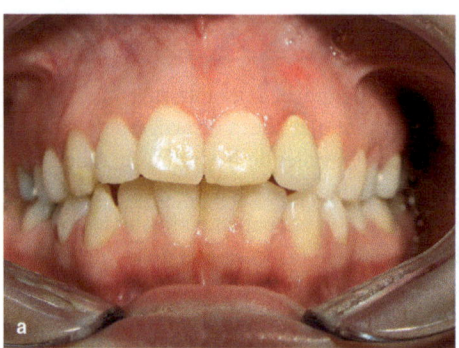
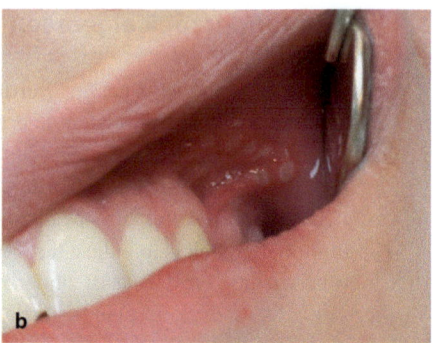
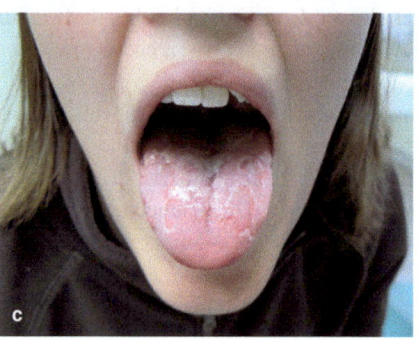
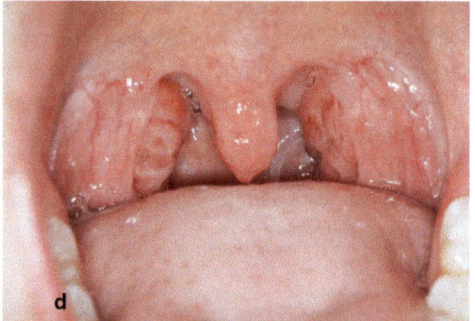

Figuur 5.1 **a** Fistel op basis van periapicala ontsteking van de 22. **b** Aften. **c** Lingua geographica, een onschuldige tongafwijking. **d** Sterk vergrote keelamandelen, indirecte oorzaak van gingivitis.

— Cariës moet worden gezien en vermeld in het patiëntendossier. Deze vorm van tandbederf is volledig te wijten aan de aanwezigheid van tandplaque (zonder tandplaque immers geen cariës).
Als bijzondere factor bij het ontstaan van cariës kan het gebruik van drugs worden genoemd. Enerzijds door de agressieve inwerking op het tandweefsel en anderzijds doordat 'gebruikers' als bijkomend effect van het drugsgebruik doorgaans een zeer zoet dieet hebben en te weinig aandacht hebben voor hun mondhygiëne.
Er zijn verschillende stadia in het cariësproces te onderscheiden met elk een andere prognose. Het type behandeling hangt samen met de fase waarin het cariësproces zich bevindt.
a. White spot cariës is de eerste zichtbare fase van het cariësproces. Het glazuuroppervlak is nog intact, maar de kleur ter plaatse van de aantasting is witter dan het omgevende gezonde glazuur doordat de ontkalking (demineralisatie) ter plaatse een andere lichtreflectie tot gevolg heeft. Een actieve aantasting ziet er bovendien dof(!) uit (fig. 5.2a).

> Bijzonder in deze eerste fase van het cariësproces is dat de destructie niet alleen gestopt kan worden met een juiste behandeling, maar zelfs grotendeels kan 'genezen'. Wanneer de zelfzorg op een goed niveau gebracht is, zal door het optreden van remineralisatie kalk worden opgenomen in de glazuurkristallen. De witte verkleuring trekt deels weg en het intacte(!) glazuur krijgt en glanzend oppervlak.

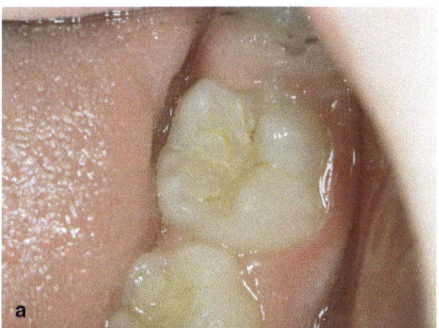 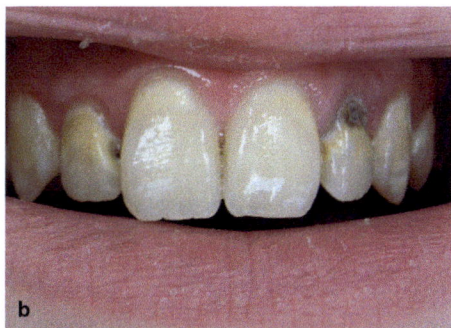

Figuur 5.2 a White spot: actief, dof aspect. b White spot: arrested na verbeteren van de zelfzorg, glanzend aspect.

De white spots in het gebit worden tijdens het onderzoek van het harde weefsel nauwkeurig opgespoord en in kaart gebracht. Ook wordt aangegeven of het oppervlak dof of glanzend is, omdat hieruit is af te lezen of het om actieve cariës gaat (dof aspect) of om een herstellende (glanzende) aantasting (fig. 5.2b). Bij doffe (actieve) white spots kan door instrumentatie met een sonde of scaler heel gemakkelijk beschadiging van het glazuuroppervlak optreden. De samenhang van de glazuurkristallen zal verstoord raken en er treedt een defect op in het glazuuroppervlak. Op dat moment is sprake van een caviteit. Wanneer een caviteit door een behandeling is ontstaan is er sprake van iatrogene schade. Dit kan voorkomen worden door adequate registratie en uiterst zorgvuldige instrumentatie.

- b. Caviteit (het ontstaan van caviteiten) is de tweede fase van het cariësproces. Door verregaande demineralisatie gaat de intacte oppervlaktestructuur van het tandweefsel verloren. Tandplaque kan sneller ontstaan door de ruwheid van het oppervlak en de slechtere bereikbaarheid voor de mondreinigingsmiddelen. Wanneer de caviteit zich tegen de rand van een vulling of kroon bevindt, wordt het genoteerd als secundaire cariës.
- c. Arrested cariës toont een caviteit waarbij het demineralisatie proces gestopt is. Door opgetreden remineralisatie (▶ ook 'white spot') is het oppervlak donker geworden (fig. 5.3a). Dit type caviteit heeft tevens een bepaalde hardheid teruggekregen en kan voorzichtig gesondeerd worden, zonder dat daardoor (verdere) schade wordt toegebracht.
- Erosieve gebitsslijtage laat zich herkennen aan cupping (fig. 5.3b), dofheid en afname van het reliëf tot soms zelfs volkomen reliëfloos glazuur (fig. 5.3c), geel doorschemerend glazuur (fig. 5.3d), dunne doorzichtige en vaak ook kartelige snijranden aan beide fronten en hoogteverlies van de gebitselementen in de zijdelingse delen.

Het herkennen van deze vorm van gebitsslijtage is van belang omdat de slijtage enorme vormen kan aannemen als de oorzaak niet wordt achterhaald. Behalve voedingsinvloeden is bij ernstige slijtage vaak ongemerkt sprake van reflux, het in de mond vloeien van maagsap door een gebrek aan de maagklep of door een andere stoornis. Het behandelen van deze medische afwijking is dan de aangewezen 'redding' van het gebit. Medicijngebruik kan eveneens van invloed zijn op het ontstaan van erosieve gebitsslijtage, bijvoorbeeld bij het gebruik van 'pufjes' door COPD-patiënten. Ook zure voedingscomponenten kunnen (mede) ten grondslag liggen aan erosieve slijtage, maar er kan ook sprake zijn van gebruik van verdovende middelen. Op een aantal van deze aangrijpingspunten kan de preventieassistent met raad en daad de patiënt op weg helpen

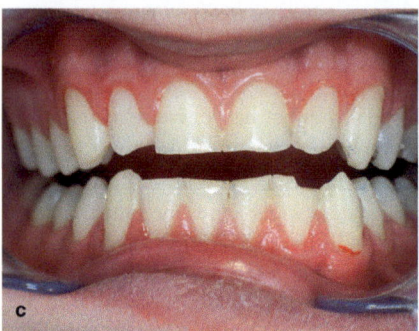
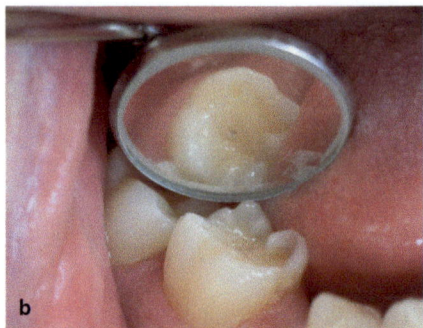
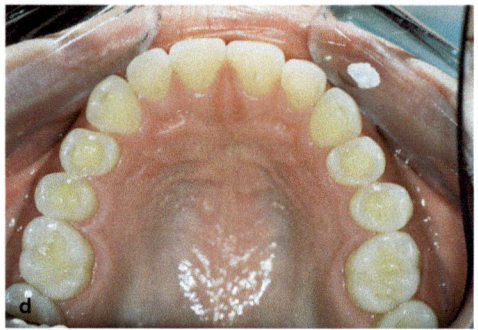

Figuur 5.3 **a** Arrested cariës: donker en hard. **b** Erosieve gebitsslijtage: cupping van de 46. **c** Erosieve gebitsslijtage: volkomen glad glazuuroppervlak, scherpe en sterk ingesleten snijranden. **d** Erosieve gebitsslijtage: doorschemeren van dentine.

om het proces van erosieve slijtage te stoppen. In 'Advies erosieve gebitsslijtage' (Ivoren Kruis 2014) wordt uitgebreid aandacht besteed aan veel verschillende facetten van deze vorm van gebitsschade. De preventieassistent moet kennis hebben van de inhoud van deze brochure om goede zorg te kunnen geven.

- Ongewone tandstand, zowel crowding als ook een diasteem, wordt gerapporteerd omdat het mogelijk van invloed is op de adequate toepassing van de gebruikelijke hulpmiddelen voor mondhygiëne. Alternatieve borsteltjes, gazen of andere poetsmethoden zouden dan noodzakelijk kunnen zijn om een gezonde mond te verkrijgen.
- Overhangende restauraties moeten worden opgemerkt om deze zo mogelijk te laten corrigeren door de tandarts. Er zal veel tandplaque aanwezig zijn op dergelijke plekken, waardoor de conditie van het parodontium onder druk komt te staan.
- Ontbrekende gebitselementen worden, vooruitlopend op het opnemen van de verschillende facetten van het parodontium, in het gebitsdiagram van een parostatus aangegeven.
- Tandwortelimplantaten worden eveneens duidelijk aangegeven in de parostatus. Dit is belangrijk vanwege het gebruik van afwijkende instrumenten en/of een afwijkende instrumentatietechniek rondom deze structuren.
- Keramische restauraties moeten in beeld gebracht worden omdat ze niet tegen het gebruik van mechanische scalers bestand zijn.
- Doorbrekende of onlangs doorgebroken gebitselementen moeten worden gespot om dezelfde reden als genoemd bij de keramische restauraties (▶ H. 7).

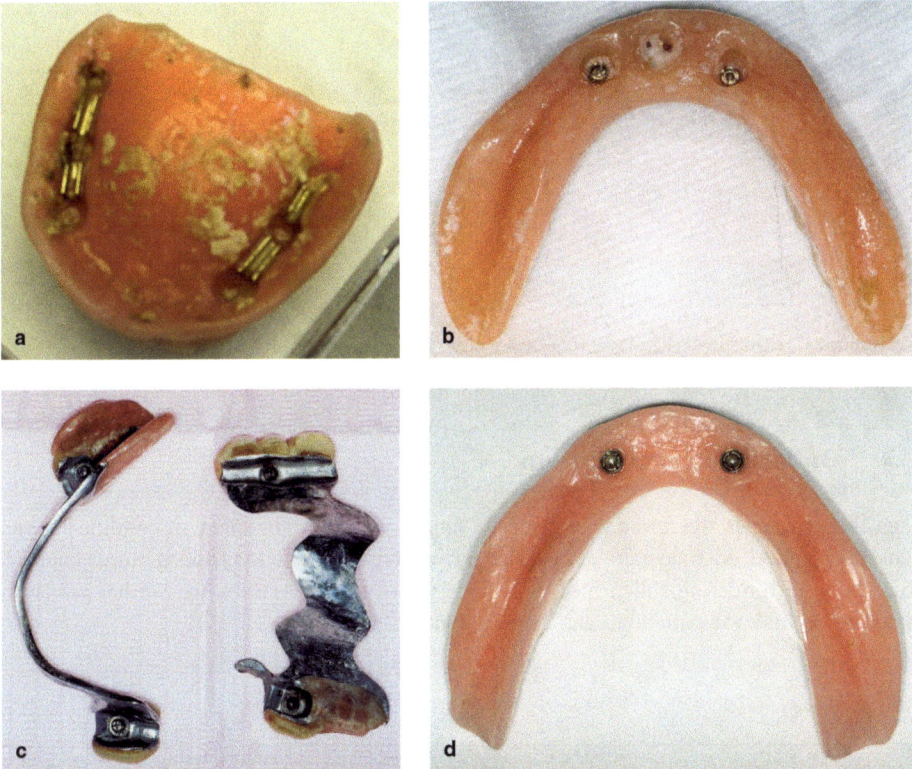

Figuur 5.4 **a** Tekortgeschoten prothesehygiëne van de overkappingsprothese bij stegverankering. **b** Tekortgeschoten prothesehygiëne van de overkappingsprothese bij drukknopverankering. **c** Prima zelfzorg bij een frameprothese met precisieverankering. **d** Prima zelfzorg bij een overkappingsprothese met drukknopverankering.

– Overige bevindingen, zoals sporen van abrasie, attritie en abfractie, interne verkleuringen en fracturen van gebitselementen kunnen terloops worden aangeven, maar hebben doorgaans geen directe relatie met het werkgebied van de preventieassistent. Indirect zijn de patiënten met veel slijtage door tandenknarsen van belang voor de preventieassistent omdat er dan afdrukken gemaakt zouden kunnen worden voor het aanmeten van een splint (▶ par. 11.2).

5.3.3 Inspectie uitneembare voorzieningen

Hierbij gaat het om de beoordeling van (partiële) protheses, splints, antisnurkapparatuur en uitneembare orthodontische apparatuur. In eerste instantie gaat het om de hygiëne, maar ook om het opmerken van eventuele scherpe randen, breuken of andere ongerechtigheden. Bij overkappingsprotheses laten de uitsparingen van de overkapte elementen nogal eens te wensen over wat betreft goede hygiëne (◘ fig. 5.4a, b). Het aanreiken van geschikte prothesereinigingshulpmiddelen zal dan ook in het behandelplan moeten worden opgenomen, opdat uiteindelijk voldoende reiniging zal plaatsvinden van deze uitneembare structuren (◘ fig. 5.4c, d).

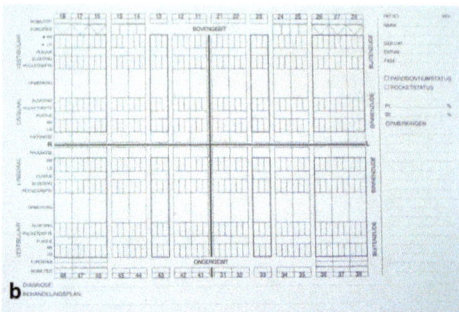

Figuur 5.5 a Oorspronkelijke tabel voor DPSI-score. b Parodontiumstatus om de uitkomsten van het parodontiumonderzoek te noteren.

5.4 Onderzoek parodontium

Een aparte plaats is ingeruimd voor inspectie van het parodontium omdat de conditie hiervan nagenoeg geheel door de aan- of afwezigheid van tandplaque en tandsteen wordt bepaald. Slechts bij uitzondering zullen medicatie, systeemziektes of overbelasting van het gebitselement de oorzaak van pathologie aan het parodontium zijn.

5.4.1 DPSI

De Dutch Periodontal Screening Index (DPSI) is een indicator van de gezondheid van het parodontium. De praktische betekenis van de cijfers is dat ze de behandelbehoefte van een patiënt weergegeven (▶ Bijlage achterin het boek, ▶ tab. 12.3).

Het competentiegebied van de preventieassistent reikt tot maximaal DPSI 2. Wanneer echter bij een patiënt met zekerheid is vast te stellen dat er bij een gemeten DPSI 3- sprake is van pseudopockets (verdiepte sulcus alléén op basis van gingivazwelling en dus zonder aanhechtingsverlies) kan de preventieassistent dergelijke patiënten *bij uitzondering* behandelen.

Bij een DPSI hoger dan 2 zal de preventieassistent normaalgesproken niet zelfstandig werken. Er zal dan slechts een *déélbehandeling* kunnen worden uitgevoerd als onderdeel van een totaal behandelplan dat door de door tandarts of mondhygiënist uitgevoerd en geëvalueerd zal worden. Dit moet nadrukkelijk naar de patiënt gecommuniceerd worden. Dit begrip deelbehandeling wordt ook in het dossier vastgelegd als de patiënt toestemming heeft verleend.

Bepalen DPSI

Bij het vaststellen van de DPSI worden de metingen per sextant gescoord en de hoogst gevonden waarde in het sextant wordt genoteerd. Van de gevormde reeks van zes getallen vormt het hoogste getal de DPSI. Dit cijfer geeft de *behandelbehoefte* van de patiënt aan. De cijfers kunnen in een aparte DPSI-tabel worden genoteerd (▢ fig. 5.5a). Bij voorkeur worden de gevonden waarden echter in een standaard parostatus aangetekend (▢ fig. 5.5b). Het voordeel van een parostaus is dat daarin ook is te zien op welke plaats zich een eventuele pocket of overhangende restauratie bevindt.

De metingen bij het opnemen van de DPSI worden gewaardeerd volgens de tabel in de Bijlage (▶ tab. 12.3). Tot en met DPSI 2 is sprake van gingivitis of mucositis. Hogere DPSI-waarden

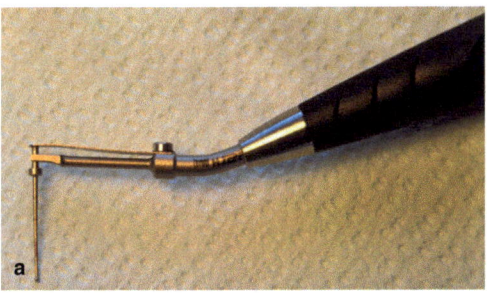 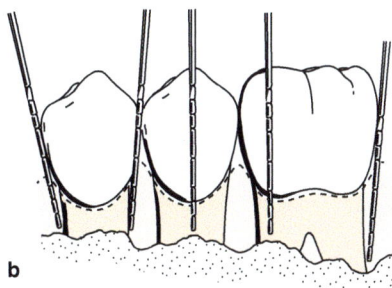

Figuur 5.6 a Click-sonde, maximale sondeerdruk 0,25 N. **b** Schematische weergave sondeerrichting met pocketsonde. (Bron: Professionele gebitsreiniging 2011)

duiden bij natuurlijke gebitselementen op parodontitis. Rondom implantaten is de relatie tussen DPSI en diagnose niet zo eenduidig.

Voor implantaten zijn de termen gingivitis en parodontitis verruild voor mucositis, respectievelijk peri-implantitis. De structuur van de peri-implantaire mucosa is heel anders dan die van de sulcus rond natuurlijke gebitselementen. Bij implantaten ligt de mucosa zonder enige vorm van vezelverbinding tegen het implantaat en de suprastructuur. De sulcusbodem bevindt zich dus in feite op het niveau van de botaanhechting met het implantaat. Wanneer bij sondering rond het implantaat bloeding optreedt, is er sprake van mucositis. Als het ontstekingsinfiltraat in de mucosa blijft bestaan, treedt vervolgens necrose op van het mucosaweefsel. Dit is in de vorm van pusafvloed tijdens sonderen zichtbaar. Aanvullend röntgenologisch onderzoek zal in die situatie moeten uitwijzen of er (al) botverlies rond het implantaat aangetoond kan worden. Wanneer dat inderdaad het geval mocht zijn, zal peri-implantitis de diagnose zijn.

Alert op peri-implantitis!

De overgang van mucositis (met of zonder pusafvloed) naar peri-implantitis verloopt veel sneller dan de overgang van gingivitis naar parodontitis. Dit is met name het geval bij patiënten die een parodontitisverleden hebben of een aanhoudend slechte mondhygiëne. De prognose van peri-implantitis is ongunstig. Veel tandwortelimplantaten gaan dan ook uiteindelijk verloren als peri-implantitis de kans gekregen heeft om te ontstaan. Zeer zorgvuldig monitoren van de mucosa rond implantaten is dus geboden en bij een eerste constatering van mucositis moet de preventieassistent alles in het werk stellen om zo spoedig mogelijk genezing van het weefsel te realiseren om daarmee het ontstaan van peri-implantitis te voorkomen.

Instrumentatie DPSI

Voor de werkwijze bij het opnemen van de DPSI gelden de volgende aandachtspunten.
- Exploratief sonderen: de pocketsonde wordt met lichte druk (zogeheten 'gentle probing') door de sulcus gevoerd. De maximale kracht is 0,25 N, hetgeen met behulp van een gekalibreerde sonde (click-sonde) is aan te leren (fig. 5.6a). Te hard sonderen veroorzaakt niet alleen een pijnreactie bij de patiënt, maar berokkent ook schade aan de parodontale vezels. Dit zal zich weliswaar binnen enkele dagen herstellen, maar deze iatrogene schade (door de behandeling ontstane schade) is uiteraard ongewenst.

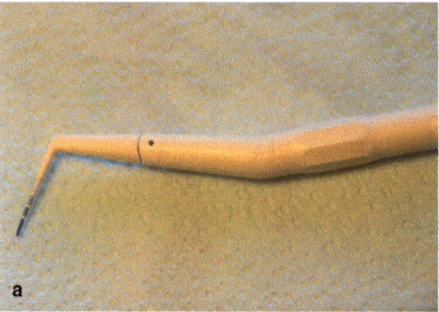 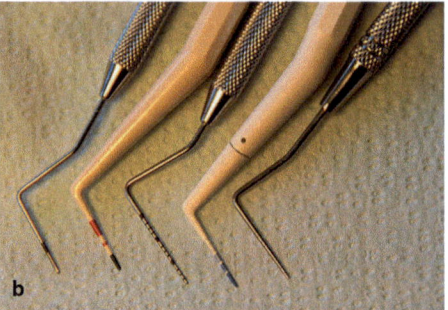

Figuur 5.7 a Kunststof click-sonde voor sondering rondom implantaten. b Voorbeelden van beschikbare pocketsondes.

- De pocketsonde blijft tijdens het sonderen *in* de sulcus en wordt rondom de elementen dus niet telkens opnieuw ingebracht. De punt van de pocketsonde heeft telkens contact met het element en wijst altijd in de richting van de wortelpunt. Bij de distale vlakken wijst de punt dus iets naar mesiaal, bij de gladde vlakken licht richting furcatie en bij de mesiale vlakken wijst de punt iets naar distaal (fig. 5.6b). De verticale hoek van de pocketsonde ten opzichte van het element is daardoor gemiddeld ongeveer 15°.
- Het verdient de voorkeur om steeds hetzelfde type pocketsonde te gebruiken om geen verwarring bij het aflezen te introduceren.
- Een maximale afleeslengte van 10 mm is voor een preventieassistent het meest geschikt omdat hogere meetwaarden niet zullen voorkomen. De bereikbaarheid en wendbaarheid achter in de mond is met een 10 mm pocketsonde optimaal.

DPSI rondom implantaten

Bij implantaatpatiënten moet door de preventieassistent een kunststof pocketsonde worden gebruikt. Deze sonde kan al dan niet gecombineerd worden met de eerder besproken clickfunctie voor gedoseerde sondeerkracht (fig. 5.7a). Kunststof sondes zijn flexibel en laten geen krassen na op het implantaat.

Een mondhygiënist zou eventueel wel een metalen pocketsonde kunnen gebruiken omdat deze behandelaar de kennis en kunde heeft om de implantaten met juiste middelen te polijsten na de behandeling. Al met al is de keuze uit verschillende typen (metalen) pocketsondes bijzonder groot (fig. 5.7b).

Het is belangrijk te weten dat bij sondering rond implantaten bij te grote druk de sonde direct op het bot terecht zal komen doordat er geen natuurlijke beschermende parodontale vezels op de bodem van de sulcus aanwezig zijn. Ook bij normale druk op de sonde kan een (te) grote diepte worden gemeten in de situatie dat het implantaat heel diep is geplaatst. Wanneer een implantaat erg hoog staat en de windingen van het implantaat zelfs te sonderen zijn, is het van buitengewoon groot belang dat de pocketsonde contact houdt met het implantaat. De hoek van de pocketsonde ten opzichte van de lengteas van het implantaat is dan ook nooit groter dan 15°. Anders zou de pocketsonde 'in' en winding kunnen 'duiken'. Herstel van de weefselschade van te hard sonderen rondom een implantaat vraagt meer tijd dan het herstel van dergelijke schade rond natuurlijke elementen.

> Een sulcusdiepte van meer dan 3 mm rond een implantaat betekent niet per definitie dat er zich een pathologisch proces afspeelt. Het implantaat zou om een bepaalde reden dieper geplaatst kunnen zijn dan gebruikelijk, waardoor een ongewone diepte van de sulcus gemeten kan worden.
> Bloeding bij sondering rondom implantaten is ernstig omdat mucositis gemakkelijk kan overgaan in het moeilijk te behandelen ziektebeeld peri-implantitis. Met een regime van elke drie maanden de biofilm in de sulcus verstoren en extra nadruk op verbetering van de mondhygiëne moet de mucositis genezen of in elk geval gemonitord worden.
> Pusafvloed bij sondering rondom implantaten geldt als een dringende reden om contact te zoeken met de tandarts voor aanvullend (röntgenologisch?) onderzoek. Er is in zo'n situatie meestal al langere tijd sprake van mucositis, waardoor op basis van weefselnecrose pus gevormd kan worden.

5.4.2 Bloedingsscore

In een parodontiumstatus wordt genoteerd op welke plaatsen binnen 30 seconden na sonderen bloeding(en) ontstaan.

Oorzaken gingivabloeding

Doorgaans is een gingivale bloeding duidelijk te verklaren door de aanwezigheid van tandsteen of tandplaque. Door de scherpe en harde structuur van tandsteen kan het een *mechanische* irritatie vormen en dit wordt aangevuld door de *chemische* irritatie op basis van toxinen uit de tandplaque.

Mechanische irritatie kan ook worden veroorzaakt door een ruwe rand van een restauratie of een cervicale cariëslaesie waar zich veel plaque opgehoopt heeft. Toch kan er in een gezonde en zichtbaar schone mond soms bloeding van een bepaalde tandpapil blijven bestaan. Dat zou een aanwijzing kunnen zijn voor approximale cariës ter hoogte van het contactpunt bij die tandpapil. Wanneer door het cariësproces de kristalstructuur van het glazuur reeds zover is aangetast dat het oorspronkelijk gladde glazuuroppervlak defect is (cavitatie), zal zich daar altijd tandplaque bevinden.

Geen enkel mondreinigingsmiddel is in staat om een ruw contactpunt plaquevrij te krijgen. Een rager of tandenstoker komt immers hooguit *onder* het contactpunt als daar toegang voor is doordat er geen volledige papil (meer) aanwezig is. Dentalfloss komt weliswaar door het contactpunt, maar zal de ruwheid niet plaquevrij kunnen maken. In het geval van een approximale caviteit zal de aanwezige plaque in het ruwe oppervlak dus een voortdurende irritatie uitoefenen op de interdentale papil. Dit zal dan 'onbegrepen' bloeding van de papil na sonderen als gevolg kunnen hebben.

Wanneer in een relatief schone mond toch veel bloeding optreedt bij sonderen, moet het klinische aspect van de gingiva ook bij de beoordeling betrokken worden. Als in zo'n situatie de gingiva kenmerken van gingivitis vertoont, kan dat erop duiden dat de patiënt goed gepoetst heeft voor de behandeling, maar het doorgaans helemaal niet zo zorgvuldig doet. Het aspect van de gingiva laat de patiënt dan voor wat betreft zijn normale poetsgedrag door de mand vallen.

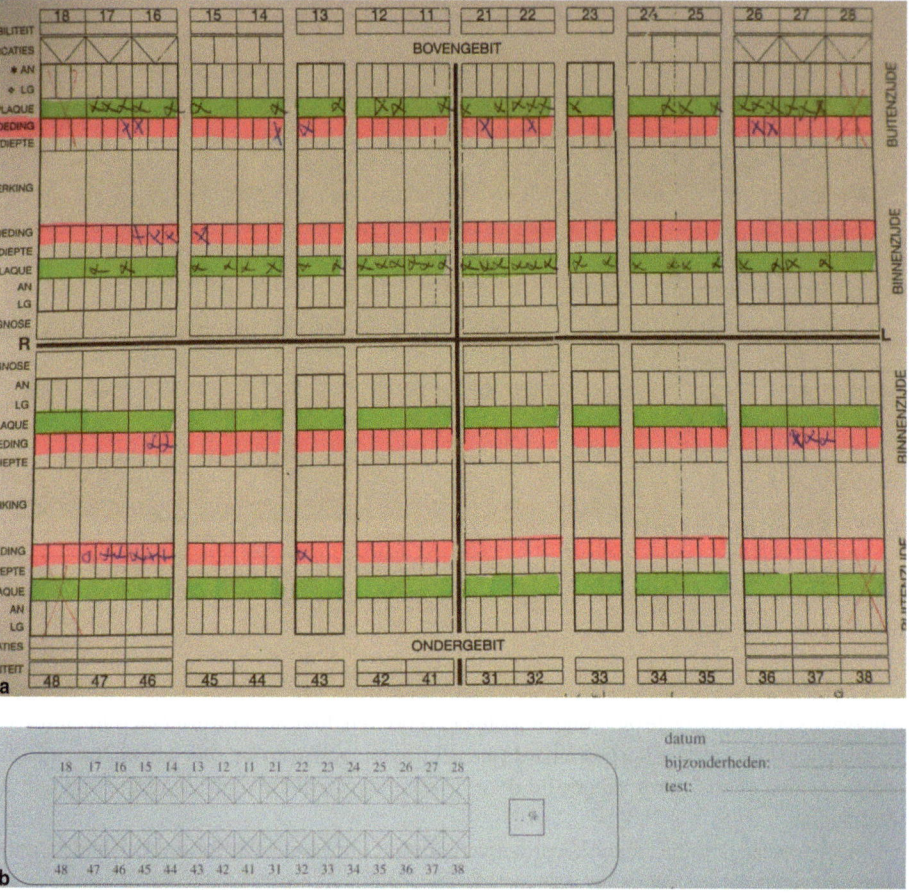

Figuur 5.8 **a** Ingekleurde parostatus: roze = bloeding, groen = tandplaque. **b** Klein diagram voor alleen de plaquescore.

Berekenen bloedingsscore

Er hoeft geen onderscheid gemaakt te worden tussen puntbloedingen uit de sulcus of oppervlakkige bloeding. Er zijn per element zes meetpunten: mesiovestibulair, mid-vestibulair, distovestibulair, distolinguaal, mid-linguaal en mesiolinguaal. De geconstateerde bloedingen worden in de betreffende horizontale rij van de parodontiumstatus aangetekend door middel van een stip of cirkeltje. (Oorspronkelijke was een rode stip het symbool voor puntbloedingen en een cirkeltje gold als 'gewone' bloeding.) Voor het visuele overzicht kan een rode pen of rood potlood gebruikt worden. Bij het invullen kan het gemakkelijk zijn als de betreffende regel met een roze marker is ingekleurd; dit voorkomt per abuis verkeerd geplaatste notities (fig. 5.8a). De bloedingsscore wordt berekend volgens de volgende formule:

$$\frac{\text{aantal bloedingen}}{\text{aantal gemeten punten} \left(\text{aantal aanwezige gebitselementen} \times 6 \right)} \times 100\% = \text{bloedingsscore}$$

Betekenis van de bloedingsscore

In het algemeen duidt bloeding na sonderen erop dat het weefsel is ontstoken. We spreken van gingivitis of mucositis. Bij patiënten die genetische aanleg hebben voor het ontwikkelen van parodontitis geldt een hoge bloedingsscore als een voorbode van parodontitis. De kans dat deze patiënten parodontitis ontwikkelen na een adequate behandeling van de gingivitis is gelukkig vrijwel nihil.

> In een gezonde mond kan geen parodontitis ontstaan omdat daarvoor eerst gingivitis aanwezig moet zijn als voorstadium. Gingivitis genezen is dus de beste preventie van parodontitis!

Door ervaring zal de preventieassistent een klinische blik moeten ontwikkelen, waarmee de relatie tussen de hoeveelheid vastgestelde bloedingen en een daarvoor aangetoonde oorzaak snel kan worden vastgesteld. In een redelijke schone mond veel bloeding constateren is vreemd en omgekeerd in een zeer vieze mond geen noemenswaardige hoeveelheid bloeding vaststellen is ook vreemd, zoals al eerder werd opgemerkt. In het eerste geval zou wellicht een onderliggende ziekte, bijvoorbeeld leukemie, de oorzaak kunnen zijn van de veel te heftige reactie op een beetje tandplaque. Of een medicijnkuur kan de weerstand van de patiënt hebben aangetast, waardoor een te heftige reactie van het tandvlees ontstaat. Ook tijdens zwangerschappen kan de gingiva bij het minste of geringste bloeden zonder dat daar een zichtbare oorzaak voor te vinden zijn. Dit is te wijten aan een veranderende hormoonspiegel tijdens de zwangerschap.

Wanneer een hoge bloedingsscore wordt gemeten bij rode gezwollen gingiva en tegelijkertijd afwezigheid van tandplaque, kan dat – zoals eerder beschreven – duiden op een eennmalige goede poetsbeurt voorafgaand aan het huidige consult. Omgekeerd kan een mond met zeer veel tandplaque en tandsteen een onwaarschijnlijk lage bloedingsscore te zien geven. Roken kan hiervan de oorzaak zijn. De kleine bloedvaatjes zijn bij rokers vernauwd en laten daardoor minder bloedende gingiva zien dan te verwachten is op basis van de plaquescore. De gemeten waarden bij een rokende patiënt geven daarom een gunstiger beeld dan hoe de conditie van de gingiva in werkelijkheid is.

5.4.3 Plaquescore

Het vaststellen van de hoeveelheid plaque en die uitdrukken in een score is een hulpmiddel om de kwaliteit van de zelfzorg in beeld te brengen. Dat is belangrijk om te weten omdat er een duidelijk verband is tussen de mondgezondheid en het niveau van zelfzorg. Cariësactiviteit, maar zeker ook de aanwezigheid van gingivitis vertoont normaalgesproken een direct verband met de hoeveelheid aanwezige tandplaque.

Voor het opnemen van de plauquescore zijn speciale kleine diagrammen beschikbaar (◻ fig. 5.8b). Deze zijn eenvoudig in het gebruik wanneer alleen een plaquescore wordt bepaald zonder bloedingstest of opname van de DPSI.

Praktische voorbereiding plaquescore

In principe maakt de preventieassistent bij iedere behandeling gebruik van de plaquekleuring en een goede werkwijze is daarom lonend. Het is om redenen van hygiëne en efficiency belangrijk om alle benodigde materialen van tevoren klaar te zetten in afgemeten porties per patiënt. Er zijn verschillende soorten plaque-indicatoren welke middels verschillende kleuren de leeftijd van de tandplaque in beeld brengen.

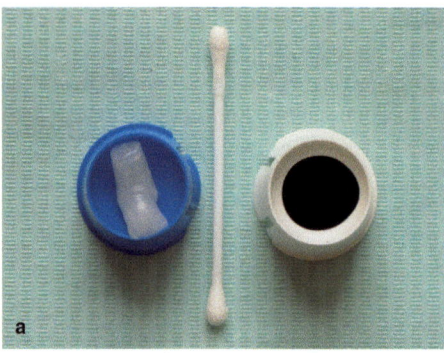 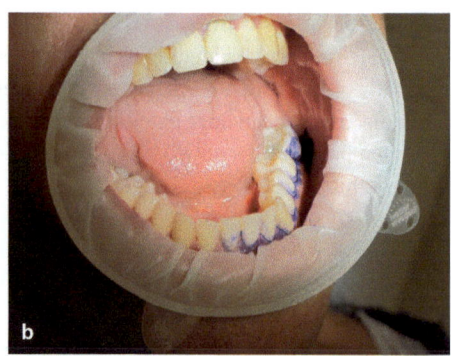

Figuur 5.9 a Benodigdheden plaquekleurtest. b OptraGate® voor plaquekleuring.

> Enkelvoudige rode kleurstof op basis van erytrosine behoeft een kanttekening. De betreffende kleurstof heet officieel E124, waarvan bekend is dat hij overgevoeligheidsreacties bij kinderen kan veroorzaken. De kinderen kunnen binnen enkele minuten na toediening van de kleurstof zeer druk en agressief worden. Ook de tabletten om thuis het niveau van de zelfzorg te controleren kunnen E124 bevatten.

Voor het appliceren van de vloeistof kan gebruik worden gemaakt van een microbrush, een wattenstaafje of een los wattenbolletje met pincet. Standaard dient behalve de kleurstof en de applicator ook vaseline te worden opgedekt (fig. 5.9a). Dit is uiteraard bedoeld om de lippen van de patiënt te beschermen tegen de kleurstof en om te voorkomen dat hij met rode lippen de praktijk zal verlaten. Voor goede bereikbaarheid van de buccale zijden van de elementen kan een OptraGate® hulp bieden (fig. 5.9b).

Berekenen plaquescore

Net als bij de bloedingsscore wordt op dezelfde zes plaatsen rondom de gebitselementen beoordeeld, maar in dit geval of er tandplaque aanwezig is. De plekken met tandplaque worden met een plusje in de parodontiumstatus aangegeven op de betreffende locatie. Voor het gemak zou de rij die voor de plaquenotities bedoeld is, met een marker groen (of geel) gemaakt kunnen worden.

Slechts de locaties die een relatie hebben met de gingiva zijn van belang voor het verband tussen tandplaque en paroproblematiek. Dat wil zeggen dat niet alle tandplaque mee telt. Occlusale tandplaque is dus niet relevant voor berekening van de plaquescore, net zoals de tandplaque die zich bijvoorbeeld vaak in de lengtegroeven van de centrale bovenincisieven bevindt. De cervicale randen van de gebitselementen moeten daarentegen uiterst nauwkeurig worden geïnspecteerd omdat van daaruit de ziekmakende invloed van tandplaque op de gingiva uitgaat. De plaquescore is zodoende in eerste instantie bedoeld als instrument om de gezondheid van het parodontium te bewaken, met de bijkomende betekenis van een indicatie van het cariësrisico.

De formule die wordt toegepast voor het vaststellen van de plaquescore is vergelijkbaar met die voor de bloedingsscore en luidt:

$$\frac{\text{aantal locaties met tandplaque}}{\text{aantal gemeten punten (aantal aanwezige gebitselementen} \times 6)} \times 100\% = \text{bloedingsscore}$$

Interpretatie plaquescore

Aan de hand van de hoogte van de score wordt het niveau van mondhygiëne vastgesteld. Een score van minder dan 15 % is een mooi resultaat. Die patiënten behoeven slechts zeer gering te worden bijgestuurd. Hogere scores zullen door gerichte instructie en motivatie van de patiënt naar beneden gebracht moeten worden om de mondgezondheid niet (verder) in gevaar te brengen.

> Afhankelijk van de locaties waar zich de plaque bevindt, dient een voor deze individuele patiënt passende instructie te worden overwogen.

Bij veel cervicale plaque is een andere poetsmethode met meer aandacht voor de overgang van element naar gingiva effectiever dan het aanreiken van tandenstokers. Die komen in beeld wanneer de vrije gladde vlakken goed schoon blijken te zijn, maar de tandplaque voornamelijk in de interdentale ruimten is achtergebleven. Ook kan het zijn dat de poetsmethode op zich prima blijkt te zijn, maar dat de patiënt systematisch een bepaalde zone vergeet. Hierop specifiek bijsturen is dan de opdracht voor de preventieassistent. De klinische situatie zal uiteindelijk dicteren welke hulpmiddelen geadviseerd kunnen worden als het gaat om interdentale reiniging. Er zal dan bekeken moeten worden of de ruimte wellicht groot genoeg is om ragers te gaan gebruiken of dat met (dunne) stokers volstaan moet worden.

5.5 Aanvullend onderzoek

Bij een hoge cariësactiviteit in een goed verzorgde mond zal er mogelijk een andere oorzaak meespelen dan alleen tandplaque. De uitkomsten van de standaardmondonderzoeken kunnen soms bevredigende scores laten zien, terwijl er toch nieuwe cariës is geconstateerd. De preventieassistent kan dan de voeding onder de loep nemen of speekselonderzoek doen.

5.5.1 Voedingsanamnese

Een uitgebreider inzicht in het voedingspatroon van patiënten kan worden verkregen met behulp van systematisch noteren van alles wat is gegeten of gedronken gedurende een week. Zowel de *aard* van het voedingsmiddel (plakkerig, zoet/hartig, vloeibaar) kan een aanwijzing geven voor de onvoldoende mondgezondheid, als ook de *frequentie* waarmee het wordt genuttigd.

Voedingsdagboekje

Genoemde informatie kan de patiënt tijdens een representatieve week in een voedingsdagboekje verzamelen. Daarbij moet er rekening mee worden gehouden dat op feest- en vakantiedagen het dieet sterk kan afwijken van de genoteerde normale consumpties. Een voorbeeldpagina van een voedingsdagboekje is te vinden in de Bijlage achterin dit boek (▶ tab. 12.4). Deze pagina zou door de preventieassistent in een digitaal bestandje omgezet kunnen worden om het voor veel mensen beter inpasbaar te laten zijn in het dagelijks leven. Vooral voor patiënten met een Smartphone zal het dan weinig inspanning kosten om consequent alles te noteren.

Het verwerken van de voedingsgegevens wordt bij voorkeur niet tijdens een patiëntenzitting gedaan omdat het concentratie en tijd vraagt die in het bijzijn van de patiënt niet altijd gemakkelijk te vinden is. Deze wijze van voorbereiden op de behandelsessie staat dus niet als behandeltijd in de agenda gepland. Het is daarom een punt van aandacht bij het aangaan van dergelijke behandelingen, zodat dit werk niet in de eigen tijd gedaan gaat worden.

Een volgend aandachtspunt is dat bij het aanleveren van digitale voedingsdagboekjes een speciaal daarvoor aangemaakt e-mailadres beschikbaar wordt gesteld. Nadrukkelijk kan worden toegevoegd dat patiënten dit adres niet kunnen gebruiken voor 'even' een andere tandheelkundige vraag. Zo wordt voorkomen dat het mailadres als ingang wordt gebruikt voor allerlei vragen buiten de behandeltijd om. Deze afbakening is noodzakelijk omdat mailen ongemerkt een enorme hoeveelheid tijd kan opeisen. Het binnengekomen digitale bestand kan als PDF worden opgeslagen in het patiëntendossier. De uitwerking en het daaruit voortkomende advies kan in een apart tekstdocument worden uitgewerkt en eveneens opgeslagen in het dossier. In het journaal volstaat dan een verwijzing naar die bestanden.

Interpretatie voedingsdagboekje

Een gezond voedingspatroon bestaat uit maximaal zeven eetmomenten per etmaal. Alles inclusief!! Tegenwoordig ligt het aantal momenten waarop iets gegeten of gedronken wordt bij de meeste mensen (vele malen) hoger. Er is sprake van 'grazen' over de hele dag verspreid. Het glazuur krijgt dan tussendoor onvoldoende tijd om te herstellen van de zuuraanvallen en het zal langzaam maar zeker ontkalken op plaatsen waar zich tandplaque bevindt.

Afgezien van de hoeveelheid opgeschreven feitelijke consumpties is voor een juiste interpretatie van de gegevens uit het dagboekje nog andere informatie van belang. Er dient inzicht verkregen te worden in de *manier* van consumeren. Zoete drank die in één keer wordt opgedronken is minder schadelijk dan diezelfde hoeveelheid zoete drank die over zes verschillende tijdstippen wordt uitgesmeerd. Hetzelfde geldt voor vaste voedingsmiddelen. Bovendien speelt ook het tijdstip een rol omdat bijvoorbeeld zoetigheid vlak voor het slapen gaan ook na tandenpoetsen nog aanwezig kan zijn in diepe fissuren waar de tandenborstel geen vat op heeft.

Een evenwichtig samengesteld dieet bevat voor kinderen één à anderhalf stuks fruit per dag, voor volwassenen twee stuks fruit, en daarnaast een flinke dagelijkse portie groente. Deze voedingsmiddelen beïnvloeden op een gunstige manier de buffercapaciteit van het speeksel, zodat bij een zuuraanval de PH weer snel kan stijgen naar de veilige zone. Fruitsappen zijn geen volwaardige vervanging voor vers fruit omdat de reinigende werking van bijvoorbeeld het kauwen van een appel gemist wordt bij het drinken van appelsap. Bovendien is er vaak ongewenst suiker toegevoegd aan kant-en-klare vruchtensappen.

5.5.2 Speekseltest

Te weinig speeksel geeft een verhoogde kans op cariës, maar wordt door de patiënt pas ervaren als er al ruim de helft minder speeksel wordt geproduceerd dan normaal. Het afnemen van een speekseltest kan dan duidelijkheid bieden over de hoeveelheid speeksel. Patiënten met bloeddrukverlagende middelen en antidepressiva hebben vaak als bijwerking van deze medicatie een droge mond. Ook kunnen sommige ziektes een droge mond veroorzaken. De bekendste is wel de ziekte van Sjögren. Hierbij is vaak sprake van een (extreem) droge mond en is ook de hoeveelheid traanvocht verminderd.

Andere aspecten van speeksel zijn eveneens te testen. Mogelijk zou een lage PH van het speeksel dat in rust is gevormd een rol kunnen spelen bij een verhoogde cariësactiviteit. Ten slotte werd vroeger het speeksel bij een hoge cariësactiviteit getest op de aanwezigheid en de hoeveelheid van bepaalde bacteriën die bij het cariësproces betrokken zijn. Toch zijn er naar huidig inzicht geen redenen meer om deze laatste variabelen met aanvullend onderzoek in kaart te brengen. Alleen het bepalen van de *hoeveelheid* speeksel en de buffercapaciteit kan nog relevante informatie opleveren.

Bij ongediagnosticeerde (dus onbehandelde) diabetes mellitus kunnen onverwacht veel cervicale aantastingen optreden doordat de ziekte afname van de speekselvloed veroorzaakt. De ongunstige invloed hiervan op het cariësrisico wordt versterkt door een hoog glucosegehalte van de creviculaire vloeistof (vloeistof die via de sulcus in de mond komt). Dit geeft dus specifiek veel cervicale caviteiten. Bij oude patiënten zal dat zich presenteren in de vorm van wortelcariës.

> Door het toenemend aantal jonge patiënten met diabetes is alertheid geboden bij een plotselinge of onverklaarbare toename van de cariësactiviteit en met name bij cervicale aantastingen. De huisarts zou een glucosebepaling kunnen doen om de verdenking te bevestigen.

Werkwijze speekseltesten

De patiënt verzamelt speeksel in rust en/of bij stimulatie van de speekselklieren door te kauwen op paraffineblokjes en spuugt het in een plastic bekertje. Door nauwkeurig te wegen is de hoeveelheid speeksel vast te stellen: een milliliter speeksel weegt 1 gram.

Alle gebruikelijke persoonlijke beschermingsmiddelen voor de preventieassistent zijn noodzakelijk omdat er kans bestaat op contact of spatten met speeksel tijdens het verwerken. De volgende materialen kunnen van tevoren worden klaargelegd;
- plastic bekertje;
- paraffineblokje;
- weegschaaltje;
- indicatorstripje;
- disposable pipetje;
- scorekaart buffercapaciteit.

A. Stapsgewijze werkwijze voor hoeveelheid speeksel
- Laat de patiënt rechtop zitten in de behandelstoel en bespreek de stappen.
- Weeg een leeg bekertje en noteer het gewicht.
- De patiënt kauwt gedurende vijf minuten op het paraffineblokje en spuugt al het speeksel in het bekertje (fig. 5.10a).
- Weeg het gevulde bekertje na vijf minuten en corrigeer de uitkomst met het gewicht van een leeg bekertje.
- Noteer de gevonden waarde.

De uitkomst is te interpreteren op basis van de normale speekselproductie die bij stimulatie meer dan 1 ml per minuut bedraagt. Minder speeksel duidt op een droge mond. Bij minder dan 0,7 ml per minuut is zelfs sprake van een zeer droge mond. Voor deze patiënten zal het voorschrijven van een speekselvervanger veel verlichting kunnen brengen.

B. Stapsgewijze aanvulling bij de speekseltest voor bepaling buffercapaciteit
- Bevochtig het indicatorstripje met een druppel speeksel en lees na vijf minuten de waarde af met behulp van een bijgeleverde scorekaart (fig. 5.10b–d).

De uitkomsten worden in het patiëntendossier genoteerd en ter aanvulling kan een foto van de meetresultaten worden gemaakt. Ook die wordt opgeslagen in het patiëntendossier. De bete-

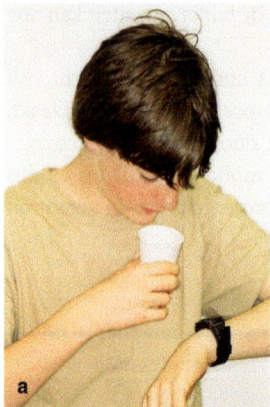
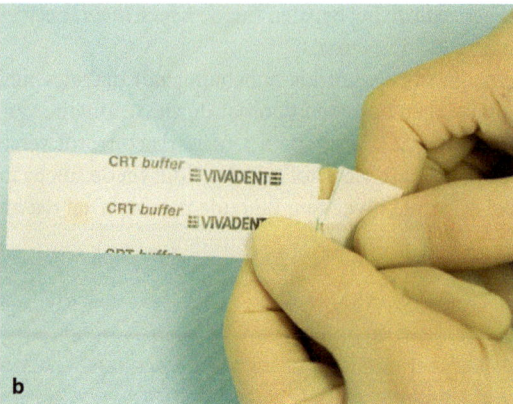
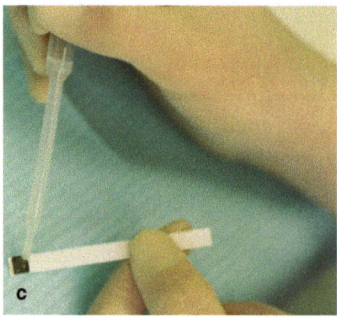
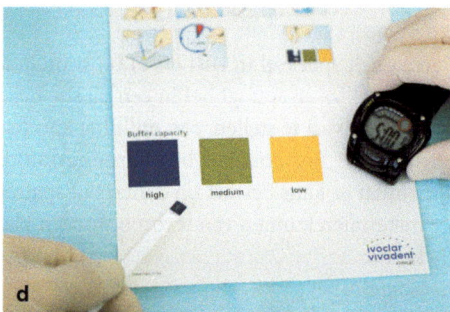

Figuur 5.10 a Patiënt kauwt 5 minuten op paraffine en spuugt het gestimuleerde speeksel uit. b Eenvoudig dip-stickje voor het bepalen van de buffercapaciteit speeksel. c Dipstickje bevochtigen. d Uitslag buffercapaciteit aflezen na vijf minuten inwerktijd.

kenis van de uitkomst van deze test is eenvoudig en duidelijk. Een patiënt loopt een normaal risico bij de uitslag medium. Bij een hoge buffercapaciteit zal er een laag cariësrisico zijn omdat de zuuraanval snel geneutraliseerd kan worden. Omgekeerd is bij een lage buffercapaciteit een verhoogd risico op het ontstaan van cariës aanwezig doordat zuuraanvallen slecht geneutraliseerd worden en dus relatief lang aanhouden.

Literatuur

Avoort G van der. Nazorg bij implantaten. Houten: Accredidact; 2014.
Avoort G van der, Endstra L, Zwet M van der. Zwet (ACTA). Professionele gebitsreiniging. tweede druk. Houten: Bohn Stafleu van Loghum; 2011.
Dijk J van, Spijkervet DF, Tromp J. Atlas van de parodontale diagnostiek. Houten: Bohn Stafleu van Loghum; 2011.
Martens L, Declerck D, Leroy R, Vanobbergen J. De mond, spiegel van gezondheid. eerste druk. Leuven: Acco; 2009.

Diagnose, prognose en behandelplan

6.1 Inleiding – 106

6.2 Vaststellen cariësrisico algemeen – 106
6.2.1 Vaststellen cariësrisico wisselgebit – 107
6.2.2 Vaststellen cariësrisico bij ouderen – 108

6.3 Behandelbehoefte van het parodontium vaststellen – 109

6.4 Vaststellen invloed van gedrag bij geconstateerde pathologie – 110

6.5 Onderdelen preventief behandelplan – 110

6.6 Documentatie diagnose, prognose en behandelplan – 111

6.7 Informed consent – 111

Literatuur – 112

6.1 Inleiding

De uitkomsten van de anamnese en het mondonderzoek worden geïnterpreteerd en de vermoedelijke oorzaak van de geconstateerde pathologie wordt in kaart gebracht. Er kunnen allerlei oorzaken zijn: gedragscomponenten, een tekort aan kennis of vaardigheden, geringe motivatie of onderliggende ziektegeschiedenissen. Door de uitkomsten en oorzaken samen te brengen wordt het cariësrisico bepaald en de diagnose gesteld. Bijvoorbeeld: actieve cariës door een slecht voedingspatroon of door onvoldoende mondhygiëne.

Het vooruitzicht voor verbetering (de prognose) van de mondgezondheid wordt ingeschat aan de hand van de veronderstelde mogelijkheden tot het motiveren van de patiënt en/of zijn omgeving. Dit hangt af van fysieke, mentale en sociale omstandigheden, waarbij ook taalvaardigheid wordt meegenomen. Bij kinderen worden ook de kennis, vaardigheid en motivatie van hun ouders meegenomen. Op basis van al deze facetten wordt een individueel preventief behandelplan opgesteld. Dit bevat een vast aantal behandelstappen en is gericht op verbetering van de zelfzorg, eventueel aangevuld met overige hulpmiddelen, zoals kunstspeeksel of extra fluoridemaatregelen.

6.2 Vaststellen cariësrisico algemeen

In het 'Advies Cariëspreventie' (Ivoren Kruis 2011) zijn vier categorieën opgenomen wat betreft de aan- of afwezigheid van cariësactiviteit in relatie tot het actuele niveau van mondverzorging. Ook worden het al dan niet opvolgen van het fluoridebasisadvies en het gepresenteerde voedingspatroon meegenomen. Een zeer duidelijk stroomschema geeft in kleurcodes de verschillende risicogroepen weer. (Zie voor een grote afbeelding de Bijlage achterin dit boek, ▶ fig. 12.2.)

- groen: goede naleving basisfluorideadvies, goede poets- en voedingsgewoonten, geen actieve cariës;
- geel: niet volledig uitvoeren van fluoridebasisadvies of geen optimale poets- en voedingsgewoonten; ondanks dat geen actieve cariës;
- oranje: niet volledig uitvoeren van fluoridebasisadvies of geen optimale poets- en voedingsgewoonten; actieve cariës aanwezig;
- rood: goede naleving basisfluorideadvies, goede poets- en voedingsgewoonte; *toch* actieve cariës.

De patiënten uit de groene groep worden in principe niet actief met preventieve adviezen benaderd omdat hun mondgezondheid voldoende is wat betreft cariëspreventie. In de gele en oranje groep wordt ingezet op gedragsverandering in de richting van het (pogen tot) opvolgen van het fluoridebasisadvies en juiste poets- en voedingsgewoonten. Daarmee is onder normale omstandigheden de gewenste gezondheidswinst te behalen en zal de cariësactiviteit tot staan gebracht kunnen worden. De oranje patiënt 'verschuift' dan naar de gele of idealiter zelfs naar de groene groep. Dankzij de beoogde gedragsverandering is er voor de gele en oranje patiëntengroep uiteraard ook op parodontaal niveau winst te behalen.

De rode groep behoeft extra professionele begeleiding omdat ondanks het reeds volledig nakomen van alle punten van het Basisadvies Cariëspreventie er toch cariësactiviteit geconstateerd is. Patiënten uit deze groep moeten dan ook zeer intensief worden ondersteund volgens de aanwijzingen van het *Aanvullend* Advies Cariëspreventie, zoals dat is geformuleerd in de samenvatting van het Advies Cariëspreventie (Ivoren Kruis 2011). Zie de Bijlage achterin dit boek (▶ fig. 12.3).

Het stroomschema behorend bij de bepaling van het cariësrisico en het daarbij geformuleerde Basisadvies Cariëspreventie en het Aanvullend Advies Cariëspreventie zijn als geplastificeerd A4-tje uitgebracht als job-aid. Aan de hand van deze handzame, dubbelzijdig bedrukte kaart kan het risico op cariës duidelijk bepaald worden. Aansluitend kan tijdens het bespreken van het behandelplan met behulp van diezelfde kaart aan de patiënt getoond worden welke maatregelen getroffen kunnen worden om het cariësrisico te verlagen.

> De geplastificeerde kaart is onderdeel van het Advies Cariëspreventie, maar kan tegen een kleine vergoeding ook apart besteld worden bij het Ivoren Kruis. Zo kan elke preventieassistent deze kaart met waardevolle informatie bij de hand hebben tijdens het werk aan de stoel.

6.2.1 Vaststellen cariësrisico wisselgebit

De hierboven besproken kleurindeling van het Ivoren Kruis betreffende het cariësrisico is bedoeld voor algemeen gebruik. Voor jonge kinderen met een wisselgebit bestaat er echter een meer gedetailleerde methode om het cariësrisico vast te stellen. Bij deze patiëntjes zijn er meer factoren van invloed op het cariësrisico dan louter de hoeveelheid tandplaque en het type tandpasta.

De benaderingswijze van deze groep is beschreven in de brochure 'Gemotiveerde patiënten met gezonde monden' (Ivoren Kruis 2013) over het zogeheten Nexø-model en de Non-Operative Cariës Treatment and Prevention, kortweg NOCTP. Hierin is een schema opgenomen voor het nauwkeurig vaststellen van het cariësrisico bij kinderen in de leeftijd van 6 tot 9 jaar. Aan de hand van een puntensysteem kan de preventieassistent zich een helder beeld vormen van het cariësrisico bij deze kinderen. Het risico wordt voor deze kwetsbare patiëntengroep niet alleen afhankelijk gemaakt van de hoeveelheid aangetroffen tandplaque, maar ook van de doorbraakfase van blijvende gebitselementen plus de wijze waarop white spots en caviteiten reageren op preventieve maatregelen!

> Het monitoren (nauwkeurig vervolgen) van de aangetroffen veranderingen van de laesies na fluorideapplicatie, verbetering van de zelfzorg of aanpassingen in het voedingspatroon is dus een wezenlijk onderdeel van deze benaderingswijze.

Behalve de behandeling door de mondzorgprofessional speelt zeker ook de verbetering in plaquebeheersing mee die door instructie aan ouders of verzorgers bereikt wordt. Verbetering van de 'zelf'-zorg door ouders of verzorgers is zelfs van doorslaggevend belang bij het bepalen van het cariësrisico van jonge kinderen. In de brochure 'Gemotiveerde patiënten met gezonde monden' is het NOCTP-protocol afgebeeld, dat in drie stappen doorlopen kan worden (Ivoren Kruis 2013). Een goed leesbare afbeelding van het stappenplan om het cariësrisico vast te stellen in het wisselgebit is opgenomen de Bijlage achterin dit boek, ▶ fig. 12.4).

De eerste stap heeft betrekking op de aanwezigheid van tandplaque, de tweede stap handelt om de geconstateerde caviteiten en white spots, kort gezegd de cariësactiviteit. De laatste stap geeft aanwijzingen over een passende recall-termijn in relatie tot het (nog) geconstateerde cariësrisico bij een individuele patiënt.

Deze 'beslisbloem' is voor de preventieassistent bij de behandeling van jonge kinderen van grote praktische waarde. Het is tevens een prachtig hulpmiddel om ouders en verzorgers inzicht te geven in hun mogelijkheden (en verantwoordelijkheid!) om de mondgezondheid van de aan hun zorg toevertrouwde kinderen te verbeteren.

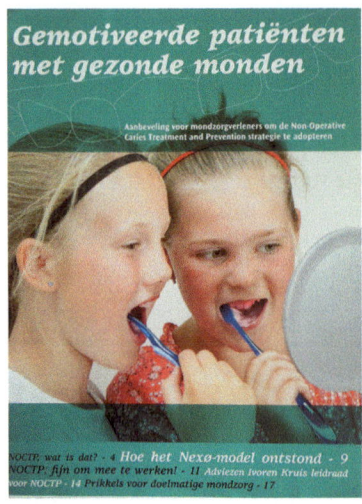
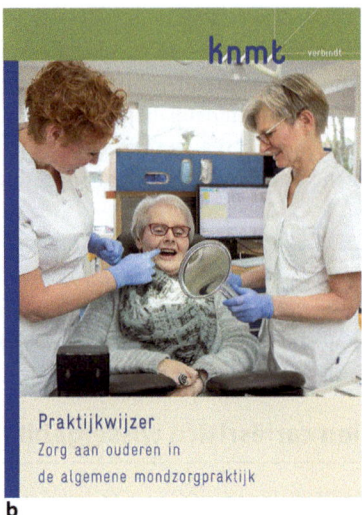

Figuur 6.1 a Ivoren Kruis brochure NOCTP, Nnexø- brochure. (Bron: Ivoren Kruis 2013). b KNMT Praktijkwijzer 'Zorg aan ouderen in de algemene mondzorgpraktijk' mondzorg bij ouderen. (Bron: KNMT.nl)

> Preventieassistenten die veel met kinderen werken, moeten beslist kennis hebben van de inhoud van 'Gemotiveerde patiënten met gezonde monden' (Ivoren Kruis 2013). Het NOCTP-concept is bij uitstek een uiting van de nieuwe weg die de tandheelkunde is ingeslagen: de weg van éérst preventie in alle beschikbare vormen toepassen en de mondgezondheid goed monitoren. Pas daarna(!) – bij gebleken onvoldoende resultaat – dient te worden overwogen om restauratief in te grijpen, hetzij door het aanbrengen van een sealant, hetzij door het aanbrengen van een restauratie.

De indeling volgens het Advies Cariëspreventie (Ivoren Kruis 2011) is samen met het NOCTP-stappenplan eenvoudig in te passen in de praktijkvoering van elke preventieassistent. Het vormt een onmisbare ondersteuning bij het bepalen van het cariësrisico in wisselgebitjes (fig. 6.1a). Op het internet zijn nog enkele andere methoden te vinden voor het bepalen van het cariësrisico bij patiënten. De meeste daarvan zijn echter veel minder gemakkelijk in gebruik. Scholing in het leren werken met dergelijke methoden lijkt dan ook gewenst voordat de preventieassistent er in de praktijk mee aan de slag gaat.

6.2.2 Vaststellen cariësrisico bij ouderen

Ook de steeds groter wordende groep ouderen in de mondzorgpraktijk heeft extra aandacht nodig als het gaat om het vaststellen van het cariësrisico. Bij het verouderingsproces van het lichaam nemen alle functies geleidelijk af, zo ook de speekselproductie. Bij de meeste ouderen is vanwege medicijngebruik ook nog eens een extra productievermindering van het speeksel te verwachten. Het grote risico van een (te) droge mond moet niet onderschat worden.

> In een droge mond kunnen carieuze defecten binnen slechts enkele maanden een enorme omvang aannemen!

Dit geldt met name voor kroonranden en interdentale restauraties. In samenhang met blootliggende tandhalzen die vaak bij oudere patiënten voorkomen, is het gevaar op het ontstaan van wortelcariës bovendien zeer groot. Niet alleen extra fluoridemaatregelen volgens het Aanvullend Advies Cariëspreventie moeten worden overwogen, maar er dient ook bijzondere aandacht te zijn voor een adequate en voldoende frequente mondreiniging, hetzij door de patiënt zelf, hetzij door de verzorgers. Geschikte reinigingsmethoden en -middelen moeten per patiënt nauwkeurig in kaart worden gebracht om voor de toekomst het cariësrisico zoveel mogelijk te beperken.

De KNMT heeft een project in gang gezet om de mondgezondheid van ouderen onder de aandacht te brengen van een breed publiek, en niet in de laatste plaats onder de aandacht van de professie. Daarvoor zijn diverse materialen ontwikkeld, zoals een heldere folder over mondzorg bij ouderen (◘ fig. 6.1b).

6.3 Behandelbehoefte van het parodontium vaststellen

Op basis van de achterliggende doelstelling waarmee de DPSI is ontwikkeld, zal de behandelbehoefte van de patiënt op het gebied van het parodontium automatisch volgen uit de vastgestelde uitkomst van de DPSI. Op grond van de DPSI is een stroomschema opgesteld voor de behandeling van tandvleesproblemen in het zogeheten Paroprotocol (als PDF te downloaden op: ► http://www.nvvp.org/media/Protocol-Paropres.pdf). Het Paroprotocol vormt de basis voor de diagnose, biedt behandelopties aan en geeft aan de hand van het stroomschema een beeld van de prognose bij alle afwijkingen van het parodontium.

Patiënten met DPSI van maximaal 2 hebben slechts gingivitis en kunnen door de preventieassistent behandeld worden. Deze patiënten hebben voor het herstel van de gezondheid van hun parodontium in principe voldoende aan voorlichting, instructie en supragingivale gebitsreiniging. Patiënten met DPSI 3-, 3+ of 4 behoeven complexere behandeling omdat er op basis van de DPSI-waarde sprake is van aanhechtingsverlies. De noodzakelijke behandelingen voor herstel moeten in die situaties door een mondhygiënist, tandarts of parodontoloog worden uitgevoerd.

Toch is de waarde van de DPSI niet 'heilig'. Het is van belang om ook de mond als geheel te beoordelen en bijvoorbeeld bij zeer lokale pathologie niet altijd strikt vast te houden aan de therapie die volgens DPSI en het Paroprotocol is aangewezen. Een zeer lokale pocket van 9 mm hoeft namelijk niet altijd te betekenen dat een parodontoloog geconsulteerd moet worden.

Paro-endo-probleem

Als uit verder onderzoek en inspectie blijkt dat het niveau van mondhygiëne zeer hoog is, zal bij een zeer lokale uitschieter van de pocketdiepte eerder gedacht moeten worden aan een zogeheten 'paro-endo-probleem'. Dit is een situatie waarbij een wortelpuntabces (periapicaal abces) via het ligamentum parodontale een uitgang voor drainage van de pus heeft gevonden. Deze 'afvoergang' doet zich bij sonderen met een pocketsonde voor als een diepe pocket. In feite is deze diepe pocket echter een fistel en is er geen sprake van primaire parodontale pathologie. De therapie zal dan moeten bestaan uit een goed uitgevoerde endo en niet, zoals uit de DPSI zou volgen, een gecompliceerde pocketreiniging.

Ook bij een hoge DPSI op basis van (nog) niet goed doorgebroken elementen kan een normale (fysiologische) situatie, als je echt alleen naar de metingen kijkt, ten onrechte als pathologisch benoemd worden. In zo'n situatie moet dus de uitkomst worden gecorrigeerd tot een reële score die bij de rest van de uitkomsten en het klinisch beeld past. Mocht het klinische beeld in overeenstemming zijn met de gevonden DPSI en is die hoger dan 2, zal de preventieassistent altijd overleg moeten hebben met degene die de preventietaken heeft gedelegeerd om te beoordelen of de patiënt door een mondhygiënist of tandarts gezien moet worden. De preventieassistent zal dan in goed overleg en met toestemming van de patiënt eventueel wel een *deelbehandeling* kunnen uitvoeren bij patiënten met een DPSI hoger dan 2. Deze kan bestaan uit voorlichting, instructie en eventueel op aanwijzing van de verwijzer op duidelijk vast omschreven locaties supragingivale reiniging van het gebit.

6.4 Vaststellen invloed van gedrag bij geconstateerde pathologie

De ombuiging in de gezondheidszorg 'van ziekte naar gezond gedrag' maakt het noodzakelijk(!) om te benoemen welke gedragsfactoren een rol spelen bij de aangetroffen pathologie in de mondholte. Ook medicatie, bijverschijnselen van ziekteprocessen of meer in het oog springende oorzaken als slechte of verkeerde voeding zullen het beeld compleet moeten maken. Zonder het benoemen van een incompetente (tekortschietende) gedragscomponent is in feite elk behandelvoorstel volkomen uit de lucht gegrepen.

> Voor preventie, genezing en op de lange duur ook het *handhaven* van een gezonde mond is bijna altijd een bepaalde vorm van gedragsverandering noodzakelijk. Want zonder verkeerd gedrag was de pathologie niet ontstaan.

Gedrag in kaart brengen en op basis daarvan aansturen op gedrags*verandering* is in wezen de meest effectieve causale therapie (therapie die aangrijpt bij de bron, de oorzaak van het ziekmakende proces). De aanwezigheid van tandplaque lijkt weliswaar een directe oorzakelijke relatie te hebben met cariës en parodontiumproblemen – volgend uit de regel: geen tandplaque, dan ook geen cariës of tandvleesproblemen –, maar eigenlijk is tandplaque slechts de *indirecte* oorzaak van de problemen. Het werkelijk probleem is dat er omstandigheden zijn waarbij plaque kan *ontstaan* en zich kan *handhaven*. Hierbij komt het (verkeerde) gedrag om de hoek kijken, want tandplaque ontstaat pas bij onjuist gedrag.

> De oorzaak van het verkeerde gedrag achterhalen en die proberen te elimineren is dus pas *werkelijk* het probleem bij de basis aanpakken. De prognose omtrent de verandermogelijkheden van het gedrag is direct gekoppeld aan de prognose voor een goede mondgezondheid.

6.5 Onderdelen preventief behandelplan

In een vaste volgorde worden de verschillende onderdelen aangeboden tijdens een behandeling door de preventieassistent. Elk onderdeel is afgestemd op de actuele situatie en de individuele mogelijkheden van de patiënt. In principe bestaat een preventief behandelplan uit de volgende stappen:
1. Voorlichting volgens het Basisadvies Cariëspreventie betreffende mondhygiëne, fluoride en voeding. Daarnaast eventueel aangevuld met informatie aangaande gebitsslijtage, stoppen met roken of slechte adem.
2. Instructie mondhygiëne: hetzij om een nieuwe methode aan te leren, hetzij om een bestaande methode bij te sturen. Verder op de individuele patiënt gerichte instructie over eventueel noodzakelijke aanvullende fluoridemaatregelen of hulpmiddelen bij een droge mond (kunstspeeksel, speciaal kookboekje, consult bij een diëtist).

3. Gebitsreiniging.
4. Polijsten.
5. Fluorideapplicatie, indien noodzakelijk.
6. Planning nazorg en recall-termijn.
7. (Terug)verwijzing naar tandarts of mondhygiënist, indien noodzakelijk.
8. Evaluatie en vastleggen voortgang van de behandeling.

De praktische uitwerking van deze stappen komt aan de orde in de ▶ H. 7 en 8.

6.6 Documentatie diagnose, prognose en behandelplan

De preventieassistent moet in het patiëntendossier uitgebreid verslag doen van de gestelde diagnose, prognose en een nauwkeurig uitgewerkt behandelplan toevoegen. De patiënt heeft er volgens de voorschriften van de WGBO immers recht op dat de informatie die van en over hem beschikbaar is (of beschikbaar komt uit onderzoek) in het dossier wordt vastgelegd. Hierdoor wordt voorkomen dat onderzoeken dubbel moeten worden uitgevoerd en dat eerder getrokken conclusies en reeds besproken behandelvoorstellen worden doorkruist door mogelijke andere behandelaars. Er dient dus in het dossier een duidelijk en compleet overzicht te zijn, zodat iedere willekeurige waarnemer (of inspecteur van de IGZ) zich precies op de hoogte kan stellen van de volgende zaken:
- bevindingen tot nu toe;
- motivatie van de diagnose en prognose;
- de reeds uitgevoerde behandelingen;
- de aard en inhoud van gegeven adviezen;
- gebleken vorderingen;
- eventueel nog resterende behandelvoorstellen.

Een gedetailleerd uitgewerkt behandelplan waarin per zitting de voorgenomen (be)handelingen zijn uitgeschreven, is voor behoud van het overzicht onontbeerlijk. Dit betekent dat de preventieassistent ruim de tijd moet nemen/krijgen om het dossier na iedere patiëntenbehandeling naar de gestelde eisen van de WGBO bij te werken.

6.7 Informed consent

In principe worden de uitkomsten van anamnese en onderzoek met de patiënt gedeeld. De gestelde diagnose en de prognose worden besproken en indien nodig onderbouwd met het tonen van de mondsituatie met behulp van een handspiegel of mondcamera, het verstrekken van foldermateriaal of uitleg aan de hand van demonstratiemodellen. Het behandelvoorstel moet duidelijk gemotiveerd worden en alternatieven dienen besproken te worden, met afwegingen voor en tegen.

> Wanneer er een taalhandicap bestaat kan onder omstandigheden de hulp worden ingeroepen van een professionele tolk. Voor de behandeling van asielzoekers is hiervoor een speciale tolkendienst ingesteld. Meer over de voorwaarden en de gang van zaken is te zien in de Bijlage achterin dit boek (▶ fig. 12.5).

Als de patiënt de informatie goed heeft begrepen (dit is te verifiëren door terugvragen) en er is instemming bereikt over een voorgesteld behandelplan, wordt dit in het dossier aangetekend. Hiervoor gebruikt men de term informed consent. De KNMT heeft een checklist opgesteld als houvast in deze fase: *Checklist voor tandartsen over informatie en toestemming*. Deze checklist is onderdeel van de handreikingen voor de praktijk die zijn beschreven in de WGBO-praktijkwijzer van de KNMT. Daarin is ook de verplichte begroting genoemd voor behandelingen die in totaal meer dan € 250 zullen gaan kosten. De kosten van de recalls moeten daarbij ook betrokken worden. Nu zal de preventiebehandeling op zichzelf niet snel in de buurt komen van dit bedrag, maar een totale behandeling, inclusief restauraties, kan dat al wel snel bereiken. Bij minderjarigen tot 16 moet instemming en toestemming van ouders of verzorgers worden gevraagd. Bij kinderen tussen 12 en 16 moet óók het kind zelf toestemming geven. Er is dan dus dubbele toestemming vereist. Kinderen van 16–18 jaar zijn binnen de zorg zelfstandig handelingsbevoegd, net als volwassen patiënten. De overeenstemming tussen partijen dient in het patiëntendossier te worden genoteerd.

Alle eerder in dit hoofdstuk genoemde adviezen van het Ivoren Kruis zijn online vrij toegankelijk via de website van het Ivoren Kruis. Ze zijn dus eenvoudig in te zien door de patiënten, die er zeker hun voordeel mee kunnen doen. Alle noodzakelijke basiskennis is op heldere en ondubbelzinnige wijze in de verschillende adviezen te vinden door de patiënt en eventuele verzorgers. Ze vormen daardoor een goede ondersteuning bij de bespreking en naderhand ook bij het uitvoeren van de preventiebehandeling.

Literatuur

▶ www.ivorenkruis.nl. Advies Cariëspreventie (2011), Advies Erosieve gebitsslijtage (2014), Advies Preventie fissuurcariës (2012). Gemotiveerde patiënten met gezonde monden (2013).
▶ www.KNMT.nl. Regelzaken voor praktijkhouders: Informeren van en toestemming krijgen van patiënten voor de behandeling.

Voorlichting en (poets) instructie

7.1 Inleiding – 114

7.2 Voorlichting – 114
7.2.1 Voorlichtingsbronnen – 114
7.2.2 Voorlichtingsgebieden – 115
7.2.3 Voorlichtingsmethoden – 118

7.3 Instructie – 119
7.3.1 Hygiëne rond instructie – 119

7.4 Instructie tandenborstels – 121
7.4.1 Handtandenborstel – 121
7.4.2 Elektrische tandenborstel – 123
7.4.3 Sonische tandenborstel – 124

7.5 Instructie interdentale reinigingsmiddelen – 125

7.6 Keuzeadvies tandpasta – 126
7.6.1 Sensitive tandpasta – 128

7.7 Keuzeadvies spoelmiddel – 128
7.7.1 Therapeutische mondspoelmiddelen – 129
7.7.2 Cosmetische mondspoelmiddelen – 129

7.8 Overige hulpmiddelen – 129

Literatuur – 130

7.1 Inleiding

Na de inventarisatiefase en het opstellen van het behandelplan start de feitelijke behandeling met voorlichting, gevolgd door instructie. De ondersteuning hierbij in de vorm van informatie op internet is voor bijna elke preventieassistent en patiënt toegankelijk. Dat maakt het praktisch overbodig om in deze uitgave al te inhoudelijk op de voorlichting en instructies in te gaan. Er wordt in dit hoofdstuk daarom alleen een aantal essentiële zaken benoemd en voor aanvullende inhoudelijke informatie wordt verwezen naar internetbronnen. De tekst van dit hoofdstuk is op basis van de aangebrachte ordening te beschouwen als een praktisch *overzicht*. De meest gangbare hulpmiddelen en toepassingen voor de preventieassistent op het gebied van voorlichting en instructie worden opgesomd en op enkele essentiële punten verder uitgewerkt.

7.2 Voorlichting

Het geven van voorlichting heeft als doel om de voorgestelde adviezen een basis te geven. Een patiënt die op grond van deze voorlichting snapt *waarom* het goed zou zijn om een bepaald advies op te volgen, is beter gemotiveerd om dat ook daadwerkelijk op te pakken. Dit zal de kans op het langdurig(!) navolgen van het advies sterk verhogen. Het is daarom de kunst om eerlijke en individuele adviezen en instructies aan te bieden, afgestemd op het huidige niveau van zelfzorg. Ze moeten passen bij het actuele cariësrisico en de reële dreiging van parodontale problemen. Het standaard geven van voorlichting over het ontstaan van parodontitis slaat de plank mis bij patiënten met een DPSI 2. Deze informatie is bestemd voor patiënten met een DPSI 3 of hoger voor wie parodontitis werkelijk een actuele dreiging is.

Het adviseren over de meest geschikte hulpmiddelen voor adequate zelfzorg vraagt kennis van de 'markt'. Goed georiënteerd blijven op het (steeds uitgebreidere) assortiment aan mondhygiënemiddelen (of zelfs weten wat lokaal in de aanbieding kan zijn) is daarbij van praktisch nut. Bij voorkeur heeft de preventieassistent de geadviseerde hulpmiddelen waarover zij voorlichting geeft (bijvoorbeeld een 'poets-app') zelf ook gebruikt. Haar advies is daardoor geloofwaardig en zal nog effectiever zijn als de preventieassistent er enthousiast over is. Ten slotte geldt dat voorlichting (en ook instructie) aan kracht wint als de preventieassistent er verzorgd uitziet en opgewekt is!

7.2.1 Voorlichtingsbronnen

Goede vakliteratuur en het grote aantal hulpmiddelen dat is ontwikkeld door het Ivoren Kruis en de beroepsverenigingen zijn de eerst aangewezen bronnen waaruit geput kan worden. Veel van dit materiaal is zowel voor de preventieassistent als voor patiënten geschikt. De bereikbaarheid via internet is doorgaans uitstekend. Als voorbeeld kunnen, naast het eindeloze aantal YouTube-filmpjes, de informatieve website van lookingfordental.com en de Stichting Klankbord van en voor kankerpatiënten genoemd worden. Het is ook goed om met betrekking tot specifieke onderwerpen een eigen folder te ontwerpen, waarin ook de manier waarop (preventieve) behandelingen in de desbetreffende praktijk worden gegeven, staat beschreven.

Tip Eigen onderzoek naar de samenstelling van voedingsmiddelen, snoep en (fris)drank kan een extra dimensie geven aan de voorlichting. Zo kan met de dipslides die gebruikt worden

7.2 · Voorlichting

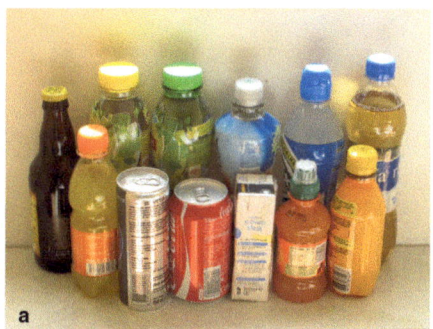 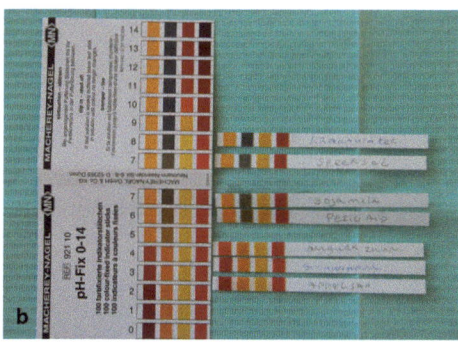

Figuur 7.1 a Diverse gangbare drankjes om zelf de PH bij te testen. b Uitslag eenvoudig onderzoek naar de PH van verschillende dranken.

voor het vaststellen van de PH van speeksel (▶ par. 2.3.3), op eenvoudige wijze ook de PH van diverse dranken worden gemeten (fig. 7.1).

7.2.2 Voorlichtingsgebieden

De preventieassistent speelt een rol bij de voorlichting omtrent de volgende onderwerpen.

Risico's van cariës

Dit betreft niet alleen functieverlies en mogelijke pijn. Voor pubers en jongvolwassenen zou zeker de factor *kosten* moeten worden genoemd, waarbij ook wordt ingegaan op de restauratiecyclus. Daarbij wordt uitgelegd dat hoe eerder je een vulling krijgt, des te vaker die tijdens het hele (steeds langer wordende) leven aan vervanging toe zal door slijtage of ouderdomsschade – met alle pijn en kosten van dien.

Risico's van parodontale problemen

Wanneer een patiënt een DPSI heeft die wijst op parodontitis, dan komt voorlichting aan de orde omtrent het mogelijke verloop van parodontitis. Voorlichting over de impact van parodontitis op de algemene gezondheid mag daarbij niet ontbreken!

Risico's betreffende erosieve gebitsslijtage

Hoe erosieve gebitsslijtage precies ontstaat is nog niet uitgekristalliseerd omdat van alle tot nu toe bekende factoren niet goed duidelijk is in welke mate ze kunnen bijdragen. Waarschijnlijk is de rol van maagzuur het meest bepalend in dit proces. Patiënten met refluxproblematiek waarbij maagzuur in de mond komt, lopen daardoor en significant groter risico op dit type gebitsschade. Veel refluxpatiënten ervaren deze afwijking echter pas in een laat stadium. Op aanwijzing van ernstige gebitsschade kan het door nader onderzoek soms aan het licht komen.

Uiteraard is het goed om tijdens de voorlichting te wijzen op het risico van zure voedingscomponenten. Wijn veroorzaakt bijvoorbeeld relatief snel erosieve slijtage doordat telkens kleine hoeveelheden worden genomen. Een glas wijn houdt daardoor de mond veel langer in de gevarenzone dan eenzelfde hoeveelheid frisdrank.

Verder dient de preventieassistent alert te zijn op afslankkuren en gezondheidshypes. Berucht daarbij is de grote hoeveelheid rauwkost, aangemaakt met azijn en een overdosis(!) aan fruit. Maar ook hoge doseringen voedingssupplementen met grote hoeveelheden vitamine C zijn doorgaans erg zuur.

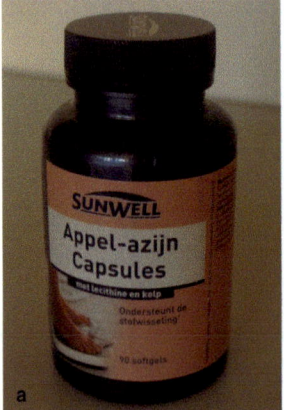
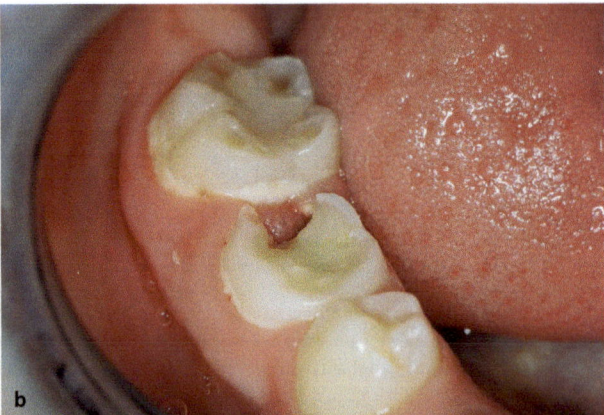
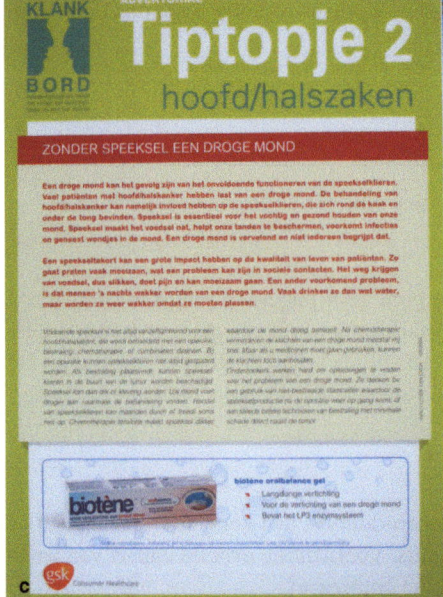
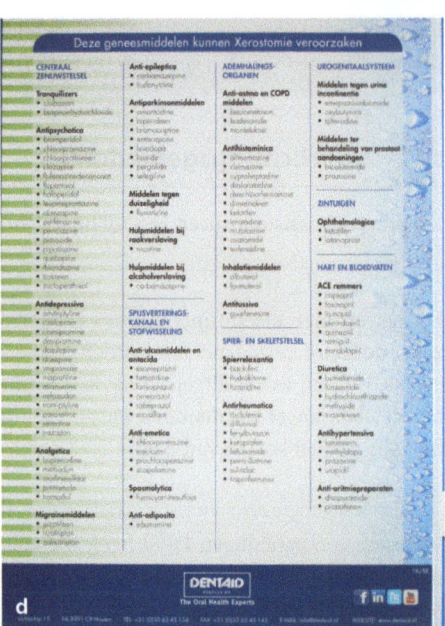

▶ **Figuur 7.2** **a** Afslankcapsules met appelazijn zijn veiliger voor het gebit dan drinken van pure appelazijn. **b** Ernstige erosieve slijtage op zeer jonge leeftijd door gebruik van zure matten. **c** Tiptopje 2 met voorlichting over xerostomie van de Stichting Klankbord. **d** Job-aid met lijst van medicamenten die xerostomie kunnen veroorzaken.

> **Appelazijn**
> Bij geconstateerde erosieve gebitsslijtage is soms ook aandacht nodig voor een veel toegepaste traditionele methode om gewicht te verliezen met behulp van appelazijn. Daarbij wordt op de nuchtere maag pure appelazijn gedronken in kleine hoeveelheden. De buffercapaciteit van de appelazijn zorgt er samen met de lage PH voor dat gedurende een zeer lange tijd een gevaarlijk lage PH in de mondholte aanwezig blijft.

Als alternatief hiervoor zou de preventieassistent kunnen wijzen op de appelazijncapsules die door de wijze van innemen geen interactie met het mondmilieu aangaan (▶ fig. 7.2a).

Ten slotte is de consumptie van (zeer) zuur snoepgoed een flinke waarschuwing waard. De zogenaamde zure matten en miniflesjes zuur snoepgoed blijken op grote schaal en binnen onwaarschijnlijk korte tijd reusachtige erosieve slijtage te kunnen veroorzaken. De vaak jonge kinderen die dergelijk snoepgoed gebruiken, kunnen daar de rest van hun leven ernstige problemen van ondervinden. Als illustratie van de ernst van dergelijke schade is te zien dat behalve tandplaque ook erosief snoepgoed aan de 85 en 46 enorme verwoesting hebben aangebracht bij een pas 8-jarig kind (◘ fig. 7.2b).

Risico's van een droge mond.
De toename van het cariësrisico bij afname van de hoeveelheid speeksel moet onder de aandacht gebracht worden van de betreffende patiënten. Xerostomie, een droge mond, kan zich onder andere voordoen bij de ziekte van Sjøgren of als bijwerking van medicatie. Ook patiënten die bestraald zijn in het hoofd-halsgebied moeten hieromtrent voorgelicht worden. De Nederlandse Werkgroep hoofd-halstumoren heeft een contactgroep opgericht voor patiënten met deze vorm van kanker onder de naam Stichting Klankbord. Deze stichting maakt zich sterk voor voorlichting en ontwikkelt bijzonder praktische geplastificeerde job-aids om te gebruiken bij de voorlichting, de 'Tiptopjes' (◘ fig. 7.2c). Ook enkele bedrijven die actief zijn met de verkoop van beschermende producten rondom bestraling en chemokuren hebben overzichtelijke job-aids met heldere voorlichting. Verder is er een handige kaart met een overzicht van alle medicamenten die een droge mond kunnen veroorzaken. Aan de andere zijde staan tips en hulpmiddelen beschreven voor deze patiëntengroep (◘ fig. 7.2d).

Voedingspatroon
Gebruik van suiker heeft niet alleen een sterk verhogend effect op het cariësrisico, maar een niet minder belangrijk effect op het risico op het ontstaan en-of in stand houden van parodontale afwijkingen. Parodontale gezondheid is gediend bij suikervrije voeding!

Risico's van enkele systeemziektes voor de mondgezondheid
Als bekendste voorbeeld geldt diabetes. Parodontale ontstekingen zorgen voor instabiliteit van de diabetes. Omgekeerd heeft een slecht gereguleerde diabetes, bijvoorbeeld door geringe therapietrouw, een nadelige invloed op de parodontale gezondheid. Veel nadruk op een goede mondgezondheid moet daarbij in de voorlichting aan bod komen.

Fluoridegebruik
De voorlichting hierover is gebaseerd op het Basisadvies Cariëspreventie en het Aanvullend Advies Cariëspreventie van het Ivoren kruis. Op basis hiervan kan professioneel in de praktijk extra fluoride worden geappliceerd. Het kan ook thuis met een neutrale fluoridegel en individuele fluoridelepels.

Ontstaan en behandeling van halitose (slechte adem)
Behalve de meest voorkomende oorzaken, zoals een vieze tong, parodontitis of voedingsbestanddelen (bijvoorbeeld goedkope pijnboompitjes), kan over het reinigen van de tong worden gesproken en de zin en onzin van spoelmiddelen. Eventueel kan ook voorlichting gegeven worden over de mogelijkheden om een consult aan te vragen op een halitosespreekuur. Deze spreekuren worden in een aantal grote steden gehouden, waaronder Utrecht, Groningen, Rotterdam en Amsterdam. Regionale ziekenhuizen bieden ook steeds vaker dergelijke poli's aan.

Risico's van gebruik van tabak

Voorlichting over de hoge kansen op het ontstaan van tumoren zou vergezeld kunnen gaan van voorlichting over hulpmiddelen, zoals nicotinekauwgom of het wijzen op begeleidingstrajecten om te stoppen met roken.

7.2.3 Voorlichtingsmethoden

De traditionele wijze van voorlichten is het mondeling doorgeven van informatie. Door op gezette momenten 'terug te vragen' kan gecontroleerd worden of de patiënt precies begrepen heeft wat er verteld is. Helaas is het rendement van mondelinge voorlichting zeer gering: maar liefst 78 % van de informatie gaat snel verloren. Het is daarom een goede gewoonte om als ondersteuning van hetgeen verteld is, schriftelijke informatie mee te geven.

> Schriftelijke voorlichting is effectiever dan mondelinge, mits de betreffende folder of flyers tijdens het consult samen met de patiënt is doorgenomen! Dit kan de preventieassistente doen of eventueel de balieassistente als die de informatie uitreikt.

Afstemmen op de patiënt

Tijdens de voorlichting moet rekening gehouden worden met de leeftijd (bevattingsvermogen) van de patiënt en diens belevingswereld. Ook de mate van taalbeheersing van de patiënt speelt een rol bij het woordgebruik van de voorlichter. Het inschakelen van een tolk is soms noodzakelijk.

De voorlichting dient verder goed aan te sluiten bij de (financiële) middelen en mogelijkheden van de patiënt in kwestie. Een reumapatiënt, bijvoorbeeld, kan niet met elk willekeurig type tandenborstel overweg. Geef dan alleen voorlichting over borstels die (nog) geschikt zijn.

> De voorlichting moet in ieder geval beperkt worden tot alleen datgene wat voor de individuele patiënt noodzakelijk is.

Daarin moet nog een extra beperking aangebracht worden als het uiteindelijke doel veel stappen verwijderd is van de huidige situatie. De voorlichting wordt dan tijdens de verschillende behandelmomenten stapsgewijs aangereikt. Zo kan tijdens poetscontrole een volgende stap worden geïntroduceerd of legt de preventieassistent elk halfjaar bij de pmo-controle een volgende stap uit.

Voorlichting aan kinderen

De voorlichting aan kinderen zal normaliter altijd in aanwezigheid van de ouders of verzorgers plaatsvinden. Ook bij oudere patiënten bij wie de geestelijke toestand dat vergt, zou een begeleider of verzorger bij de voorlichting aanwezig moeten zijn. Als meest individuele vorm van ondersteuning kan verder nog gebruik worden gemaakt van mondfoto's of röntgenfoto's van de patiënt.

Voor kinderen in de basisschoolleeftijd is binnen het project 'Hou je mond gezond!' een groot aantal spelletjes ontwikkeld die de voorlichting kunnen ondersteunen. Dit waardevolle materiaal is via het Ivoren Kruis verkrijgbaar en geeft voor elke leeftijdscategorie verrassende ondersteuning.

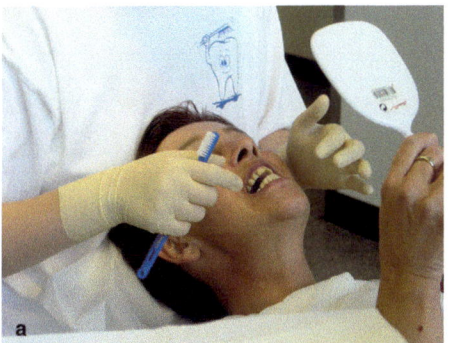 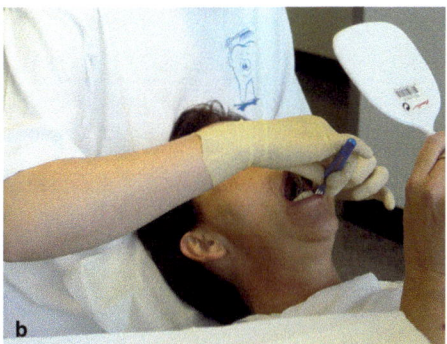

Figuur 7.3 a De handspiegel moet goed hoog worden gehouden, zodat het hoofd goed achterover blijft en niet naar beneden gekanteld wordt. b De handen van de behandelaar ontnemen het zicht op de demonstratie. De spiegel zou verder omhoog gebracht kunnen worden.

7.3 Instructie

In deze fase van de behandeling wordt gedemonstreerd hoe een bepaalde reinigingsmethode moet worden toegepast. De meest gebruikelijke methode van instructie is:

» tell, show, do, let do «

Na de uitleg kan de demonstratie eerst op een los gebitsmodel worden uitgevoerd of direct in de mond van de patiënt, terwijl deze een spiegel vasthoudt. Het taalgebruik moet ook in deze fase nauwgezet worden aangepast op de individuele patiënt. Ook ouders, verzorgers of begeleiders moeten in deze fase betrokken worden bij de behandeling.

Bij een demonstratie in de mond zal de positie van de handspiegel goed hoog moeten zijn, zodat de patiënt niet het gezicht naar beneden gedraaid houdt. De spiegel kan in een hoge positie worden aangereikt, zodat de patiënt de arm al goed omhoog brengt (fig. 7.3a). Eventueel wordt de spiegel na het aanpakken nog wat verder omhoog geleid.

Het is goed om rekening te houden met de verschillende kijkrichting van behandelaar en patiënt. De handen van de behandelaar mogen niet het zicht op het demonstratiegebied wegnemen (fig. 7.3b).

Elke instructie moet worden afgesloten met het 'let do' door de patiënt. De preventieassistent nodigt de patiënt uit om zelf de actie uit te voeren. Zo wordt snel duidelijk of de demonstratie duidelijk genoeg was en of de patiënt voldoende handig is. De preventieassistent kan eventueel nog wat bijsturen.

7.3.1 Hygiëne rond instructie

Het is een goede gewoonte om alles van tevoren klaar te zetten, zodat er tijdens een behandeling niets uit laden of kastjes gepakt hoeft te worden. Als uitzondering op deze regel geldt het klaarzetten van instructiematerialen, omdat pas na afronden van de intake en het opstellen van het behandelplan of na plaquekleuring bij een recall duidelijk zal zijn welk type instructie noodzakelijk is. Pas op het moment dat de instructie daadwerkelijk gegeven zal worden, moeten de poetsmaterialen klaargelegd worden. Demonstratiemodellen zijn meestal niet te reconditioneren in de thermodesinfector en vanwege hun omvang ook niet onder te dompelen

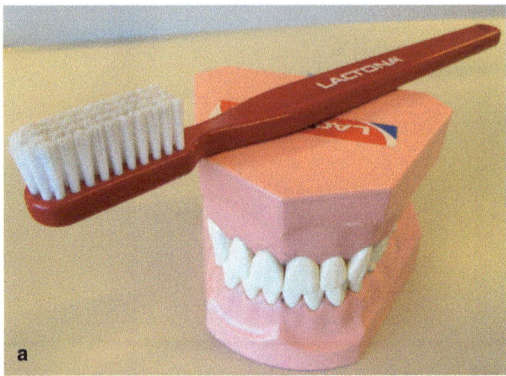 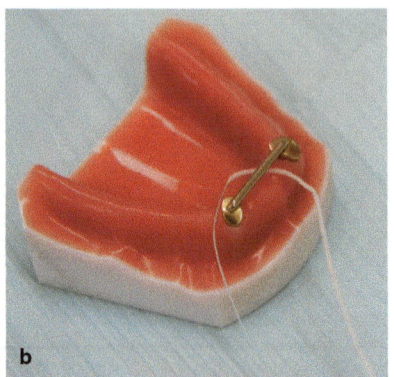

Figuur 7.4 **a** Poetsmodel schoonhouden door gebruik met blote handen. **b** Instructiemodel schoonhouden door gebruik met blote handen.

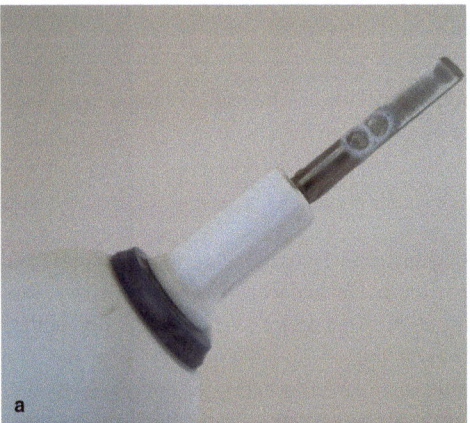 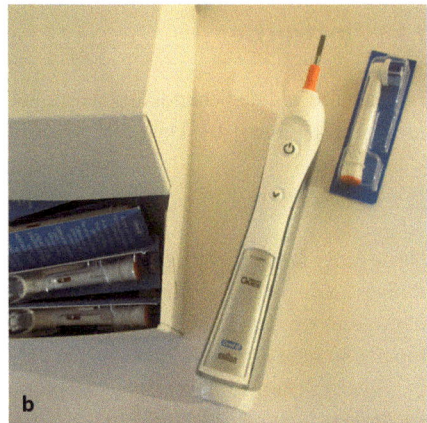

Figuur 7.5 **a** Speeksellekkage via opzetborsteltje naar aandrijfstang vormt een besmettingsbron voor volgende gebruikers. **b** Speciale demonstratieset met hermetisch afsluitende wegwerpopzetborsteltjes.

in een alcoholbad. Daarom geldt als algemene regel: schoonhouden moet als schoonmaken niet kan. Dit betekent dat een poetsmodel met blote (gedesinfecteerde) handen gebruikt zou moeten worden (fig. 7.4).

Indien instructie met een elektrische tandenborstel gegeven wordt, zal de body met een sleeve moeten worden afgedekt. Omdat er bij sommige typen opzetborsteltjes speeksel kan lekken naar het aandrijfstangetje, is het gebruik van een daarvoor speciaal ontwikkelde body met wegwerpborsteltjes aan te raden (fig. 7.5).

De handspiegel die door de patiënt gebruikt wordt zal bijna altijd gecontamineerd zijn, ook al is er geen direct contact met de mond geweest. Patiënten kijken vaak in de spiegel, terwijl ze met de andere hand de lip of de wang wegtrekken voor beter zicht. Ze pakken de spiegel ook geregeld over naar de andere hand. Ga er voor het gemak en de eenvoud daarom altijd van uit dat de spiegel gecontamineerd is, dan hoeft de preventieassistent niet na elke behandeling na te denken of de spiegel nu wel of niet gecontamineerd is geraakt. Afspoelen onder de kraan kan dan als reiniging gelden. Aansluitend dient de handspiegel nog 5 minuten ondergedompeld te worden in een alcoholbad, zoals staat voorgeschreven in de Richtlijn Infectiepreventie in mondzorgpraktijken.

7.4 Instructie tandenborstels

Het uiteindelijke doel dat bij elke preventiebehandeling vooropstaat is om een (bijna) perfect schone (en daardoor gezonde) mond te realiseren door voldoende zelfzorg van de patiënt. Dit uiterste streven naar een schone mond gaat echter geheel voorbij aan de mogelijkheid die tandplaque biedt als opslagplaats voor fluoride en antiseptische stoffen uit bijvoorbeeld tandpasta en spoelmiddelen. Deze stoffen hebben door de retard afgifte vanuit de tandplaque dus gek genoeg een veel langere inwerktijd in een vieze mond dan in een schone mond.

Een ander tegenstrijdig punt waaraan nogal eens voorbij wordt gegaan is dat de mogelijk beschermende rol van de aanwezigheid van veel tandplaque tegen erosieve gebitsslijtage ondergeschikt wordt gemaakt aan het belang van een frisse adem met een gezond parodontium. Goede mondhygiëne blijft ondanks deze 'positieve' eigenschappen van tandplaque in de mondzorg toch het hoogste doel.

Alvorens tot een poetsinstructie over te kunnen gaan moet eerst voor een bepaald type borstel gekozen worden. Welk type het zal worden, is afhankelijk van het antwoord op de volgende vragen:
- Heeft de patiënt een bewuste keuze gemaakt voor de huidige borstel en zo ja om welke reden? Bijvoorbeeld geen elektrische borstel omdat die zo kriebelt.
- Wat is het actuele niveau van plaquebestrijding, zoals dat uit het mondonderzoek naar voren is gekomen? Bij een plaquescore van iets meer dan 15 % zou de huidige borstel en de uitgevoerde borstelmethode aangehouden kunnen worden. Bij een dergelijke lage plaquescore zal de nog aanwezige tandplaque zich praktisch altijd ergens interdentaal of op een lastig bereikbare plaats bevinden en niet op de plekken waar de tandenborstel goed kan komen. Instructie over interdentale reiniging is dan aangewezen en er hoeft dus niets veranderd te worden aan de tandenborstel of de poetsmethode.
- Is er een medische of psychische achtergrond die bepalend kan zijn voor het type borstel? In geval van een lichamelijke handicap of verstandelijke beperking zal het gemak van een elektrische borstel de keuze beïnvloeden.
- Hoeveel verbetering van het poetsen is *noodzakelijk* voor een goede mondgezondheid en hoeveel is *haalbaar* voor een *betere* mondgezondheid?
- Is er een financiële grens of een overige beperkende reden om geen elektrische of sonische borstel te adviseren ondanks de superieure poetsresultaten van deze borstels?

Welke borstel of poetsmethode ook gekozen wordt, het advies zal altijd zijn om minstens twee minuten te poetsen. Dit om de fluoride uit de tandpasta de gelegenheid te geven om in het glazuur te trekken. Vanwege de hygiëne en te verwachten slijtage is het een goede gewoonte om eens per drie maanden een nieuwe tandenborstel in gebruik te nemen.

7.4.1 Handtandenborstel

Wanneer de keuze op de handtandenborstel is gevallen, is het goed om te spreken over de eisen die aan de borstel gesteld worden en de te gebruiken poetsmethode.

Eisen voor een goede handtandenborstel
- Kleine kop, zeker van belang voor kindermondjes.
- Zachte haren, anders bestaat de kans op beschadiging van de gingiva of zelfs glazuur en dentine;.

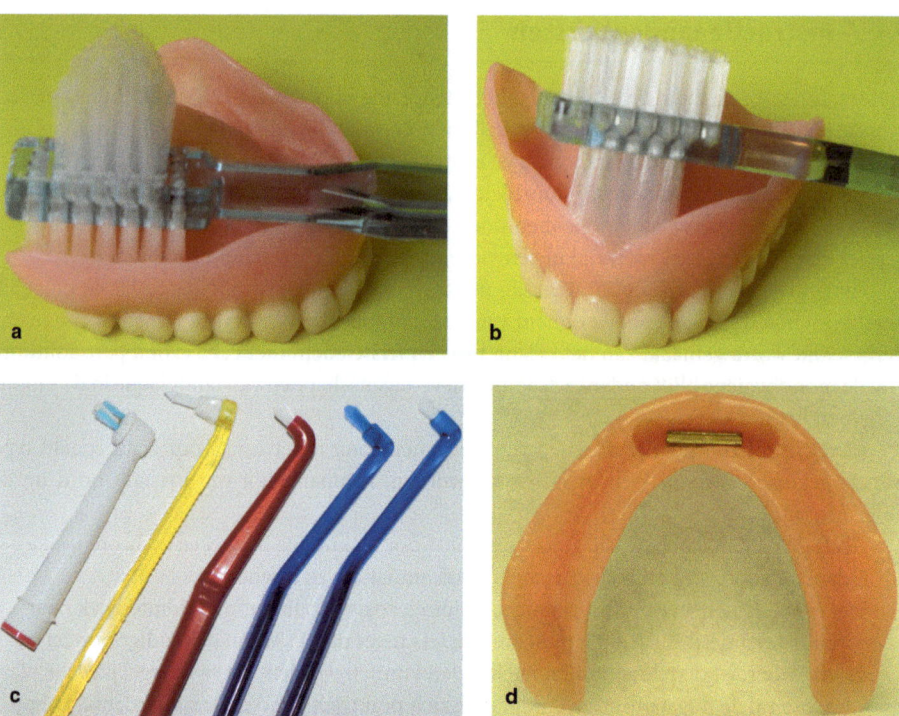

Figuur 7.6 a Protheseborstel voor reiniging van diepe plekken ter plaatse van de processus alveolaris in de zijdelingse delen. b Protheseborstel voor reiniging van diepste plek ter plaatse van de processus alveolaris in het bovenfront. c Penseelborsteltjes. d Diepe en nauwe structuur van de ruiter in een overkappingsprohese.

- Dichte inplant van de borstelharen: 'multi-tufted'.
- Afgeronde borstelharen om de gingiva te ontzien.
- Ligt lekker in de hand, biedt een bepaalde vorm van poetscomfort en ondersteunt de poetstechniek.
- Voor protheses dient een speciale protheseborstel gebruikt te worden met extra lange haren, dubbelzijdige inplant en een stevige steel (fig. 7.6a). Zeker in het bovenfront is door de smalle ruimte zeker behoefte aan lange haren (fig. 7.6b). Deze extra lange haren zijn in een handzame vorm ingeplant. Als reinigingsmiddel zou handzeep gebruikt moeten worden omdat dit geen krassende werking op het kunsthars van de prothese heeft;.
- Voor implantaten en overkappingsprotheses wordt een borsteltje gebruikt met slechts één stug plukje haren: het zijn zogeheten penseelborsteltje (fig. 7.6c). Hiermee kan zeer nauwkeurig in de nauwe en diepe structuren van de overkappingsprothese gereinigd worden. De ruiters van een steg of de uitsparingen voor een drukknop zijn nauwkeurig te benaderen met zo'n klein borsteltje (fig. 7.6d). Ook een steg en diverse soorten precisieverankering zijn in de mond nauwkeurig rondom te poetsen met dit type borstel.

Poetsmethoden voor een handtandenborstel

- Bass-methode. De borstelkop wordt geplaatst op de overgang van het element naar de gingiva onder een hoek van 45° apicaalwaarts gericht (fig. 7.7a). Begin achter in de mond, maak korte heen en weer gaande bewegingen en verplaats de borstel na ongeveer vijf bewegingen een stukje naar mesiaal. De sulcus wordt met deze poetsmethode ook gereinigd. Reinig de occlusale vlakken met schrobbewegingen.

7.4 · Instructie tandenborstels

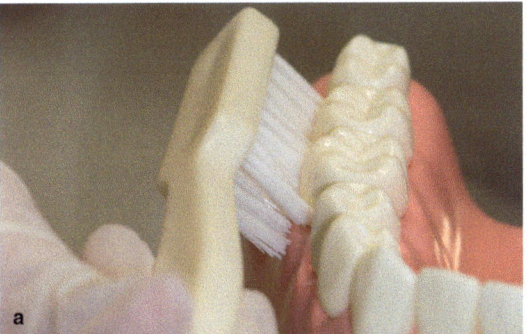 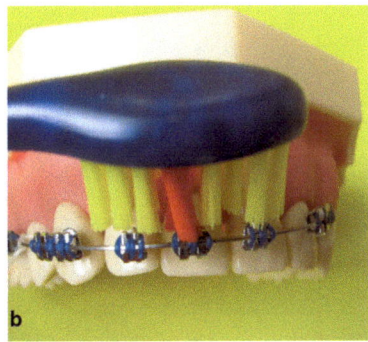

Figuur 7.7 a Plaatsing van de borstel 45° naar apicaal gericht voor de Bass-methode. b Plaatsing van de borstel 45° naar occlusaal gericht voor de Charters-methode.

- Schrobmethode. De borstel staat loodrecht op de gebitsboog en maakt kleine heen en weer gaande (schrobbende) bewegingen. Occlusaal worden de vlakken gereinigd door eveneens te schrobben. Dit is een zeer geschikte methode voor kinderen. Zij hebben nog niet de fijne motoriek ontwikkeld om de hoek van 45°, zoals bij de Bass-methode vereist is, aan te nemen.
- Rolmethode. Plaats de borstelkop tegen de tandvleesrand met de haren naar apicaal gericht. Maak vanuit de pols een draaiende beweging, zodat de haren naar occlusaal draaien. (De sulcus wordt niet gereinigd met deze poetsmethode.) Reinig de occlusale vlakken met schrobbewegingen.
- Circulaire methode. De borstel maakt cirkelvormige bewegingen bij de vestibulaire en linguale vlakken, de gebitsbogen van elke kaak worden afzonderlijk gepoetst.
Een variant op deze methode is de 'Fones-methode', waarbij de vestibularie vlakken van de onder- en bovenkaak tegelijkertijd met grote cirkels gepoetst worden doordat de patient de kiezen op elkaar zet.
- Charters-methode. Dit is in wezen de Bass-methode, maar dan met de borstel naar occlusaal gericht. Deze poetsmethode is belangrijk voor patiënten die vaste orthodontische apparatuur dragen (fig. 7.7b).

7.4.2 Elektrische tandenborstel

Bij avies van dit type tandenborstel moet gesproken worden over de eisen die aan de borstel gesteld mogen worden. Ook de bijbehorende poetsmethode moet gedetailleerd ter sprake komen.

Eisen voor een goede elektrische borstel
- Kleine ronde borstel, voor kinderen een speciaal kinderopzetborsteltje.
- Zachte haren.
- 3D-werking: bewegingen in drie variaties: oscillerend, pulserend en roterend.
- Netstroom in plaats van batterijen, geeft constantere rotatiesnelheid.
- Druksensor met signalering bij te hoge druk op de borstel om te beschermen tegen trauma van gingiva en tandweefsels.
- Bij voorkeur met timer.
- Minimaal 20.000 bewegingen per minuut. Goedkope uitvoeringen hebben een lager toerental en zijn daardoor minder effectief in het bestrijden van de tandplaque. Het is de vraag of compensatie door langer te poetsen alsnog voldoende resultaat oplevert.

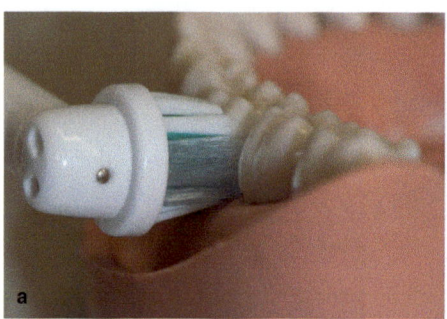 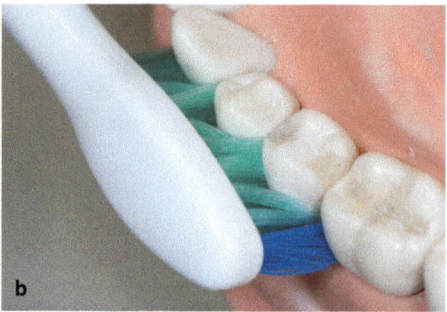

Figuur 7.8 **a** Plaatsing van elektrische borstel, borstel vervolgens langs de contour van het element naar voren bewegen. **b** Plaatsing van de sonische tandenborstel: alleen plaatsen en verplaatsen.

— Maak geen gebruik van polijstkopjes (met een rubberen kern): deze geven beschadiging van het glazuur.
— Cross-beharing lijkt effectief.

Fabrikanten hebben overzichtelijke kaarten ontworpen met alle typen en variaties body's en opzetborsteltjes daarop afgebeeld om samen met de patiënt tot een goede keuze te kunnen komen.

Poetsmethode met elektrische borstel

Plaats de borstel bij het meest distaal gelegen element tegen de rand van de gingiva. Beweeg het opzetborsteltje van distaal naar mesiaal met de contouren van het gebitselement mee (fig. 7.8a). Dit neemt meer tijd dan de poetsmethoden die met een handtandenborstel kunnen worden toegepast. Deze precisiebewegingen kunnen lastig zijn voor lichamelijk beperkte patiënten, bijvoorbeeld door reuma.

7.4.3 Sonische tandenborstel

Dit is over het algemeen een duurder type borstel. Veel patiënten kennen het onderscheid tussen elektrische en sonische borstels niet. Ze weten niet dat een 'gewone' elektrische borstel heel anders poets dan een sonische borstel. Diverse fabrikanten leveren sonische borstels. Sommige typen hebben opzetborstels die zes maanden meegaan, wat de kosten weer iets zou kunnen drukken.

Eisen aan sonische tandenborstel

— Klein kopje, bij voorkeur een mini-uitvoering.
— Zachte haren.
— Trilling moet niet als onplezierig ervaren worden.
— Borstel moet lekker in de hand liggen.
— Gewicht van de borstel mag niet storend of beperkend zijn.

Poetsmethode sonische borstel

Plaats de borstel in het te poetsen kwadrant bij het meest distale element op de overgang van element en de gingiva. Doe verder niets. Verplaats de borstel om de paar seconden naar voren langs de tandboog. Op deze wijze heeft men de keuze om eerst linguaal/palatinaal of buccaal te poetsen.

De poetstechniek voor sonische borstels van het 'plaatsen en verplaatsen' (fig. 7.8b) is dus veel eenvoudiger dan de poetstechniek met een elektrische borstel, waarbij de contouren van de gebitselementen gevolgd moeten worden van distaal naar mesiaal. Daardoor kan een sonische borstel beter geschikt zijn voor patiënten met een beperking.

7.5 Instructie interdentale reinigingsmiddelen

Voor elke patiënt zal een passend hulpmiddel aangereikt moeten worden, soms zelfs verschillende soorten en/of maten in dezelfde mond. De volgende hulpmiddelen staan ter beschikking.
- Tandenstokers van *hout* staan als eerste keus genoteerd als hulpmiddel voor interdentale reiniging. Ze zijn goedkoop en in verschillende diktes verkrijgbaar (van microsticks tot de forse enkelzijdig te gebruiken oranje exemplaren). Verder zijn ze voldoende buigzaam wanneer ze vochtig zijn.
- Ragers komen bij grotere interdentale ruimten (vanaf 5 mm) in de zijdelingse delen in beeld. De holle insnoering van de wortels ligt dan zo ver in de bereikbare zone dat een rager, vanwege de in- en uitspringende haartjes, in deze holle vormen effectiever werkt dan een stoker of dentalfloss. Ragers zijn wel een stuk duurder in aanschaf en in gebruik dan stokers.

> Met behulp van stokers waar het kan en ragers waar het moet, kunnen in principe alle approximale vlakken gereinigd worden.

- Dentalfloss in combinatie met een brugnaald is te gebruiken bij aanwezigheid van bruggen, spalken en orthodontische apparatuur. Het is lastig werken vanwege de vaak zeer geringe ruimte in combinatie met het gladde, moeilijk te voelen of optisch te controleren stuk dentalfloss. Dunne ragertjes zijn eenvoudiger te bedienen en hebben daarom vaak de voorkeur boven floss met een brugnaald.
- Superfloss kan als alternatief voor dentalfloss worden gebruikt. Het bevat een stug insteekgedeelte, dat als een geheel bevestigd is aan een zeer dikke 'flossdraad'. Het reinigende gedeelte is van zacht schuimrubber en reinigt intensiever dan de gewone dentalfloss.
- X-floss is weer een andere variant op dentalfloss (fig. 7.9a). Het is in feite een brugnaald, die als een geheel verbonden is met een dik floss*koord*. X-floss is in twee diktes verkrijgbaar.
- Schoenveters lenen zich om de zones rond implantaten zonder schadelijke schurende zaken te reinigen.
- X-gauze is een elegantere versie van de schoenveters voor hetzelfde doel (fig. 7.9b).
- 'Gewone' dentalfloss lijkt geen plaats meer te hebben tussen de overige genoemde artikelen. Dentalfloss voegt qua functie niets toe en is niet gemakkelijk op de juiste manier toe te passen zonder schade aan de papil toe te brengen en/of delen van de approximale zones over te slaan.
- Softpicks zijn er in verschillende maten. Het is niet bewezen dat deze zachte kunststof 'ragers' tandplaque verwijderen. Wel hebben ze een mooie plaats in het brede scala van interdentale hulpmiddelen voor patiënten die nog niet gewend zijn aan stoken of ragen. De softpicks zijn erg gebruiksvriendelijk, reinigen slechts gedeeltelijk, maar zijn zeker niet goedkoop. Daarom kunnen softpicks vanwege het eenvoudige en ongecompliceerde pijnloze gebruik worden ingezet bij moeilijk te motiveren patiënten: 'beter iets dan niets'. De gingivabloeding kan al sterk verminderd worden door het gebruik van de softpicks:

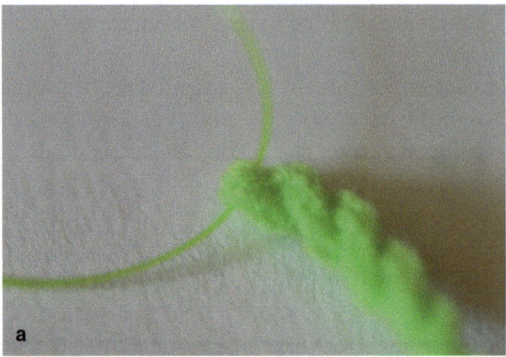 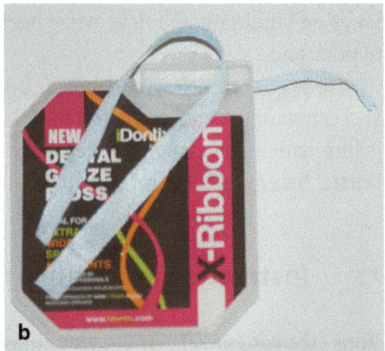

Figuur 7.9 **a** X-floss als alternatief voor brugnaalden en floss. **b** X-gauze: alternatief voor schoenveters rond implantaten.

voedselresten zullen immers goed verwijderd worden door het gebruik. Volledige genezing kan echter pas plaatsvinden als alle tandplaque is verwijderd. Dit lukt niet met softpicks en daarvoor moet dus met echte stokers of ragers gewerkt worden.

> Softpicks kunnen goed worden gebruikt om patiënten 'aan het stoken te krijgen'. Wanneer eenmaal de gewoonte van de interdentale reiniging met behulp van de handige softpicks is ingesleten, kan vervolgens op stokers of echte ragers worden overgestapt.

Gebruiksinstructie Voor interdentale hulpmiddelen geldt als gebruiksaanwijzing dat ze tussen duim en wijsvinger worden vastgehouden, terwijl de andere vingers goed afsteunen op de kaak. Stokers, ragers en softpicks worden ingebracht met de punt ietsje naar het occlusale vlak gericht om beschadiging van de papil te voorkomen (fig. 7.10a). Dan ongeveer vier à vijf keer stevig horizontaal/diagonaal heen en weer bewegen langs het distale vlak van het voorste element en daarna vier à vijf keer horizontaal/diagonaal langs het mesiale vlak van het achterste element (fig. 7.10b). Dan pas kan naar de volgende interdentale ruimte worden verplaatst. Tijdens het reinigen komt het hulpmiddel niet tussen de elementen uit om dan vervolgens weer opnieuw ingestoken te moeten worden.

Wanneer ver naar distaal gewerkt moet worden, kunnen ragers gebruikt worden met een knik in de handgreep (fig. 7.10c) of een rechte rager kan omgebogen worden voor betere bereikbaarheid van deze veraf gelegen gebieden (fig. 7.10d).

- Airfloss is een hulpmiddel dat volgens de fabrikant tweemaal zoveel plaqueverwijdering geeft als alleen poetsen. Het bewijs voor deze stelling is er vooralsnog niet. De preventieassistent zou het als extra hulpmiddel kunnen aanraden aan patiënten met een beperking.
- De Aquapick* of monddouche geldt ook als een extra hulpmiddel, waarvan op zichzelf onvoldoende interdentale reiniging uitgaat.

7.6 Keuzeadvies tandpasta

Er wordt onderscheid gemaakt tussen basistandpasta's en soorten met speciale toevoegingen.
A. Een goede basis tandpasta zou aan de volgende eisen moeten voldoen.
- Fluoride in de juiste concentratie. In peuterpasta mag maximaal 750 ppm zitten in verband met het gevaar voor overdosering door gebrek aan uitspoelen; juniortand-

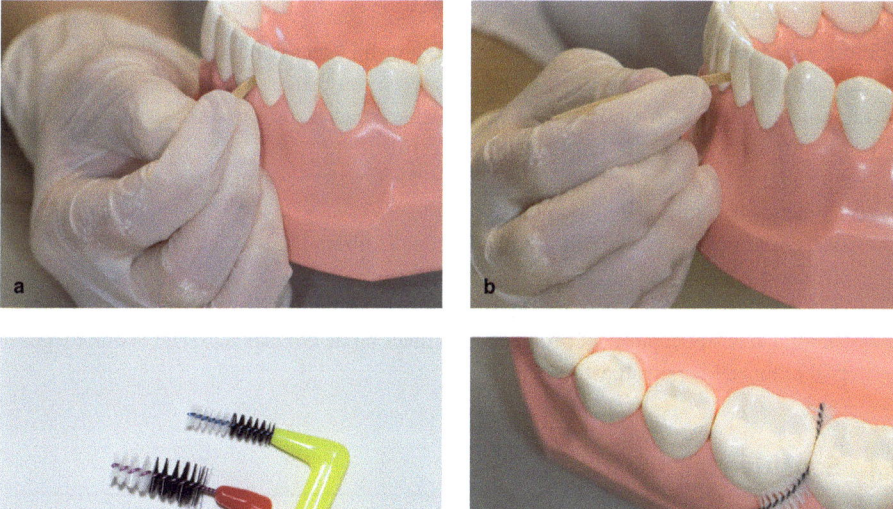

Figuur 7.10 **a** De punt van het hulpmiddel is tijdens het inbrengen iets naar occlusaal gericht om schade aan de papil te voorkomen. **b** In de interdentale ruimte wordt met vier à vijf heen en weer gaande bewegingen horizontaal en diagonaal gereinigd. **c** Rager met geknikte steel voor betere bereikbaarheid van de distale gedeelten van de tandboog. **d** Gebogen rager voor de achterste delen van de tandboog.

pasta bevat tussen 1100-1400 ppm en volwassen tandpasta bij voorkeur 1450 ppm. Aminfluoride kan sneller worden opgenomen dan andere typen fluoride, maar dat onderscheid maakt bij het standaard 2 minuten poetsen niet uit.
— Prettige smaak, voor kinderen niet zoet vanwege ongewenste gewenning aan de zoete smaak. Bij contra-indicatie van de gebruikelijke mintsmaak (zoals bij ernstige xerostomie of bij gebruik van homeopathische geneesmiddelen) zijn de alternatieven een aminfluoridehoudende pasta met perziksmaak of ongefluorideerde natuurtandpasta's op basis van geneeskrachtige kruiden of zelfs van kokosnoot.

> **Het risico voor de mondgezondheid dat ontstaat door afwezigheid van fluoride in een tandpasta zou dringend besproken moeten worden met de gebruiker.**

— Gering schurend vermogen: slijtage door tandenpoetsen is zeer ongewenst nu de patiënten steeds ouder worden met behoud van hun eigen dentitie. De slijtage-effecten kunnen op de lange termijn enorme vormen aannemen.
— Bevat geen microplastics om het milieu te sparen. Zie voor goede merken ▶ www.plasticsoupfoundation.org. (Dit is een door Nederlanders opgerichte wereldwijde organisatie.)
— Gunstig geprijsd, wat pleit voor huismerken.
— Hygiënische verpakking. Tandpasta in een potje (waarin een variant met kokossmaak is verpakt) is uitgesproken onhygiënisch, tenzij elke portie met een schoon spateltje uit het potje genomen wordt en op de borstel aangebracht kan worden.

B. Tandpasta's met speciale toevoegingen:
- Whitening tandpasta: de werking op de lange duur lijkt zeer dubieus.
- Antitandsteen-tandpasta, deze bevat inderdaad een werkzame stof, maar in klinisch niet relevante hoeveelheden omdat deze anders veel te abrasief zou worden. Als bijwerking worden vaak gevoelige tandhalzen gerapporteerd.
- Sensitive tandpasta voor gevoelige tandhalzen. Deze pasta's bestaan op basis van twee verschillende werkingsmechanismen:
    - systeem 1 onderbreekt de prikkelgeleiding in de tubuli. Dit is in feite een symptoombestrijdend systeem;
    - systeem 2 geeft na enkele dagen gebruik een afdichting van de blootliggende dentinetubuli. Dit systeem pakt het probleem dus meer bij de oorzaak aan. Het is ook toegepast in bepaalde polijstpasta's.

7.6.1 Sensitive tandpasta

De twee verschillende systemen werken niet bij elke patiënt even goed. Als een patiënt geen baat heeft bij het ene systeem kan het andere wel aanslaan. Het is dus belangrijk goed te noteren welk type sensitive pasta precies is geadviseerd!

De verschillende typen zijn aanvankelijk door twee verschillende fabrikanten op de markt gebracht. Momenteel heeft echter elke fabrikant beide systemen in producten verwerkt. Goed lezen van de productinformatie is dus het devies voor de preventieassistent! De verwarring die kan ontstaan door de veelheid aan producten ligt op de loer en het is daarom nog belangrijker dan voorheen om *precies* te noteren van welke pasta een proeftubetje is meegegeven!

Gevoelige tandhalzen Het probleem van gevoelige tandhalzen is logischerwijze beter op te lossen door de *oorzaak* weg te nemen dan door 'klachten maskerende' sensitive tandpasta te gebruiken. Chronisch gebruik van sensitive tandpasta's brengt het gevaar met zich mee dat de *oorzaak* van de gevoeligheid (te hard poetsen, te veel zure consumpties en/of te veel fruit, maagproblemen) blijft bestaan. Hierdoor kan slijtage aan het tandmateriaal ongemerkt grote vormen aannemen.

> Gebruik van sensitive tandpasta's zou dan ook alleen als *korte kuur* geadviseerd kunnen worden. Door daarnaast de oorzaak van de gevoelige tandhalzen weg te nemen kan de patiënt dan na afloop van de kuur klachtenvrij blijven onder de nieuwe veilige omstandigheden. Hij kan dan weer een eenvoudige basistandpasta gaan gebruiken. Dit is niet alleen een stuk goedkoper, maar hierdoor blijft het tevens mogelijk om bij (hernieuwd) optreden van schadelijke invloeden de *signaalfunctie*(!) van gevoelige tandhalzen te kunnen opmerken. Dit zal de patiënt bewust kunnen maken van de verandering in de mondsituatie en hem motiveren om de oorzaak op te sporen en aan te pakken.

7.7 Keuzeadvies spoelmiddel

Mondspoelmiddelen zijn meestal bedoeld als aanvulling op de basismondhygiëne. Incidenteel kan een middel als vervanging van tandenpoetsen worden ingezet. Er zijn twee hoofdgroepen te onderscheiden: therapeutische mondspoelingen en cosmetische spoelmiddelen. Beide groepen worden hieronder kort beschreven. Als algemene opmerkingen gelden:

- Spoelmiddelen op alcoholbasis zullen mogelijk schadelijker blijken voor de slijmvliezen in de mond dan nu bekend is.
- De prijs van diverse spoelmiddelen is niet altijd een indicatie voor de werkzaamheid.
- De PH van spoelmiddelen is een belangrijke factor. Fluoridespoelingen zijn aangezuurd om de opname van fluoride te bespoedigen. In andere middelen zou de PH neutraal moeten zijn. Met de eerder in dit hoofdstuk beschreven dipslides (▶ par. 7.2.1 en ◘ fig. 7.1b) kan de preventieassistent zelf inzicht verkrijgen in de PH van de (proefflesjes) van de geadviseerde middelen om een goed gefundeerd advies te kunnen uitbrengen.

7.7.1 Therapeutische mondspoelmiddelen

- Fluoridehoudende mondspoelingen zijn volgens het Aanvullend Advies Cariëspreventie alleen van toepassing voor de 'rode groep'. Als extra maatregel kan het echter ook worden geadviseerd aan 'orthoklantjes' met vaste apparatuur. De juniorvariant is beter van smaak dan de varianten voor volwassenen en zal jonge patiënten meer stimuleren het te gebruiken. De prijs van fluoridehoudende spoelmiddelen kan zeer uiteenlopen.
- Chloorhexidinehoudende spoelmiddelen kunnen worden geadviseerd ter ondersteuning van parodontale behandelingen. Ze hebben een bacteriedodend effect en voorkomen plaquevorming. Ze kunnen ook ter vervanging van tandenpoetsen worden ingezet na chirurgische ingrepen waarbij adequate mondhygiëne korte tijd niet mogelijk is, bijvoorbeeld na parodontale chirurgie of een implantatie. Na extracties mag het pas na minimaal 24 uur worden gebruikt omdat in een te vroeg stadium spoelen de wondgenezing kan vertragen.
Er zijn verschillende concentraties verkrijgbaar voor kortdurend gebruik of als onderhoudsmiddel. Te lang gebruiken van deze bacteriedodende middelen kan verkleuring geven van de tong en smaakverlies veroorzaken. Ook een uitbraak van de schimmelinfectie *Candida albicans* kan het gevolg zijn: door het onderdrukken van de bacteriegroei wordt de mondflora uit evenwicht gebracht en kan deze schimmel de overhand krijgen.
- Hydraterende mondspoelingen zijn speciaal ontwikkeld voor patiënten met Xerostomie. Naast langdurige bevochtiging van de slijmvliezen worden ook de speekselklieren gestimuleerd volgens de productinformatie.

7.7.2 Cosmetische mondspoelmiddelen

Deze middelen hebben nadrukkelijk geen therapeutische waarde en kunnen als extraatje gebruikt worden voor een frisse mond.
- Kruiden vormen voor veel mondspoelingen een basis van frisheid en hebben een vermeende goede invloed op de gezondheid van de gingiva.
- Smaakstoffen kunnen soms bepalend zijn voor de sensatie van een frisse mond.

7.8 Overige hulpmiddelen

De preventieassistent kan ten slotte een advies uitbrengen aan patiënten met specifieke problematiek, zoals xerostomie, rookverslaving en slechte adem. De volgende hulpmiddelen kunnen dan uitkomst bieden.

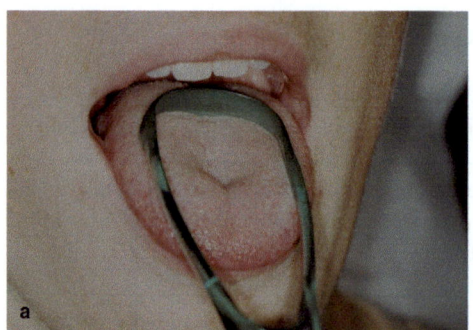 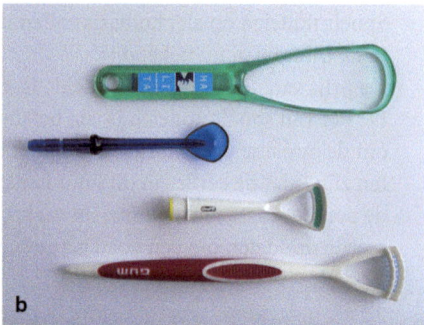

Figuur 7.11 a Tongschrapen als maatregel tegen slechte adem. b Diverse soorten tongschrapers.

- Kunstspeeksel tegen een droge mond. Ook suikervrije kauwgom kan geadviseerd worden naast het kauwen op paraffineblokjes en het gebruik van zure voeding. Dit laatste uiteraard alleen voor zover de gebitstoestand dat toelaat, bijvoorbeeld bij patiënten met een volledige prothese.
- Nicotinekauwgom voor patiënten die van hun rookverslaving af willen of moeten vanwege voorgenomen plaatsing van implantaten.
- Tongschraper om klachten over slechte adem te verminderen als deze niet zijn gebaseerd op parodontale afwijkingen (fig. 7.11). Indien de tongschraper geen effect heeft, zou via verwijzing naar een halitosespreekuur verder onderzocht kunnen worden welke oorzaak er aan ten grondslag ligt.
- Kookboekjes met recepten voor patiënten met een droge mond, veroorzaakt door een chemokuur of bestralingen. Deze boekjes worden uitgegeven door de Stichting Klankbord en bevatten veel praktische tips voor verlichting.

Literatuur

▶ www.lookingfordental.com.

Instrumentatie bij gebitsreiniging

8.1 Inleiding – 132

8.2 Instrumentarium – 132
8.2.1 Handscalers – 132
8.2.2 Mechanische scalers – 134

8.3 Instrumenteren met handscalers – 137
8.3.1 Slijpen van scalers – 138
8.3.2 Vinger-, hand- en polspositie tijdens instrumentatie – 141
8.3.3 Afsteuning – 143
8.3.4 Besturing van het instrument – 144
8.3.5 Instrumentatietechniek op elementniveau – 145

8.4 Instrumentatie met mechanische scalers – 145
8.4.1 Instrumentatietechniek – 145
8.4.2 Mechanische scalers: indicaties en contra-indicaties – 146

8.5 Systematiek gebitsreiniging – 148

Literatuur – 149

8.1 Inleiding

Dit hoofdstuk concentreert zich op het verwijderen van tandsteen binnen de kaders van het competentiegebied van de preventieassistent. Het betreft een *risicovolle* handeling die in de Wet BIG gelijk is gesteld aan een *voorbehouden* handeling. Vanwege het risicovolle karakter is goede handvaardigheid essentieel om op veilige wijze tandsteen te kunnen verwijderen. Voor het opfrissen van de kennis omtrent de techniek van het instrumenteren wordt eerst het instrumentarium besproken. Ook het slijpen van scalers wordt behandeld. Daarnaast worden instrumentatietechnieken gedetailleerd uitgewerkt: vingerposities, afsteuning en instrumentatiebewegingen komen aan bod. Op basis van deze beschrijving kan de preventieassistent de eigen instrumentatietechniek onder de loep nemen en waar mogelijk ook verbeteren. Ergonomische tips kunnen houvast bieden om tot stabielere afsteuning en dus(!) betere controle bij het instrumenteren te komen. De fysieke belasting wordt daardoor mogelijk verminderd. Ten slotte worden enkele systematische werkmethoden aangereikt als hulpmiddel om (meer) rust en structuur in de gebitsreiniging te bewerkstelligen.

8.2 Instrumentarium

Bij professionele gebitsreiniging door een preventieassistent is het werkterrein beperkt tot patiënten met maximaal DPSI 2. Er zullen normaal gesproken geen pockets aanwezig zijn bij de patiënten die behandeld worden zodat alleen met scalers gewerkt zal worden. De gebitsreiniging kan met handinstrumenten of met mechanische scalers worden uitgevoerd en zal altijd afgerond worden met het polijsten van de gebitselementen. Hieronder volgt een overzicht van de beschikbare instrumenten voor het werkgebied van de preventieassistent. Op basis van de beschreven indicaties en contra-indicaties kan voor elke patiënt het juiste instrumentarium en een gepaste polijstmethode worden gekozen.

8.2.1 Handscalers

Als *gouden standaard* voor het verwijderen van tandsteen dat zich supragingivaal en in de sulcus bevindt (maximale diepte 3 mm), geldt het gebruik van handscalers. In deze zogeheten perimarginale zone zal de preventieassistent dus bij voorkeur werken met deze stevige instrumenten. Handscalers hebben een niet-gekromd, smal werkblad en een scherpe punt (◘ fig. 8.1a). Er kan flink wat kracht mee gezet worden. Dit is noodzakelijk bij aanwezigheid van grote hoeveelheden tandsteen en bij reiniging van de soms hardnekkige (vaak donkergekleurde) kalkafzettingen in de sulcus. Er is in het werkgebied van de scaler geen beperking van de ruimte, zoals dat in diepe pockets wel het geval is. De scalers kunnen daarom relatief grof worden uitgevoerd en verkrijgen daardoor hun sterkte.

Typen handscalers
Er zijn verschillende materialen waarvan scalers gemaakt kunnen zijn. Voor de natuurlijke gebitselementen wordt gekozen voor scalers van metaal (doorgaans roestvrij staal) en voor het reinigen bij tandwortelimplantaten valt de keus op teflon/carbon. Het handvat van de scaler kan uitgevoerd zijn in gematteerd of glanzend metaal, of uit kunststof zijn vervaardigd. Dit laatste materiaal geeft een goede grip door het stroeve oppervlak. De dikte van het handvat is variabel, waarbij ergonomische gezien de voorkeur uitgaat naar 'zo dik mogelijk'. De schacht

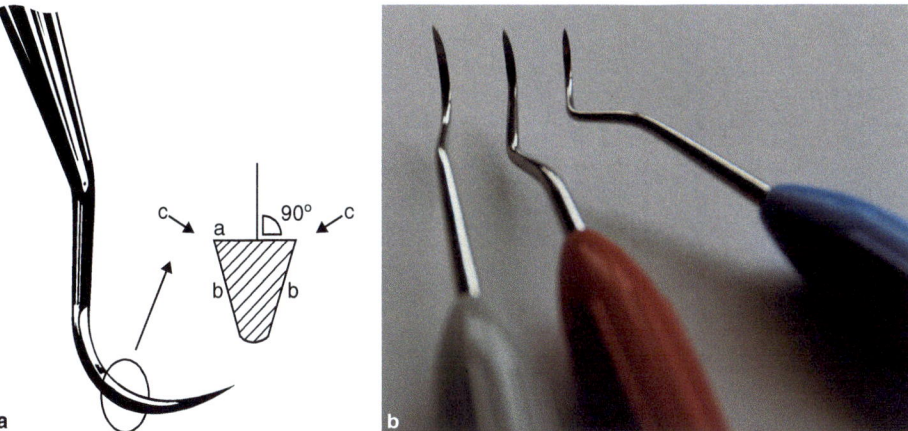

Figuur 8.1 **a** Doorsnede van het werkblad van een scaler (Bron: Professionele gebitsreiniging 2011). **b** Scalers met verschillende hoek van de schacht ten opzichte van het werkblad.

van het instrument verbindt het handvat met het werkgedeelte en heeft een kenmerkende hoek voor elk type scalers (fig. 8.1b).

Het werkgedeelte van de scalertip is op doorsnede driehoekig en heeft zoals gezegd een scherp punt. Het platte bovenvlak (faciale vlak) wordt aan beide zijden scherp(!) begrensd door zijvlakken (laterale vlakken) onder een hoek van 70°. Alleen het uiterste 1/3 deel van het werkblad wordt gebruikt tijdens het instrumenteren (fig. 8.1a). De preventieassistent werkt doorgaans met het type H6/H7 en S204SD.

Curettes

Curettes worden niet gebruikt door de preventieassistent. Deze instrumenten zijn ontworpen voor het reinigen van de smalle ruimte in pockets. Daartoe hebben ze een fragiele bouw met een sterk gekromd en bovendien breed uitgevoerd werkblad. Verder onderscheiden ze zich van scalers doordat het werkblad een ronde punt heeft om trauma van de weefsels in het instrumentatiegebied te voorkomen. Het instrumenteren in pockets behoort nadrukkelijk niet tot het competentiegebied van de preventieassistent.

> Alleen wanneer een aanvullend onderwijstraject is gevolgd tot paro-preventieassistent, mag met curettes gewerkt worden en dan nog slechts voor eenvoudige nazorg bij patiënten met pockets tot 6 mm.

Werkgebied handscalers

H6/H7 Deze scaler heeft een vrij rechte schacht en heeft daardoor geen toegang tot de sterk geaccentueerde interdentale ruimten bij molaren en premolaren. Het instrument is dan ook vooral geschikt voor gebruik in de fronten (fig. 8.2a). De punt van de H6/H7 is echter vrij dik, zodat met name in het onderfront de scaler niet altijd ver genoeg onder het contactpunt van de incisieven kan komen. Als tweede toepassingsgebied van de H6/H7 kunnen de gladde vlakken (buccale en linguale vlakken) van de premolaren en molaren gereinigd worden.

S204SD Dit is een scaler met een kleiner en dunner werkgedeelte en een meer gebogen schacht (fig. 8.2b). Het instrument leent zich door de hoek van de schacht prima voor reiniging van de approximale vlakken in de zijdelingse delen. Door het smalle werkblad kan veel beter dan

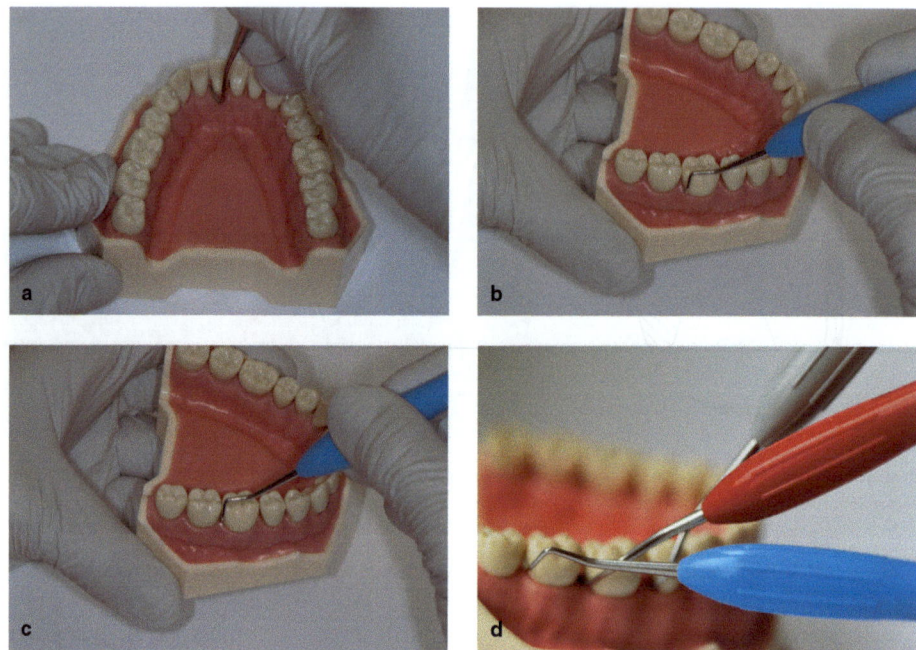

Figuur 8.2 **a** H6/H7: vrij rechte schacht voor de fronten. **b** 204S: sterk-gebogen schacht voor de zijdelingse delen. **c** Werkblad S204SD en 204S: is slank, bereik in de hele tandboog tot ver onder het contactpunt. **d** Verschillende schachthoeken klinisch in beeld.

met de H6/H7 tot ver onder de contactpunten gereinigd worden, niet alleen in de zijdelingse delen maar ook in het strakke onderfront (fig. 8.2c). Dit instrument leent zich er door de handige schachthoek en het smalle werkblad prima voor om door de preventieassistent als *universele* scaler gebruikt te worden.

204S Voor moeilijk toegankelijke monden kan het prettig zijn om een scaler met een *nog* verder gebogen schacht te gebruiken. Bij de ver naar distaal gelegen approximale vlakken van de 7ens en 8ens kan dan bijvoorbeeld de 204S gebruikt worden.

Het verschil in klinische toepassingsgebieden bij variabele schachthoeken van scalers is geïllustreerd in fig. 8.2d.

> Er bestaan voor een behandeling die wordt uitgevoerd door een goed getrainde preventieassistent, geen serieuze contra-indicaties voor het gebruik van handscalers bij het verwijderen van tandsteen in de perimarginale zone.

8.2.2 Mechanische scalers

Mechanische scalers worden in de dagelijkse praktijk gemakshalve allemaal 'ultrasoon' genoemd, terwijl de trillingsfrequentie van de scalertip varieert van de *sonische* frequentie van 2.000 Hz tot de *ultrasonische* frequentie van maximaal 30.000 Hz bij een piëzo-elektrische ultrasoontip.

De keuze voor een bepaald type mechanische scaler is doorgaans gebaseerd op persoonlijke voorkeur, aanschafprijs en reconditioneringsmogelijkheden (met name de tijdsfactor speelt

8.2 · Instrumentarium

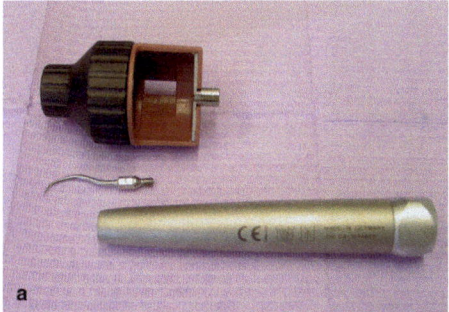
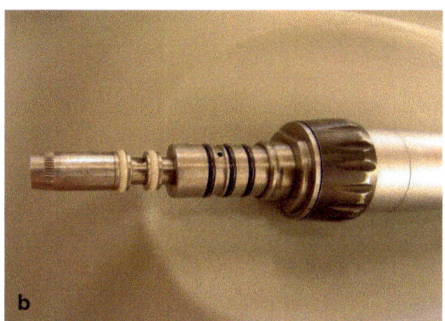

Figuur 8.3 a Sonisch hoekstuk met tip en bevestigingssleutel. b Universele flexkoppeling volstaat voor een Sonicflex scaler.

daarbij een rol). Er is bij gebruik minder nauwkeurigheid vereist in afsteuning. Het voelen is niet zo verfijnd als bij handinstrumenten. Het opsporen van kleine restjes tandsteen is daardoor minder goed mogelijk dan bij handscalers.

> **Fenomeen van Raynoud**
> De ultrasone trilling is soms aanleiding tot het ontstaan van het fenomeen van Raynoud (het wittevingerfenomeen) bij de preventieassistent. Bij gezonde personen kan dit fenomeen worden uitgelokt door roken, maar ook door het werken met een trillend werktuig, zoals een luchthamer, trilapparatuur en dus ook met een ultrasoonscaler. Bij veelvuldig gebruik hiervan kan de doorbloeding verstoord raken vanwege het kleiner worden van de bloedvaten. De bloedcirculatie in enkele vingers kan tijdelijk stagneren met als resultaat witte vingers die door de andere vingers als 'koud' worden waargenomen.

Typen mechanische scalers
Hierna volgt een opsomming van de verschillende typen mechanische scalers met daarbij specifieke eigenschappen en toepassingsgebieden.

Sonische scaler
De sonische hoekstukken zijn luchtgestuurd en kunnen net als een turbinehoekstuk (airrotor) op de flexkoppeling van een unit worden aangesloten (fig. 8.3). Er is in de meeste gevallen geen aparte aansluiting op de unit nodig waardoor de behandelunit compact kan blijven. Het hoekstuk is eenvoudig te reconditioneren, net als een turbinehoekstuk. De trillingsfrequentie is met 2.000 tot 6.000 Hz beduidend lager dan die van een ultrasoonhoekstuk, maar de uitslag (amplitude) van de tip is groot: 0,6 mm, en de beweging van de tip is cirkelvormig. Hierdoor ontstaat snel het gevoel van 'slaan' tegen het glazuur. Dit instrument laat dan ook gevoelsmatig een grovere indruk na bij patiënten. De amplitude kan met een regelknop op het hoekstuk in drie varianten ingesteld worden. De koeling van de tip wordt verzorgd door een waterstraaltje dat tot ongeveer halverwege door de tip gevoerd wordt en rond de punt een flinke nevelvorming teweegbrengt.

Magnetostrictieve scaler
Deze apparatuur bestaat uit een losse insert die is opgebouwd uit metalen lamellen. De lamellen kunnen op wisselstroom telkens omgekeerde magnetische velden genereren, die de hele tip

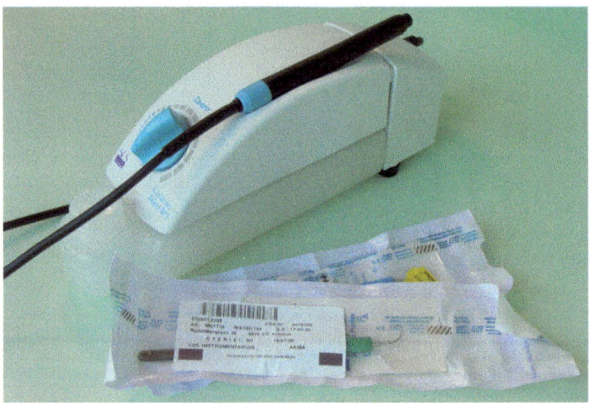

Figuur 8.4 Stand-alone ultrasoon voor tandsteen verwijderen.

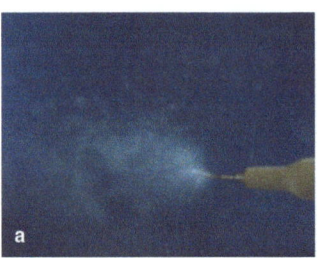 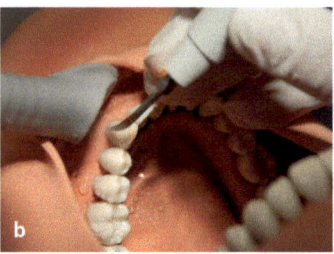 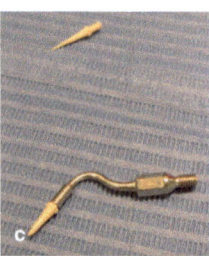

Figuur 8.5 a Piëzo-elektrische scaler. b Alleen de *zijkant* van de tip mag gebruikt worden. c Keramische tip voor scaling rond implantaten.

in beweging brengen. De trilling bereikt de hoogste frequentie die mechanische scalers kunnen bereiken: 15.000 tot 60.000 Hz en de tip maakt daarbij cirkelbewegingen.

Koeling *is zeer dringend* noodzakelijk vanwege de enorme warmteontwikkeling! De koeling wordt gerealiseerd doordat water binnen in het hoekstuk langs de lamellen van de insert gevoerd wordt en vlak boven de tip naar buiten komt, zodat het langs de tip stroomt.

Net als bij de sonische scaler treedt aanzienlijke nevelvorming op. Deze mechanische scalers hebben een aparte aansluiting op de unit nodig of worden als stand-alone toegepast (fig. 8.4). Het werkzame gedeelte beslaat ongeveer de laatste 4 mm van de tip. Ook de zijkant van de tip kan worden gebruikt.

Piëzo-elektrische scaler

Dit is het meest gangbare instrument voor mechanische gebitsreiniging. De hoekstukken vereisen een aparte aansluiting op de behandelunit of worden toegepast als een stand-alone unit. De trillingsfrequentie ligt tussen de 25.000 en 50.000 Hz en de beweging van de tip is lineair in een horizontaal vlak. Er komt relatief weinig warmte vrij bij het opwekken van deze beweging. Koeling van de tip vindt plaats door middel van interne koeling met veel nevelvorming (fig. 8.5a).

Alleen met de *zijkant* van de tip kan gewerkt worden (fig. 8.5b).

> De piëzo-elektrische scaler blijkt uit onderzoek effectiever te zijn in het verwijderen van tandsteen dan de magnetostrictieve ultrasoon, maar laat daarentegen een ruwer oppervlak achter.

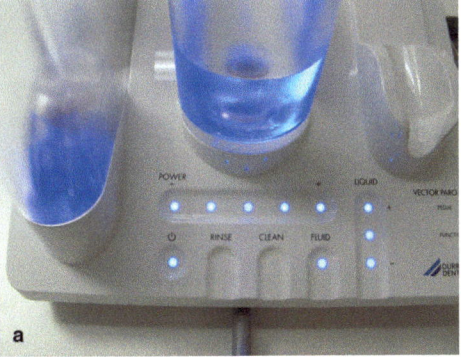 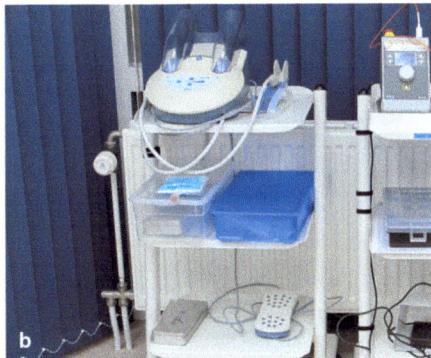

◘ **Figuur 8.6** a Bedieningspaneel vector. b Vector vraagt relatief veel ruimte.

Er is een groot assortiment aan tips beschikbaar, variërend qua lengte en breedte. Afhankelijk van de hoeveelheid tandsteen en de locatie kan een tip gekozen worden. Voor toepassing rondom implantaten moet gebruik worden gemaakt worden van een keramische tip (◘ fig. 8.5c).

Vector

Deze minder bekende mechanische scaler is alleen als stand-alone (ruimte-innemend) apparaat verkrijgbaar (◘ fig. 8.6). De reiniging wordt door indirecte energieoverdracht opgewekt. Het koelwater dat rond de tip vloeit, wordt in trilling gebracht door een op en neer gaande beweging van de tip met een frequentie van ongeveer 25.000 Hz en zorgt door middel van cavitatie (het ontstaan van imploderende dampbellen in het koelwater) voor het reinigende effect. De vector is dus in feite vergelijkbaar met de werking van een ultrasoonbad in de sterilisatieruimte. De koelvloeistof moet vanwege deze cavitatie aan speciale viscositeit voldoen en er mag dan ook alleen gebruik worden gemaakt van de bijgeleverde vloeistof.

Het werkingsgebied van de tip is feitelijk groter dan het oppervlak dat door de tip wordt geraakt. De cavitatie ontstaat immers in de vloeistof *rondom* de tip en bewerkt dus een groter gebied dan de oppervlakte van de tip zelf. Er is tevens een bactericidewerking aangetoond door deze wijze instrumentatie.

> Een belangrijk voordeel van dit systeem is dat er geen nevelvorming optreedt rond de tip, zodat niet strikt een nevelafzuiger noodzakelijk is. De afmeting zou een nadeel kunnen zijn.

8.3 Instrumenteren met handscalers

Voor het veilig uitvoeren van een gebitsreiniging met handscalers gelden enkele absolute voorwaarden.
1. Scalers moeten om verschillende redenen *scherp* zijn:
    - scherpe scalers vergen weinig kracht bij het reinigen, dit is in het kader van goede ergonomie een niet onbelangrijk gegeven;
    - wegglijden vanaf het element wordt voorkomen en daarmee is de kans op trauma van de gingiva minimaal;
    - botte scalers bruneren (polijsten) tandsteen, waardoor het op het gevoel minder gemakkelijk te onderscheiden wordt van schone gladde tandoppervlakken.

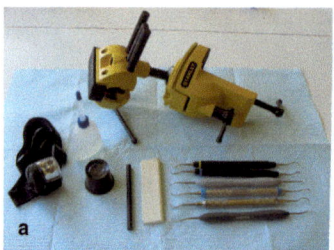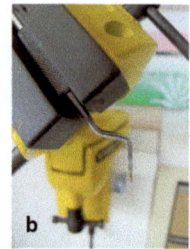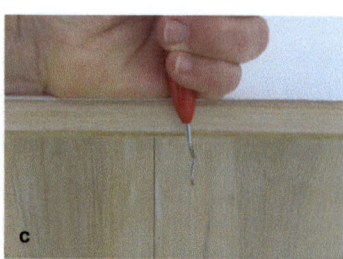

Figuur 8.7 **a** Benodigdheden voor handmatig slijpen van scalers(paperclip ontbreekt). **b** Scaler in bankschroef voor de beste fixatie. **c** Tweede keus fixatiemethode: instrument in stevige palmgreep. **d** Controle horizontaal faciaal vlak met behulp van paperclip.

2. Scalers dienen met een juiste hand-, pols- en vingerpositie te worden gehanteerd en met *perfecte afsteuning*(!). Dit kan met behulp van één of twee steunvingers, eventueel aangevuld met extra-orale afsteuning.
3. De (kleine) *instrumentatiebewegingen* rondom de gebitselementen moeten zeer nauwgezet worden uitgevoerd om trauma aan de marginale gingiva of krassen in glazuur te vermijden. Het aanleren van een goede of *andere*(!) instrumentatietechniek vergt intensieve en langdurige training. Bovendien is bij gebruik van handscalers grote werkdiscipline nodig om ook onder tijdsdruk volgens de normen van best practice te werken.

Deze voorwaarden worden in de volgende paragrafen verder uitgewerkt.

8.3.1 Slijpen van scalers

De genoemde redenen om met scherpe scalers te werken zal iedere preventieassistent ertoe moeten aanzetten om het instrumentarium nauwgezet te checken en te verzorgen. Voor elke gebitsreiniging wordt gecontroleerd of de scalers nog voldoende scherp zijn. Indien er geslepen moet worden, betreft het dus altijd schone instrumenten.

> Omdat handschoenen in principe alleen bij patiëntgebonden handelingen worden gedragen, kan voor het slijpen worden volstaan met gedesinfecteerde handen.

Na het slijpen kunnen de scalers in een ultrasoonbad gedaan worden of voorzichtig worden afgenomen met een tissue om resten slijpsel te verwijderen. Aansluitend zou een alcoholbad voldoende zijn om de instrumenten gereed te maken voor klinische toepassing. Een (extra) ronde in de thermodesinfector is niet verkeerd, maar niet noodzakelijk.

Er worden hierna twee methoden uitgewerkt om scalers te slijpen. Daarbij is er wat betreft uiteindelijk resultaat geen voorkeur voor de ene of de anders werkwijze. De persoonlijke voorkeur of de beschikbaarheid van hulpmiddelen in de werksituatie kunnen bepalend zijn bij de keuze.

Handmatig slijpen
Het instrumentenpakketje dat nodig is voor het handmatig slijpen bestaat uit (fig. 8.7a):
- hoofdlampje;
- loep of vergrootglas;

- bankschroef;
- paperclip;
- slijpolie (naaimachineolie);
- rechthoekige Arkansas slijpsteen;
- cilindervormige Arkansas slijpsteen;
- teststaafje.

Fixatie van de scaler 'uit de hand' is minder stabiel dan wanneer die in een (eenvoudig) bankschroefje geklemd wordt. Hoe stabieler het instrument is gefixeerd, hoe minder de kans op het *verslijpen* van de scalers, omdat er minder snel onder een verkeerde of variabele(!) hoek geslepen zal worden. Slijpen met behulp van een bankschroefje heeft dus sterk de voorkeur (fig. 8.7b).

Indien er geen bankschroefje beschikbaar is, legt de preventieassistent haar onderarm op de rand van het werkblad, parallel aan de rand. De hand is tot een vuist gebald en steunt met de zijkant op het werkblad. De scaler wordt stevig in de palmgreep vastgehouden (fig. 8.7c).

Een laatste methode is die waarbij de slijpsteen plat op tafel ligt en de scaler met de hand er overheen bewogen wordt. Deze methode is af te raden omdat tijdens het bewegen van het instrument tegelijkertijd de juiste richting gefixeerd zal moeten worden. Dit geeft veel onzekerheid over het precies *en* voortdurend aanhouden van de juiste slijphoek. Deze methode leidt in de praktijk snel tot onjuist geslepen instrumenten.

Werkwijze handmatig slijpen

- Smeer met een tissue een druppel olie uit op de slijpsteen.
- Klem de scaler in de bankschroef om een stabiele fixatie en daardoor een voorspelbare behandeling te kunnen uitvoeren. De positie van de scaler behoort nu zodanig te zijn dat de schacht verticaal is en de punt van de scaler naar je toe wijst.
- Controleer met behulp van de paperclip of het bovenvlak horizontaal is, dat wil zeggen: evenwijdig is aan het tafelblad (fig. 8.7d).
- Neem de slijpsteen tussen duim en middelvinger in verticale positie.

> De zijvlakken (110° ten opzichte van het bovenvlak) zijn dan te slijpen met de positie van de slijpsteen aan de rechterzijde: op '3 minuten *over* heel'. Voor de linkerzijde van de scaler wordt de slijpsteen in de richting van '3 minuten *voor* heel' gehouden.

- Breng de slijpsteen in positie tegen een zijvlak en maak op en neer gaande bewegingen, waarbij alleen de *neerwaartse* beweging krachtig is.
- Bewerk beide vlakken.
- Draai met de conische slijpsteen over het horizontale vlak om mogelijke braampjes weg te nemen (fig. 8.8a).
- Gebruik een teststaafje en controleer of de scaler 'hapt'.

> De scaler dus *niet* langs het teststaafje omhooghalen om krullen te trekken. Hierdoor gaat scherpte van het instrument onnodig verloren; 'happen' is voldoende bewijs van scherpte.

Beoordeel je werk met behulp van een loep (fig. 8.8b). Je ziet dan aan de lichtval of de zijvlakken regelmatig en vlak zijn geslepen. Bij het verslijpen van instrumenten ontstaan onbedoelde extra vlakken aan het werkgedeelte.

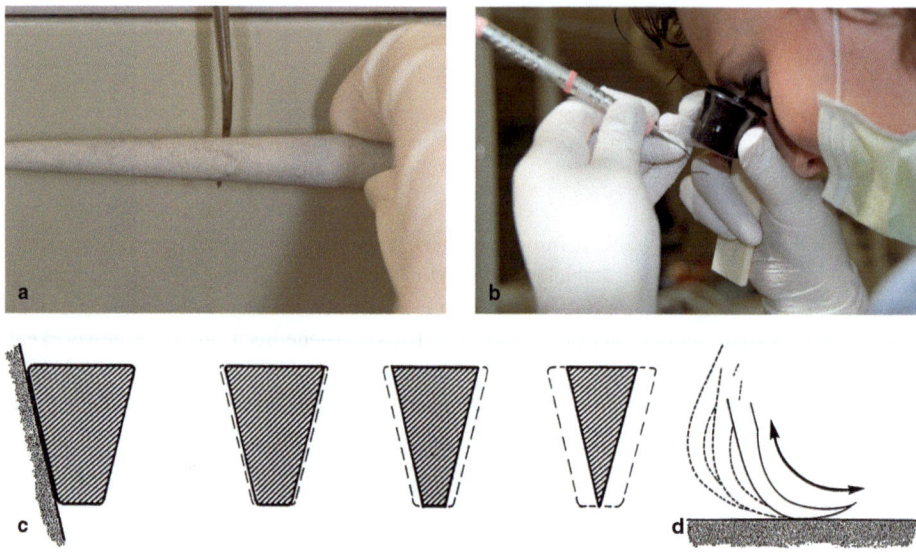

Figuur 8.8 **a** Een ronde slijpsteen verwijdert braampjes. **b** Controle van het eigen werk met een loep. **c** Ontstaan van extra snijkant na veelvuldig gebruik (Bron: Proffessionele gebitsreiniging 2011). **d** Bewerking onderzijde scaler om extra snijrand te verwijderen. (Bron: Professionele gebitsreiniging 2011)

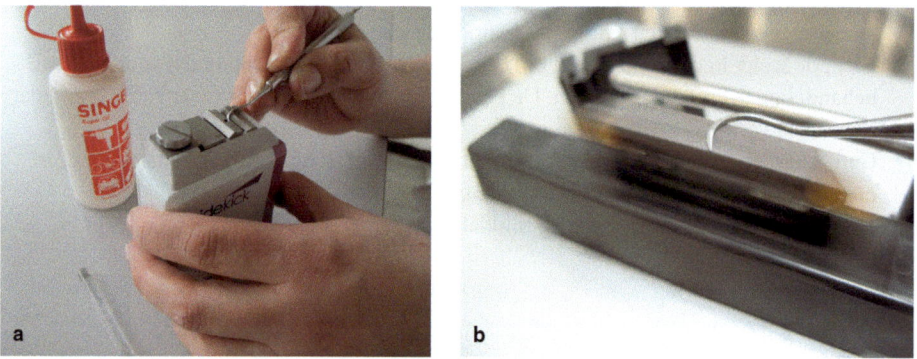

Figuur 8.9 **a** Slijpmachine met batterijen, fixatiesteun aanwezig. **b** Slijpmachine op netstroom zonder fixatieondersteuning.

Wanneer door vaak slijpen de brede onderkant van de scaler zo dun is geworden dat er een scherpe extra snijrand is gevormd, moet de scaler met de platte slijpsteen aan de onderzijde worden beslepen met een wiegende beweging in de richting van de punt naar de hals (fig. 8.8c, d).

Machinaal slijpen

Het principe van een slijpmachine is gelijk aan dat van handmatig slijpen: een gefixeerd instrument en een bewegende slijpsteen. Voor elk apparaat geldt dat de gebruiksaanwijzing zorgvuldig bestudeerd dient te zijn voordat het gebruikt wordt. Er is een compacte slijpmachine die op batterijen werkt (fig. 8.9a). Het nadeel is de niet-constante kracht door afnemende stroomsterkte van de batterijen. Ook het handmatig plaatsen van de scalers is een (klein) nadeel ten

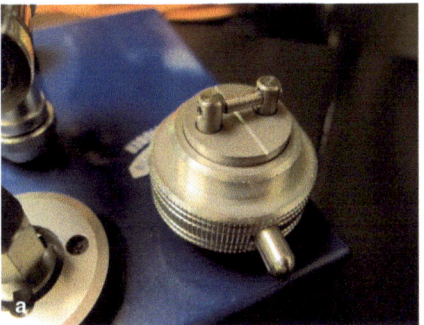 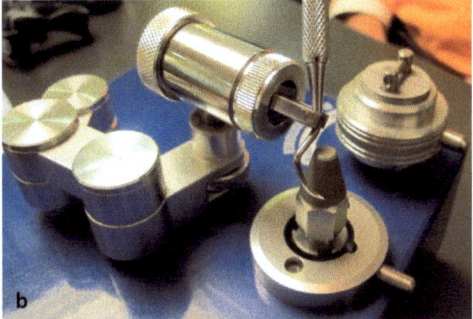

Figuur 8.10 a Slijpmachine op netstroom, eenvoudige en stevige fixatie. b. Met behulp van een telescooparm wordt het instrument eenvoudig naar de slijpsteen geleid.

opzichte van slijpmachines die met automatische fixatie werken. Het handmatig plaatsen vergt enige oefening en met name het in de juiste positie *houden* gedurende het slijpen vraagt een stevige hand. De compacte afmeting en het niet afhankelijk zijn van een stroompunt zijn weer evidente voordelen.

Een ander veelgebruikt type slijpmachine maakt ook gebruik van een snel bewegende vrij liggende slijpsteen, waarbij handmatig het instrument geplaatst en gefixeerd moet worden. De stabiliteit van de fixatie is niet ondersteund met behulp van een inzetgroef of andere steunfaciliteit. Dit type slijpmachine geeft vanwege de netstroom altijd een constante snelheid en dus slijpkracht. Het uit de losse hand fixeren geeft echter snel kans op het ontstaan van extra vlakken aan het werkblad (fig. 8.9b).

Een grotere slijpmachine met constante werkkracht en superieure automatische fixatie komt in beeld wanneer grote hoeveelheden scalers tegelijk geslepen moeten worden. Uiteraard moet er voldoende ruimte zijn in de praktijk om het apparaat te stallen wanneer het buiten gebruik is. Het getoonde apparaat 'pakt' het instrument op uit een eenvoudig te realiseren standaardpositie en kan met een lichte verplaatsing met behulp van een telescooparm tegen de eveneens gefixeerde slijpsteen gebracht worden (fig. 8.10).

8.3.2 Vinger-, hand- en polspositie tijdens instrumentatie

Als basis voor een correcte instrumentatietechniek geldt de eerder beschreven stabiele lichaamshouding, symmetrisch rechtop (▶ par. 4.5.1). Dit is noodzakelijk omdat er bij een instabiele houding van het lichaam geen *perfecte* controle op de bewegingen van het scherpe instrumentarium gerealiseerd kan worden. Na het innemen van de juiste basiswerkhouding wordt het instrument in de hand genomen en door drie vingers omvat in de zogenaamde gemodificeerde pengreep (fig. 8.11a).

Deze greep dient ten eerste om meer kracht te kunnen vrijmaken tijdens het instrumenteren ten opzichte van een greep met slechts twee vingers en ten tweede om een stabiele stand van het instrument te kunnen innemen zonder dat de pols daaraan een bijdrage hoeft te leveren. De spieren van de gehele hand zijn ontspannen, hetgeen zal blijken uit de vorm van de duim: een aangespannen duim staat naar binnen, een ontspannen duim staat bol (fig. 8.11b). Er zou in deze ontspannen stand bij wijze van spreken een pingpongballetje in de hand gehouden kunnen worden. Afgezien van het ontbreken van een 'holle duim' zijn de afzonderlijke vingers ook ontspannen en 'deftige pinken' zijn afwezig (fig. 8.11c, d).

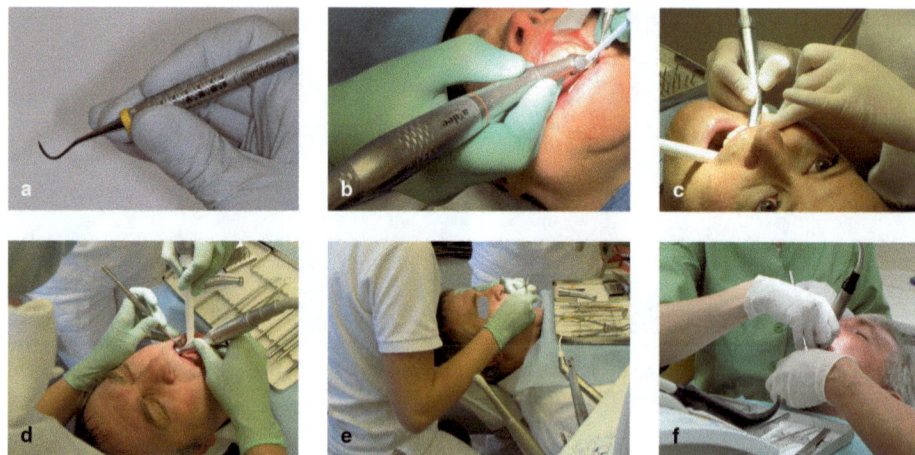

Figuur 8.11 a Gemodificeerde pengreep voor kracht en controle. b Ontspannen hand, de duim is 'rond'. c Een 'deftige pink' duidt op ontbreken van ontspanning. d Overstrekte 'holle' duim duidt op teveel spanning. e Middenpositie van de pols: elleboog langs het lichaam, onderarm licht gebogen. f Overstrekte polspositie.

De pols blijft in principe altijd laag en de hand bevindt zich ten opzichte van de pols in een ontspannen houding. Dit is in de ergonomie bekend als de zogehetene *middenpositie* van de pols. Hiervoor geldt dat de handrug niet meer dan 30–45° omhoog of omlaag is gebogen en de hand zijwaarts niet meer dan 15° weggebogen is (fig. 8.11e). Voor alle gewrichten is een middenpositie beschreven en in die positie zijn de grootste krachten te leveren of op te vangen. De positie van de hand ten opzichte van de pols is dus een belangrijke factor als het gaat om ergonomisch verantwoord instrumenteren. Wanneer slechts twee vingers, in plaats van de noodzakelijke drie, het instrument zouden besturen, moet voor positieverandering van het instrument de pols worden ingeschakeld, met het risico van zeer belastende overstrekking (fig. 8.11f).

Een overstrekte pols geeft gemakkelijk aanleiding voor het afknellen van zenuwbanen en bloedvaten, en zal relatief snel tot klachten aan het bewegingsapparaat van vingers en pols leiden. Het carpaletunnelsyndroom is hier een voorbeeld van. Het is een veelvoorkomende afwijking bij personen die beroepsmatig een verkeerde of te frequente belasting van het polsgewricht toestaan en vormt dus ook voor de preventieassistent een niet te veronachtzamen risico.

Carpaletunnelsyndroom

De voornaamste symptomen van het carpaletunnelsyndroom zijn een dovig, tintelend gevoel in de hand. Er is uitval van de grijpfunctie van de hand en krachtvermindering in de hand: er kunnen spontaan dingen uit de vingers glippen. Verder bestaat een gevoel dat de vingers dik zijn. Deze klachten treden vooral op in de nacht en de vroege ochtend.

De pijn kan via de onderarm en elleboog uitstralen tot in de schouder. In de nacht nemen de klachten vaak in ernst toe, waardoor men er wakker van kan worden. Maar ook overdag kunnen zij optreden, bijvoorbeeld tijdens het autorijden, krantlezen of fietsen. Ook na intensief werken met de handen kan verergering ontstaan. Soms komt het carpaletunnelsyndroom aan beide handen voor. Vrouwen hebben deze aandoening veel vaker dan mannen; ze treden bij voorkeur op in de overgang en tijdens de zwangerschap. Dit ziektebeeld is **niet** zeldzaam.

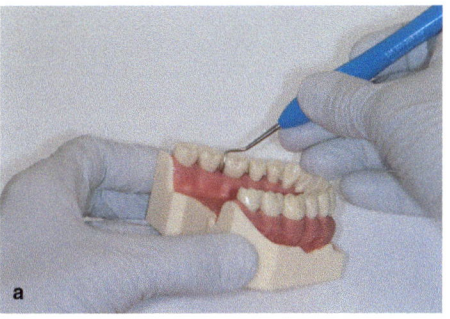 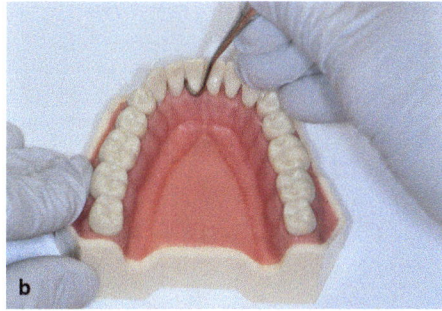

◘ **Figuur 8.12** **a** Vierde vinger als steunvinger. **b** Vijfde vinger toegevoegd als steunvinger.

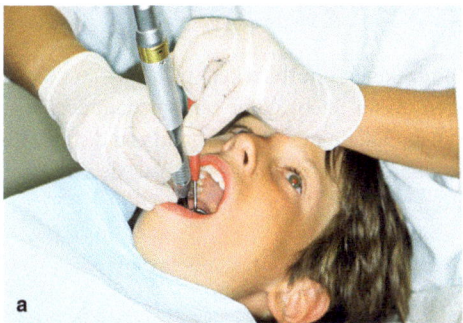 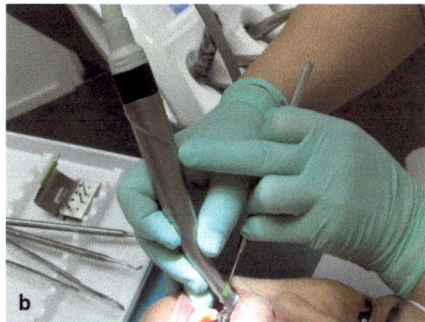

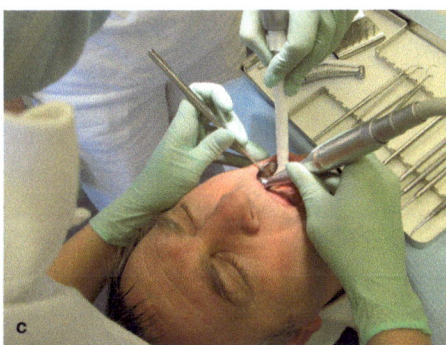 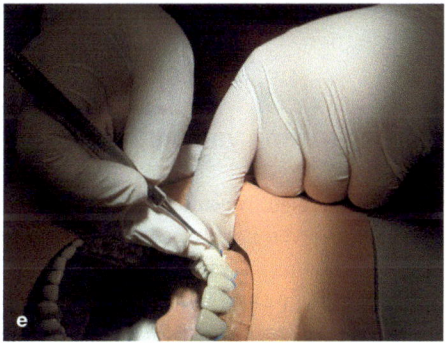

◘ **Figuur 8.13** **a** Extra-orale afsteuning via het voorhoofd. **b** Indirecte extra-orale afsteuning via de vingers van de niet-werkende hand. **c/d** Voorbeelden van extra-orale afsteuning van de niet-actieve hand.

8.3.3 Afsteuning

Om veilig te kunnen werken is perfecte stabiliteit en dus goede afsteuning noodzakelijk. Deze afsteuning vindt bij voorkeur plaats in dezelfde tandboog op korte afstand van het element dat bewerkt wordt. Hiervoor wordt doorgaans gebruikgemaakt van de vierde vinger als steunvinger (fulcrum). Het is een goede gewoonte om indien mogelijk ook de vijfde vinger als steun in te schakelen (◘ fig. 8.12).

Daarnaast is in bepaalde omstandigheden nodig of handig om indirecte steun te zoeken via extra-orale afsteuning. Dit kan door contact te maken met de jukbogen, het voorhoofd (◘ fig. 8.13a) of via de kin. Ook kunnen vingers van de niet-werkende hand stabiliteit bieden

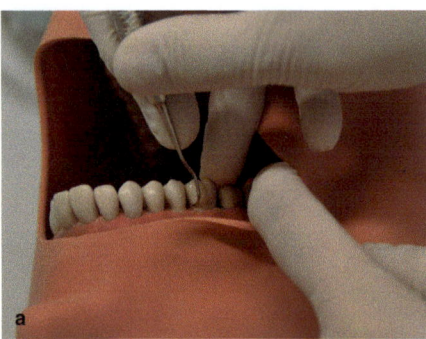 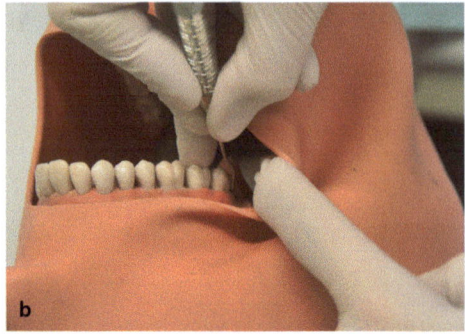

Figuur 8.14 a Instrumenteren mesiaal van de steunvinger. b Instrumenteren distaal van de steunvinger met indirect zicht.

aan de vingers van de werkende hand. Dit is noodzakelijk om trefzekere plaatsing en gecontroleerde activatie van de scaler te bewerkstelligen (fig. 8.13b). Voor een ontspannen werkhouding is afsteuning van de beide handen gewenst. Ook de niet-actieve hand zou daarom bij voorkeur steun moeten hebben om het gewicht van de arm weg te nemen van de schouder (fig. 8.13c, d). Hierdoor wordt de schouder automatisch laag/slap gehouden.

> Door maximale afsteuning te zoeken kan een ergonomisch verantwoorde werkwijze worden gerealiseerd. Deze veilige en 'solide' manier van werken heeft als neveneffect dat de patiënt zich beter kan ontspannen. Het straalt *zelfverzekerdheid* uit wanneer met extra-orale afsteuning en daardoor verkregen gecontroleerde instrumentatietechniek onzekere, zoekende 'zwabber' bewegingen ontbreken.

8.3.4 Besturing van het instrument

Om voldoende sturingsmogelijkheden aan de betreffende drie vingers in de gemodificeerde pengreep te geven is souplesse van de vingergewrichten nodig, evenals het vermogen om de vingers onafhankelijk van elkaar te laten bewegen. De instrumentatiebewegingen en de kracht komen in principe vanuit de vingers en niet vanuit de pols.

Het apart laten 'gehoorzamen' van de vingers bij een pols die zich passief in de middenpositie houdt, vergt geduldige oefening. Dit geldt voor aankomende preventieassistenten tijdens de opleiding, maar is ook van toepassing op preventieassistenten die hun instrumentatietechniek willen perfectioneren. Training van deze nieuwe of andere (hand)vaardigheid zonder overbelasting kost meestal meer tijd dan daarvoor in gedachten is ingeruimd. Met soepele en onafhankelijk werkende vingers is het mogelijk om met een neutrale polspositie met voldoende kracht te instrumenteren en op elke locatie: aan iedere zijde van de steunvinger, zowel mesiaal als distaal ervan (fig. 8.14).

Vingeroefeningen

Voor het verkrijgen of verbeteren van de noodzakelijke souplesse van de vingers zijn in de Bijlage achterin dit boek in achttien stappen (a t/m r) vingeroefeningen afgebeeld, waarbij met potlood en papier enkele schrijfopdrachten moeten worden uitgevoerd (▶ fig. 12.6–12.8).
1. De steunvinger wordt gefixeerd tussen duim en wijsvinger van de andere hand, terwijl het instrument omhoog en omlaag bewogen wordt.

2. De steunvinger steunt op werkblad bij dezelfde bewegingen.
3. De steunvinger blijft gefixeerd op werkblad, het instrument wordt in de 'vier windstreken' op het werkblad gebracht om een sterretje te tekenen.
4. Als oefening 3, maar nu wordt in de 'vier windstreken' je eigen naam geschreven.

Wanneer alle oefeningen (uiteindelijk) zonder vermoeidheid of kramp kunnen worden uitgevoerd, zal de instrumentatie in de mond daar groot voordeel bij hebben. Dan zal de neutrale polspositie bij iedere manoeuvre van de scaler gehandhaafd kunnen blijven doordat de besturing van het instrument louter vanuit de vingers kan plaatsvinden.

8.3.5 Instrumentatietechniek op elementniveau

De positionering tegen het gebitselement is zodanig dat het instrument 'sluit' om het element en het handvat in een natuurlijke richting in de hand ligt. De scaler wordt met het laatste ⅓ gedeelte zodanig tegen het element geplaatst in de sulcus (perimarginaal, maximaal 3 mm onder de marginale gingivarand), dat het faciale vlak een hoek van 90° maakt met het tandoppervlak. Dit is de adaptatiefase. Vervolgens wordt de scaler in de angulatiefase ongeveer 10° gekanteld ('gesloten') in de richting van het element. Ten slotte volgt de activatiefase als een gecontroleerde korte krachtige haal met een verplaatsing van maximaal 1,5 mm verticaalwaarts. De punt van de scaler blijft altijd in contact met het element om schade aan de gingiva of het glazuur van de buurelementen te voorkomen.

De vingers zijn *alleen* in de derde fase aangespannen. Dit voorkomt voortijdige vermoeidheid of zelfs overbelasting van de handmusculatuur. In een werk- of oefensituatie met tijdsdruk kan een verkeerde gewoonte ontstaan. Vaak zijn dan de spieren continu aangespannen omdat door gebrek aan tijd niet geleerd wordt te *voelen*/checken hoe de handen worden gebruikt.

> Het leren *voelen* van de eigen houding is een belangrijk onderdeel van het leerproces wanneer een andere of nieuwe instrumentatietechniek wordt opgepakt.

8.4 Instrumentatie met mechanische scalers

Het werken met een mechanische scaler vergt nagenoeg geen kracht van de gebruiker en behoeft minder nauwkeurige afsteuning omdat slechts 'aanwezigheid' van de tip nodig is om het tandsteen of de tandplaque te verwijderen. Deze voordelen maken het tot een populair instrument bij veel behandelaars die met gebitsreiniging te maken hebben. Als ergonomisch minpuntje geldt de (te) grote diameter van deze instrumenten en (afhankelijk van het type unit) het gewicht van de slang inclusief het hoekstuk.

8.4.1 Instrumentatietechniek

De tip van de scaler maakt een hoek van 15° ten opzichte van de lengteas van het gebitselement. Er wordt gewerkt met overlappende bewegingen. De tip van een magnetostrictieve scaler is 4 mm rondom werkzaam. Bij piëzo-elektrische scalers mag slechts de zijkant van de tip gebruikt worden. De tip van de vector is niet zelf werkzaam, maar zet de ultrasoonwerking van de omspoelende vloeistof in gang.

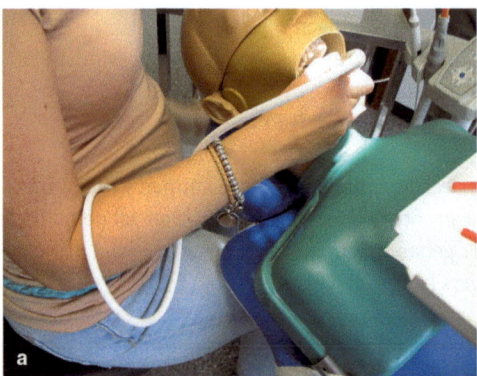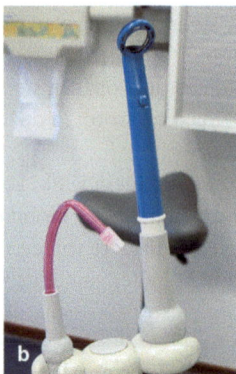

Figuur 8.15 **a** Het contragewicht van de slang kan worden weggenomen door letterlijke een slag om de arm te houden. **b** Afzuiger en spiegel gecombineerd voor een goede houding, inclusief nevelafzuiging.

De instelling van de hoeveelheid water luistert nauw om pulpaschade te voorkomen: beter te veel dan te weinig water. Wanneer nevelvorming optreedt aan de tip, moet er altijd gedegen afzuiging plaatsvinden met behulp van een nevelafzuiger. Deze bevindt zich op ongeveer 1 cm afstand van de tip om aerosolvorming tegen te gaan.

> Op locaties waar met indirect zicht gewerkt wordt kan de preventieassistent de vorming van aerosol bestrijden door:
> - gebruik te maken van een afzuiger annex spiegel;
> - een kort moment om stoelassistentie te vragen;
> - te kiezen voor het gebruik van handinstrumenten.

8.4.2 Mechanische scalers: indicaties en contra-indicaties

Hier wordt een korte opsomming gegeven van de meest gangbare argumenten.

Mechanisch reinigen: indicaties

Overbelasting Onder het mom van 'preventie van overbelasting van de hand/pols' maakt de preventieassistent in veel gevallen gebruik van de mechanische scaler. Overbelasting zou namelijk 'automatisch' bij veelvuldig gebruik van handinstrumentatie optreden. Dit argument is niet zeer valide. Mondhygiënisten maken grotendeels gebruik van handmatig reinigen en kunnen dat zelfs op fulltime basis uitvoeren zonder fysieke klachten. Bovendien hebben mechanische scalers het grote nadeel dat ze zwaar zijn in de hand. Met name bij sonische scalers is dat een niet te veronachtzamen factor. Dit eist evenzeer zijn tol qua vermoeidheid en (over)belasting van spieren en gewrichten. Ook het contragewicht van de slang is een niet te onderschatten factor voor de polsbelasting. De slang om de arm winden is dan een oplossing, mits die na afloop gedesinfecteerd(!) wordt (fig. 8.15a).

Tijd De factor tijd wordt eveneens als indicatie voor mechanisch reinigen genoemd. Het zou sneller zijn dan handmatig reinigen. Wanneer echter wordt meegerekend dat er na mechanische gebitsreiniging altijd nog met handscalers moet worden afgerond voor de controle en de finetuning, zal deze factor niet doorslaggevend kunnen zijn. Dit argument kan iets meer van toepassing zijn bij het mechanisch reinigen van pockets door mondhygiënisten of tandartsen, omdat daar altijd rootplaning volgt (het glad maken van het worteloppervlak) en er dus geen extra handeling nodig is bij mechanisch reinigen ten opzichte van handmatig reinigen.

Mechanisch reinigen: contra-indicaties

Eerder is reeds ter sprake gekomen dat de aerosolvorming een risico vormt op het gebied van infectiepreventie in combinatie met een goede werkhouding. Vanuit de ergonomische invalshoek is er dus soms een contra-indicatie bij sommige werklocaties. De spiegel en afzuiger in één kan daarbij een oplossing bieden (fig. 8.15b).

De overige contra-indicaties van de ultrasone scalers moeten zeer serieus genomen worden en zijn veel talrijker dan de hiervoor genoemde argumenten die vóór het gebruik pleiten.

- Jonge gebitselementen met ongematureerd (relatief zacht) glazuur en een niet-afgevormde wortel (tot drie jaar(!) na doorbraak). Ultrasone trilling heeft een nadelige invloed op het afvormen van de wortel door het negatieve effect op de odontoblasten en cementoblasten.
- Gebruik tijdens de inhelingsfase van tandwortelimplantaten omdat naar analogie van de verstoorde odontoblasten en cementoblasten ook de osteoblasten (botvormende cellen) geremd worden in hun ontwikkeling.
- White spots en meer algemeen: glazuur van patiënten met een zeer hoog cariësrisico.
- Bij oude typen pacemakers is het gebruik van magnetostrictieve apparatuur verboden omdat de werking het elektrisch opgewekte ritme van de pacemaker verstoort.
- Patiënten met astma, slikklachten of problemen met het immuunsysteem mogen niet met ultrasone instrumenten behandeld worden omdat er gevaar bestaat op infectie van de longen door aspiratie van de gecontamineerde nevel. Dit vormt een aanmerkelijk gezondheidsrisico.
- Patiënten met een *aangetoonde* besmettelijke infectie omdat de besmettelijkheid van de gevormde aerosol een risico voor andere patiënten vormt. Er is geen contra-indicatie voor behandelen, slechts voor mechanisch reinigen!
- Keramische restauraties kunnen kapot trillen als de amplitude (uitslag) van de ultrasoontip groot is.
- Composietrestauraties kunnen opruwen door bewerking met mechanische scalers.
- Het doordringende hoge (gillende) geluid kan soms een contra-indicatie vormen bij patiënten die gehoorproblemen hebben of angstig zijn voor de behandeling.
- Indien het reconditioneringstraject van de ultrasoon hoekstukken (wellicht tijdelijk) onvoldoende vorm kan krijgen is gebruik van mechanische scalers niet mogelijk.
- Overgevoelige tandhalzen die op het koude koelwater reageren. Eventueel kan als verzachting eerst gepolijst kunnen worden met een polijstpasta die de gevoeligheid tegengaat. Indien dit onvoldoende effect sorteert, is handmatig reinigen geboden.
- Indien bij het hanteren van een mondspiegel bij indirect zicht omwille van een ergonomische werkhouding niet tegelijkertijd ook nevelafzuiging gerealiseerd kan worden in bepaalde sextanten.

Mechanische scalers: aandachtspunten

- De tips van mechanische scalers dienen regelmatig te worden gecontroleerd op slijtage. Door het gebruik neemt de lengte van het werkzame gedeelte (aanzienlijk) af, en navenant de effectiviteit doordat de amplitude van de tip geringer wordt. Dit kan een significante afname van de werkzaamheid veroorzaken!

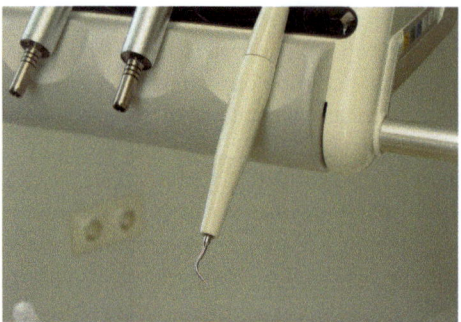

Figuur 8.16 Onveilig werken: hoekstuk alléén aankoppelen als het gebruikt wordt.

- Elke mechanische gebitsreiniging dient gevolgd te worden door controle met een pocketsonde op gladheid (een glad tandoppervlak is synoniem aan een schoon tandoppervlak) van de bewerkte oppervlakken. Afsluitend is het noodzakelijk om te finetunen met handscalers om de minuscule restjes, na het 'lostrilllen' achtergebleven tandsteen te verwijderen.
- Bij iedere behandeling wordt een schone tip *en* een schoon hoekstuk gebruikt. Reconditionering van sonische hoekstukken is hetzelfde als van turbinehoekstukken. De tipjes moeten na reiniging worden geautoclaveerd. Magnetostrictieve inserts en de 'hoekstukken' (insteekhulzen) worden beide(!) gereinigd en geautoclaveerd. Ditzelfde geldt voor de piëzo-elektrische hoekstukken en het vector-hoekstuk en hun tips.
- Bij gebruik van stand-alone units moet de waterkwaliteit van het systeem nauwlettend worden bewaakt met dezelfde maatregelen die gelden voor de waterkwaliteit van de gewone behandelunit.
- Koeling zeer nauwkeurig instellen. Met name de magnetostrictieve scalers veroorzaken een extreme warmteontwikkeling die snel tot ernstige pulpaschade kan leiden.
- Om verwondingen van behandelaar en patiënt te voorkomen kan de regel worden nageleefd: *de ultrasoon is er altijd af, behalve als hij er op zit*. Dit betekent dat het hoekstuk met tip pas op de unit wordt aangekoppeld op het moment dat het gebruikt gaat worden (fig. 8.16). Direct na gebruik wordt het losgekoppeld en op de behandeltray weggelegd.
- Bij cart-unit: slang om de pols/onderarm slaan om het gewicht in de hand te verminderen is toegestaan zolang de slang maar niet met gecontamineerde handschoenen wordt aangeraakt. Het gedeelte van de slang dat zich om de pols bevindt, zal bovendien nooit (in) direct in contact mogen komen met een volgende patiënt.

8.5 Systematiek gebitsreiniging

Bij een gebitsreiniging wordt in principe gewerkt van distaal naar mesiaal omdat anders optredende bloeding van ontstoken gingivaranden het zicht op het werkterrein belemmert. In situaties dat er weinig tot geen bloeding optreedt, zou een andere werkvolgorde kunnen worden aangehouden.

Om er zeker van te zijn dat alle vlakken gereinigd worden, is het belangrijk om een vaste en goed doordachte routine aan te leren voor de werkvolgorde in de mond. Dit is belangrijk omdat het uitvoeren van routinehandelingen namelijk weinig specifieke aandacht vergt als de 'automatische piloot' is ingeschakeld. Zonder al te veel inspanning zullen bij een routinebehandeling alle plaatsen voldoende worden beoordeeld, gereinigd en gepolijst.

Voor voorbeelden van ergonomische werkposities bij een totale gebitsreiniging is in de bijlage een aantal afbeeldingen hiervan opgenomen (▶ fig. 12.9–12.12).

Als voorbeeld zijn in de Bijlage achterin dit boek ook twee schema's opgenomen voor het reinigen van de fronten. Het eerste is vanuit de 12-8-uurspositie (▶ fig. 12.13, 12.14), het tweede vanuit de 12-uurspositie (▶ fig. 12.15, 12.16). Beide schema's zijn voor rechtshandigen uitgewerkt. Daarbij is het aantal acties tot een minimum teruggebracht: **of** het instrument wordt omgekeerd, **of** de behandelaar draait naar een andere positie. Dit geeft eenvoud in de behandeling en straalt rust en controle uit naar de patiënt.

> Welke behandelvolgorde je als preventieassistent ook aanhoudt: zorg dat er altijd een vast patroon gevolgd wordt, zodat de behandeling mede op grond van besliste en gecontroleerde bewegingen zorgvuldig en volledig zal verlopen. De patiënt kan zich dan met recht gerust voelen.

Literatuur

Avoort G van der, Endstra L, Zwet M van der. Zwet (ACTA). Professionele gebitsreiniging, tweede druk. Houten: Bohn Stafleu van Loghum; 2011.

Lea SC, Landini G, Waalmsley AD. The effect of wear on ultrasonic scaler tip displacement amplitude. J Clin Periodontol. 2006;33:37–41.

Ruijter RAG de. Overwegingen bij de keuze van handinstrumentarium versus mechanische scalers. Mondhygiënisten Vadem. 2012;10(7).

Polijsten van gebitselementen en fluorideapplicatie

9.1 Inleiding – 152

9.2 Polijstinstrumentarium – 152
9.2.1 Traditionele polijstmiddelen – 152
9.2.2 Airflow – 154

9.3 Werkwijze bij het polijsten van gebitselementen – 155
9.3.1 Polijsten met micromotor – 155
9.3.2 Polijsten met airflow – 156
9.3.3 Afronden van de behandeling na polijsten – 156

9.4 Fluorideapplicatie – 156
9.4.1 Applicatievorm fluoride – 157
9.4.2 Risico van fluorideapplicatie – 159
9.4.3 Rekenvoorbeeld fluoridevergiftiging – 159

Literatuur – 160

9.1 Inleiding

Na het verwijderen van tandsteen is het tandoppervlak altijd nog enigszins ruw. Iedere gebitsreiniging dient daarom te worden afgesloten met het polijsten van de gebitselementen voor het 'opleveren' van een glad tandoppervlak. Dat is nodig om zo min mogelijk aanhechtingskansen voor nieuwe tandplaque en/of aanslag te bieden. Ook bij een plaquekleurtest, als daarna de patiënt is uitgenodigd om de mond (opnieuw) te poetsen, is polijsten geïndiceerd om de laatste resten tandplaque nog te verwijderen. Zo kan de patiënt met een 'schone lei' starten bij het verbeteren van de zelfzorg. De frisse smaak van polijstpasta geeft de patiënt een prettige sensatie en zal een positief gevoel over de behandeling achterlaten. In monden van patiënten met een hoog cariësrisico zal na het polijsten vaak nog een fluorideapplicatie volgen. Dit hoofdstuk gaat in op de indicaties voor en werkwijze bij polijsten en het appliceren van fluoride.

9.2 Polijstinstrumentarium

Er is een ruim assortiment aan polijstpasta's, polijstcupjes en -borsteltjes. Meestal wordt een groen hoekstuk zonder koeling gebruikt, waarbij de preventieassistent uit verschillende typen opzetkopjes kan kiezen. Ook airflow met behulp van polijstkorrels is een reguliere methode om de gebitsreiniging af te ronden, mits juist toegepast. Wanneer tandsteen is verwijderd met de vector, hoeft na reinigen niet apart gepolijst te worden. Dit systeem werkt met een spoelvloeistof die tegelijkertijd een polijstende werking op het tandoppervlak heeft.

9.2.1 Traditionele polijstmiddelen

Deze bestaan uit polijstpasta's van diverse grofheid en hebben daardoor verschillende intensiteit van de schurende werking, ook wel abrasief vermogen genoemd (◘ fig. 9.1a). De keuze voor een bepaalde pasta wordt gemaakt op basis van het beoogde doel van het polijsten. Als finishing touch zou *altijd* van een superfijne pasta (of gewone tandpasta) gebruikgemaakt moeten worden om een zo glad mogelijk tandoppervlak achter te laten.

Een andere factor als het gaat om de schurende werking betreft het soort polijstcupje of polijstborsteltje. Deze zijn in verschillende stevigheid (hardheid) verkrijgbaar en hebben dus meer of minder schurende werking bij een gekozen pasta (◘ fig. 9.1b). Bij het polijsten zal de rand van het cupje in principe altijd tot net onder de gingiva moeten reiken (◘ fig. 9.1c). Alleen dan kan ook het tandoppervlak in de sulcus gingivalis goed gereinigd en gepolijst worden. Hoe soepeler een polijstcupje is, des te eenvoudiger kan het de cervicale contour van de gebitselementen volgen.

Polijstborsteltjes zijn alleen effectief voor het reinigen van fissuren (◘ fig. 9.1d). Gebruik van polijstborsteltjes op de gladde vlakken is af te raden omdat er grote kans op beschadiging van de marginale gingiva bestaat. De gewoonte om hardnekkige (rook)aanslag met een stevig polijstborsteltje (◘ fig. 9.1e) en grove pasta te verwijderen levert dan wel een optisch schoon gebit ook, maar op microniveau veroorzaakt het veel krassen in het glazuur. Rookaanslag of andere donkere verkleuringen op de linguale vlakken van het onderfront kunnen veilig worden verwijderd met behulp van rubberpoints, die gebruikt worden voor het polijsten van composietrestauraties. Ook kan de preventieassistent hiervoor gebruikmaken van de zogeheten 'brownies' en 'greenies', die vroeger voor het polijsten van amalgaamrestauraties werden

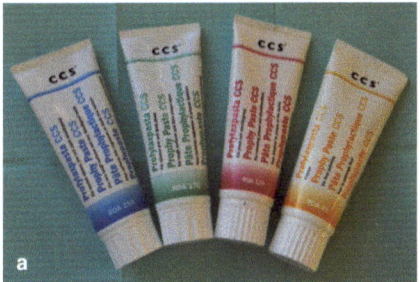
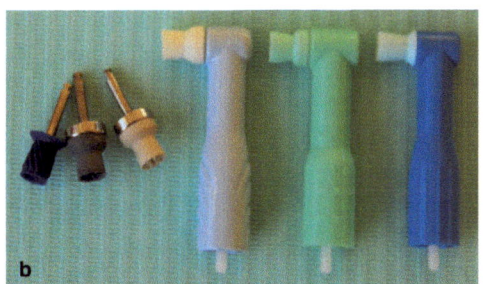
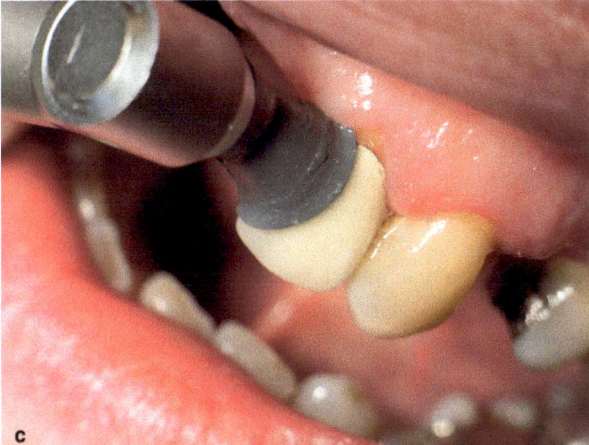
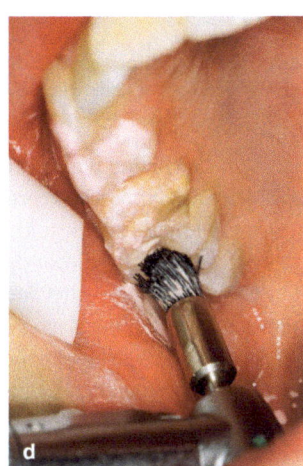
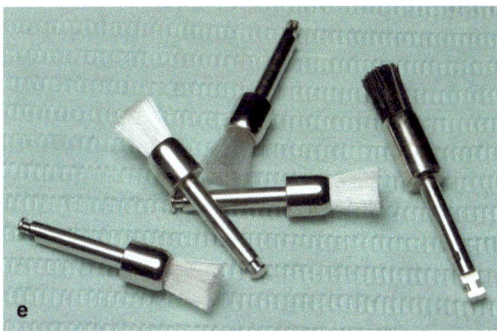
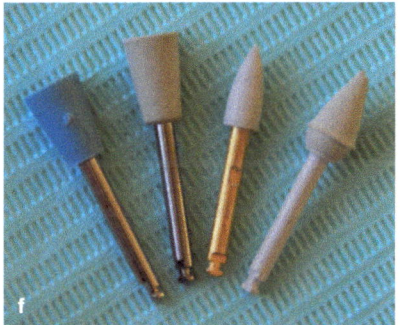

◘ **Figuur 9.1** **a** Polijstpasta's met verschillende hardheid op basis van variabele korrelgrootte in de pasta. **b** Polijstcupjes met verschillende stugheid voor variabel schurend effect. **c** Het polijstcupje voegt zich soepel naar de contouren van het gebitselement, tot in de sulcus gingivalis. **d** Polijstborsteltjes worden in principe alleen voor fissuren gebruikt. **e** Polijstborsteltjes in verschillende stugheid. **f** Polijstpoints voor hardnekkige (rook) aanslag, veilig voor glazuur.

gebruikt. Deze points nemen in geen geval glazuur af en beschadigen dus absoluut niet, terwijl agressieve polijstpasta's krassen in het glazuur achterlaten (◘ fig. 9.1f).

De polijstcupjes en -borsteltjes worden gebruikt bij een laag toerental in groene hoekstukken zonder koeling. De polijstpasta zal bij een te hoog toerental in de rondte geslingerd worden en niet effectief zijn. Deze groene hoekstukken bevatten waterkanaaltjes voor koelwater, en ook

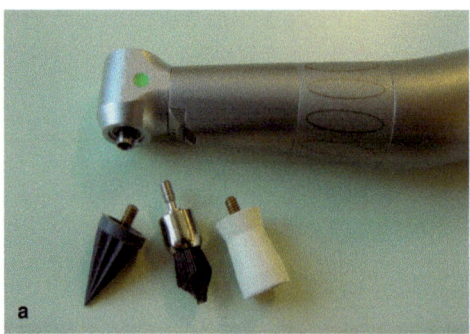 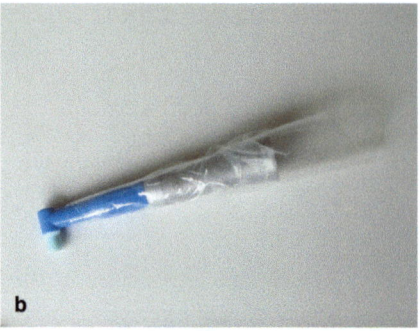

Figuur 9.2 **a** Groen hoekstuk met rosette kopje zonder waterkanaaltjes. **b** Proxeo® zonder waterkanaaltjes: geen inwendige contaminatie, aanvullende uitwendige bescherming met disposhield of sleeve.

al wordt de koeling niet gebruikt, toch zal er vanuit de mond vervuiling van deze dunne kanaaltjes plaatsvinden bij gebruik. Strikte reconditionering is dus vereist na iedere behandeling.

Speciale polijsthoekstukken zijn uitgerust met profylaxekopjes (rosettekopjes), die een schroefdraad bevatten voor de cupjes en borsteltjes (fig. 9.2a). Ze bevatten geen waterkanaaltjes en worden tijdens het werk niet intern gecontamineerd. Helaas behoeven ze vanwege de *uitwendige* vervuiling alsnog een volledig reconditioneringsproces na elke behandeling.

Toepassing van disposable polijstkopjes samen met een zogeheten Proxeo® hoekstukje zonder waterkanaaltjes, inclusief bescherming met een sleeve, maakt reconditionering overbodig (fig. 9.2b). Als de keuze op dit systeem valt, volstaat slechts één polijsthoekstukje per behandel*kamer* voor een hele dag of een dagdeel. Alleen doorsmeren aan het einde van de dag is alles wat in principe nodig is aan onderhoud.

9.2.2 Airflow

Met behulp van een instrument dat werkt op perslucht, kan een mengsel van water en fijn poeder het tand- en worteloppervlak als een soort hogedrukspuit reinigen en/of polijsten. De gebruikte poederkorrels kunnen op basis van zout zijn. Dit materiaal is erg vochtgevoelig en geeft daardoor regelmatig onaangename verstopping van de opzetstukken. Er zijn ook kunststofkorrels op de markt. Dit alternatief maakt alle extra maatregelen om verstoppingen van het instrument tegen te gaan, overbodig.

Ook bij toepassing van airflow zijn er verschillende grofheden van het poeder, met elke een meer of mindere abrasieve werking. Er zijn twee typen airflow verkrijgbaar. Het ene type bestaat uit een groot hoekstuk waar het poederreservoir is ingebouwd (fig. 9.3a). Dit is vanuit ergonomisch gezichtspunt minder geschikt vanwege de omvang en het gewicht. De andere versie heeft het poederreservoir op de aandrijfunit gekoppeld. De weg die het poeder moet afleggen is dan langer, met eventueel dus grotere kans op het optreden van verstopping van de leidingen. Het hoekstuk is dan klein en licht, vergelijkbaar met een gewoon ultrasoon tandsteenhoekstuk (fig. 9.3b). Vanwege het ontbreken van de ergonomische nadelen is deze tweede variant van de airflow te prefereren boven de eerste.

De spuitgedeelten moeten na elke behandeling worden gereconditioneerd. Vanwege de dunne holle ruimte moeten ze als laatste bewerking altijd in een vacuümautoclaaf geweest zijn. Een pictogram op het instrument toont of het materiaal daarvoor geschikt is.

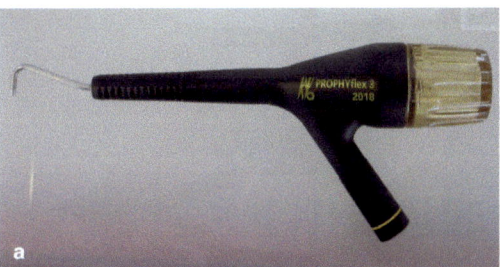
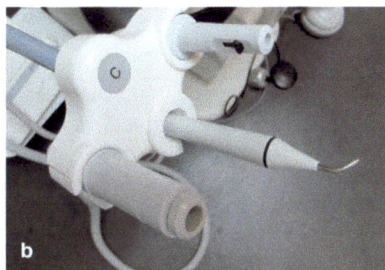

◘ **Figuur 9.3** **a** Airflowinstrument op perslucht, met poederreservoir. **b** Airflowinstrument met reservoir op een losse unit. Het hekstuk is vergelijkbaar met het tandsteenhoekstuk.

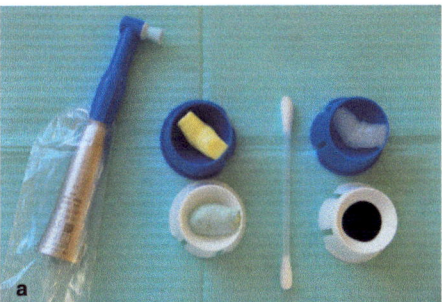
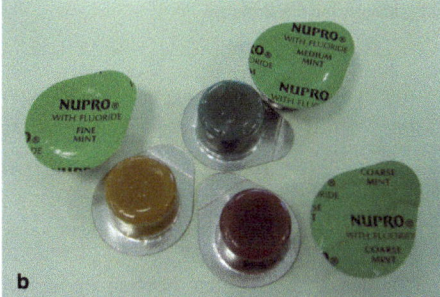

◘ **Figuur 9.4** **a** Al het benodigde polijstmateriaal wordt van tevoren klaargezet. **b** Single dose verpakkingen; alleen de te gebruiken cupjes mogen opgedekt worden.

9.3 Werkwijze bij het polijsten van gebitselementen

Voorbereiding en handelingen worden stap voor stap besproken voor de verschillende polijstsystemen.

9.3.1 Polijsten met micromotor

Voorafgaand aan de gebitsreiniging wordt (met schone handen!) het polijstmateriaal voor deze ene behandeling alvast klaargelegd (◘ fig. 9.4a). Dit voorkomt het risico op het ontstaan van smeercontaminatie en het moeten uitvoeren van extra handhygiëne die bij het klaarmaken tijdens de behandeling aan de orde zijn. In principe wordt altijd met de zachtste pasta afgesloten en moeten er dus doorgaans twee soorten polijstpasta worden opgedekt, elk in een eenpersoonsportie. Er zijn ook single dose verpakkingen met verschillende typen polijstpasta (◘ fig. 9.4b). Als bij aanvang van de behandeling nog niet vaststaat welk type pasta gebruikt gaat worden, mogen de cupjes niet op het werkveld opgedekt worden. Dit in verband met het ongewenst ontstaan van contaminatie door spatten of aerosol. Ze blijven dan in een lade liggen en kunnen tijdens de behandeling met de transportpincet uit de lade gepakt worden.

Bij het polijsten van de gladde vlakken moet de rand van het polijstcupje net door de sulcus bewogen worden. Er wordt bij het polijsten, net als bij het instrumenteren (▶ par. 8.5), volgens een vaste volgorde gewerkt om geen enkele plaats in de mond over te slaan. Een gebogen speekselzuiger die los in de mond hangt, kan een belangrijke bijdrage leveren aan het comfort van de patiënt tijdens het polijsten door overlast van 'vollopen' te voorkomen.

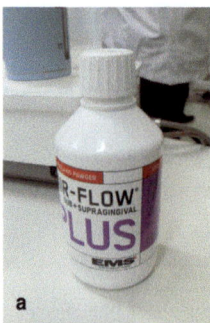
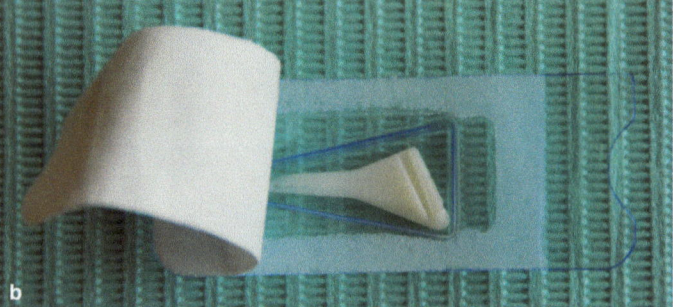

Figuur 9.5 **a** Kunststof polijstkorrels (glycine) voor implantaten. **b** Kunststof, disposable spuitmondje voor het polijsten van implantaten.

Bij het polijsten rondom tandwortelimplantaten wordt altijd van *niet-abrasieve* pasta's en zachte (zeer flexibele) cupjes gebruikgemaakt.

9.3.2 Polijsten met airflow

Verschillende fabrikanten hebben apparatuur voor deze polijstmethode. De handstukken zijn soms zwaar en groot uitgevoerd, zodat behandelaars met kleine handen ze niet gemakkelijk kunnen hanteren. Het spuitstuk is ook soms erg ver verwijderd van de handgreep, hetgeen ergonomisch werken niet mogelijk maakt. Door de grote kracht waarmee de partikeltjes van het poeder het tandoppervlak raken, kan bij een te korte afstand eenvoudig beschadiging van de gingiva optreden. Bij het verwijderen van rookaanslag zal een redelijk grove korrel worden toegepast. Daardoor kan ook glazuurschade optreden door het ontstaan van krassen op microniveau. De behandeling afronden met een zeer fijnkorrelig poeder is dan noodzakelijk.

> Bij het gebruik van airflow voor het polijsten van tandwortelimplantaten mogen alleen kunststof (glycine)korrels worden toegepast. Hiervoor zijn eveneens uit kunststof vervaardigde spuitmondjes ontworpen (fig. 9.5).

9.3.3 Afronden van de behandeling na polijsten

Als afronding van de behandeling kan naast een intensieve mondreiniging met een ruime hoeveelheid spray (en goede afzuiging) met dentalfloss de achtergebleven polijstpasta worden verwijderd uit de interdentale ruimten. Een handspiegel biedt de patiënt de mogelijkheid om het resultaat te bewonderen: het versterkt het zelfvertrouwen en de fijne ervaring van de behandeling. Ten slotte kan de patiënt met een tissue nog het gezicht reinigen indien er polijstpasta op terecht is gekomen. Zo vindt de afronding plaats in een prettige en positieve setting.

9.4 Fluorideapplicatie

Deze behandeling is therapeutisch geïndiceerd bij gevoelige tandhalzen en bij actieve cariës die in het kader van NOCTP niet traditioneel behandeld zal worden met prepareren en restaureren. Tevens zal fluoride aangebracht kunnen worden bij actieve white spotcariës. Tenslotte is er

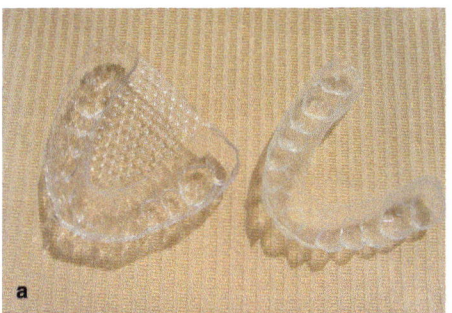 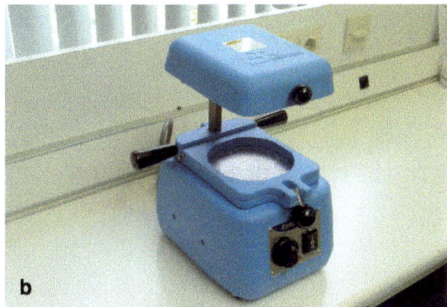

Figuur 9.6 a Individuele applicatielepels voor fluoride. b Apparaat voor eenvoudige dieptreklepels.

nog een preventieve indicatie bij zeer cariësgevoelige monden. Dit doet zich onder andere voor bij speeksel tekort op basis van medicatie, bestraling of een onderliggende ziekte zoals Diabetes of de ziekte van Sjögren.

9.4.1 Applicatievorm fluoride

Wanneer op aanwijzing van het 'Aanvullend Advies Cariëspreventie' extra fluoridemaatregelen wenselijk blijken te zijn, wordt meestal gekozen voor een toepassingsvorm voor thuisgebruik. Hiervoor komt een eenvoudige fluoridehoudende mondspoeling het meest in aanmerking, op de tweede plaats gevolgd door het appliceren van een zure of neutrale fluoridegel. Dit gebeurt meestal met behulp van een individuele lepel. Poetsen met een aangezuurde fluoridegel wordt sterk ontraden vanwege het grote gevaar op erosieve gebitsslijtage. De combinatie van zuur en tandenborstel is zeer agressief. De fluoridetabletjes zijn in principe uit het fluorideaanbod voor thuisgebruik verdwenen.

Wanneer gekozen wordt voor extra fluoridemaatregelen die door een professional in de praktijk worden uitgevoerd, zijn daarvoor verschillende gebruiksvormen beschikbaar. De preventieassistent zal een applicatie kunnen uitvoeren met behulp van een fluoridegel, vloeistof of een fluoridelak. De gelapplicatie is eenvoudig toe te passen met behulp van confectielepels of bij hoogrisicopatiënten met behulp van individuele lepels (fig. 9.6a). Deze worden dan aan de patiënt meegegeven om naderhand thuis ook regelmatig gel-applicaties uit te voeren. De individuele lepels zijn eenvoudig door de preventieassistent te vervaardigen op basis van een simpele gebitsafdruk en de toebehoren van een apparaat voor dieptreklepels (fig. 9.6b).

De vulgraad van de lepels moet voldoende zijn om ook de cervicale randen van de gebitselementen met fluoride te omgeven (fig. 9.7a, b). Tijdens de applicatietijd kan de patiënt een bekertje onder de kin houden om overtollig speeksel op te vangen, maar het is beter om een speekselzuigertje in de mond te hangen of de patiënt zelf de rechte speekselzuiger te laten bedienen.

De fluoridevloeistof is lastiger in het gebruik vanwege het snel wegvloeien van de applicatieplek (fig. 9.7c). De vloeistof mag niet in een glazen dappenglaasje worden afgepast omdat dan de werkzaamheid van de fluoride wordt verminderd. Een disposable dappenglaasje of een plastic dopje of disposable bakje voldoet prima bij het klaarzetten van de afgepaste eenpersoonsdosis. De applicatie kan dan met een kwastje worden uitgevoerd, zodat de approximale vlakken ook intensief bevochtigd kunnen worden.

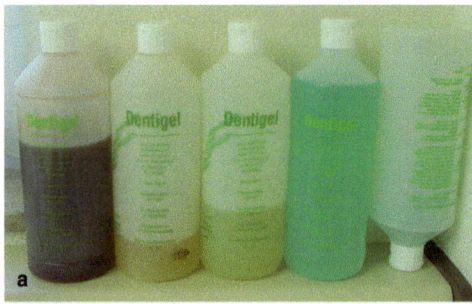
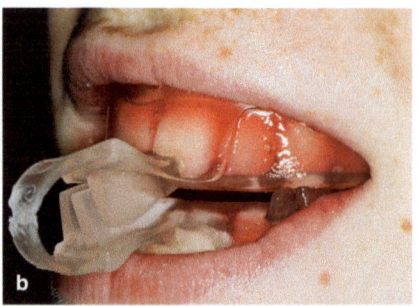
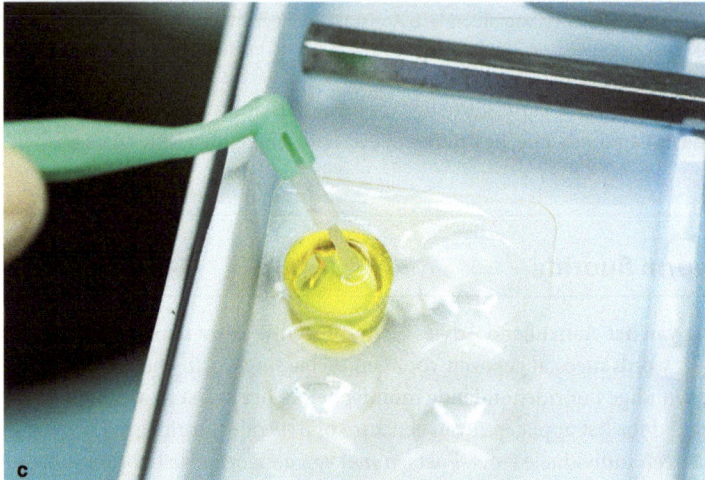
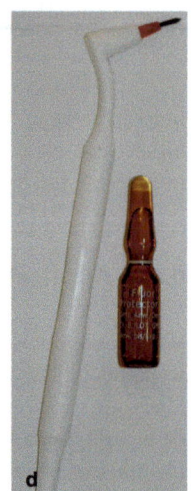
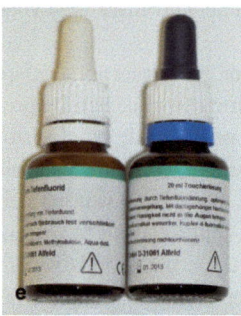
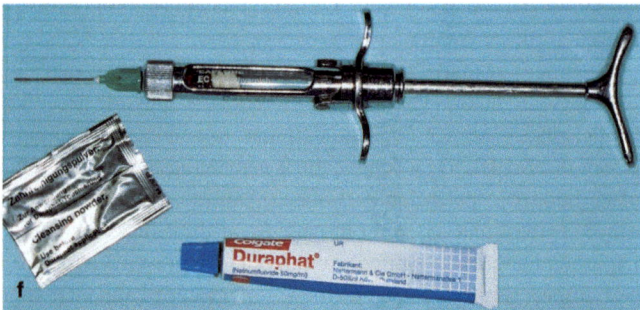

Figuur 9.7 a Fluoridegel in verschillende smaken. b Fluoridelepels in situ: de fluoride reikt tot en met de cervicale randen. c Vloeistof applicatiemethode. d Fluoridelak met vluchtig oplosmiddel. e Fluoride tweecomponenten-mengflesjes. f Fluoridelak in twee verpakkingsvormen. Carpulespuit niet direct in de mond gebruiken.

Een laatste toedieningsvorm is die als fluoridelak (fig. 9.7d). Deze blijft na aanbrengen stabiel op de locatie aanwezig voor een lange inwerktijd. Sommige lak is dun vloeibaar en hardt snel uit in de mond door de lichaamswarmte. Andere lak is stroperig en hardt uit door contact met vocht.

De verpakkingsvorm van fluoridelak is verschillend: één component of twee componenten (fig. 9.7e); in eerste aanzet vloeibaar of direct al stroperig. Bij gebruik van de variant waarbij de lak zich in carpules bevindt, moet de behandelaar niet in de verleiding komen om de carpulespuit in de mond te gebruiken (fig. 9.7f). De noodzakelijke reconditionering kan naderhand niet plaatsvinden. De carpule zou immers minimaal in de thermodesinfector moeten om geschikt te worden voor gebruik in een volgende mond. In zo'n situatie wordt de lak, net als bij de overige toedieningsvormen met gedesinfecteerde handen, van tevoren in een disposable dappenglaasje aangebracht en eventueel afgedekt tegen uitdroging. De carpulespuit blijft dan schoon en kan dan zonder enige schoonmaakactie worden teruggelegd in de lade. Het alternatief is om een sleeve om de carpulespuit te gebruiken, maar dat is bij de plunjer niet gemakkelijk en de dikke naald moet dan wel telkens vernieuwd worden.

9.4.2 Risico van fluorideapplicatie

De hoge concentratie fluoride in de preparaten die in de mondzorgpraktijk worden gebruikt, vormt zeker voor kinderen een risico op het ontstaan van overdosering. Nu in het kader van NOCTP de nadruk op primaire preventie is komen te liggen, met de daarbij in de eerste fase behorende aanvullende fluoridemaatregelen, lijkt aandacht voor dit aspect hier zeker op zijn plaats. Met name kleine kinderen, bijvoorbeeld met zuigflescariës, lopen door hun geringe lichaamsgewicht een relatief groot risico op overdosering bij toepassing van de hoge concentratie fluoride in de aanbevolen fluoridelak. Bij een gelapplicatie is het risico op overdosering minder groot omdat de fluoride in principe niet wordt 'opgegeten', hoewel kleine kinderen de instructie 'niet inslikken' niet altijd trouw naleven. Bij gebruik van fluoridelak is het zeker dat de totale aangebrachte hoeveelheid fluoride uiteindelijk in de maag terecht zal komen.

Voor chronische overdosering zal normaalgesproken geen angst hoeven te bestaan. Dat risico doet zich pas voor bij langdurige toediening van een te hoge dosering, bijvoorbeeld door een peuter met een te hoge concentratie fluoride in de tandpasta te (laten) poetsen. Dat kan leiden tot fluorosis, een gestoorde aanmaak van het glazuur, waardoor er verspreid over het tandoppervlak van de blijvende gebitselementen een krijtwitte spikkeling ontstaat (Mottled enamel). Dit is esthetisch vaak zeer ontsierend.

Een piekconcentratie fluoride – bijvoorbeeld bij een te grote dosis fluoridelak of -gel in verhouding tot de leeftijd en lichaamsbouw van de patiënt – veroorzaakt misselijkheid, sloomheid en in het ergste geval demping van de ademhaling tot uiteindelijk het geheel stoppen van de ademhaling.

> Het is belangrijk om voor de fluoridepreparaten die in de eigen praktijk worden toegepast een lijst te maken met de toxische dosis per kg lichaamsgewicht. Vraag kinderen naar hun gewicht en probeer een veilige maximale dosis fluoridelak af te meten.

9.4.3 Rekenvoorbeeld fluoridevergiftiging

Van overdosering is sprake, wanneer er 3,75 mg fluoride per kg lichaamsgewicht is opgenomen. Wanneer de dosis oploopt naar 5 mg per kg lichaamsgewicht is sprake van vergiftiging of een toxische dosis, met mogelijk dodelijke afloop (letale dosis).

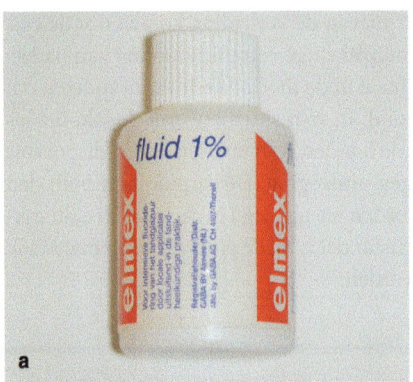
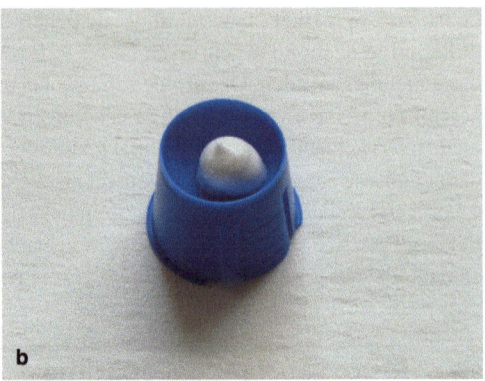

◘ **Figuur 9.8** **a** Fluoridevloeistof met de zeer hoge dosering van 1% fluoride. **b** Afgepaste hoeveelheid van 1 mm materiaal in dappenglaasje.

Voorbeeld 1 Een peuter van 3 jaar met een gewicht van 15 kg: de hoeveelheid die dan geldt als overdosering bedraagt 15 × 3,75 mg = 56 mg fluoride. De veel toegepaste fluoridelak met een concentratie van 50 mg per ml mag dus hooguit in een hoeveelheid van SLECHTS 1 ml worden aangebracht. De toxische dosis zal reeds worden bereikt bij aanbrengen van SLECHTS 1,5 ml!!

In dit rekenvoorbeeld mag bij gebruik van een fluoridevloeistof met een concentratie van 1% (◘ fig. 9.8a) dus slechts 0,75 ml gebruikt worden! Om een beeld van die hoeveelheid te geven is een afbeelding toegevoegd met 1 mm materiaal in een disposable dappenglaasje (◘ fig. 9.8b).

Voorbeeld 2 Een kleuter van 5 jaar met een lichaamsgewicht van 20 kg kan weliswaar iets meer verdragen, maar ook bij hem kunnen slechts ZEER kleine hoeveelheden veilig worden toegepast: 20 × 3,75 = 75 mg = 1,5 ml. De toxische dosis voor deze kleuter wordt al bereikt bij 2 ml fluoridelak!

> **Let op**
> Wanneer een kindje na de behandeling onverhoopt toch tekenen van misselijkheid of sloomheid vertoont, moet bij verdenking op fluoridevergiftiging snel gehandeld worden. De fluoride wordt namelijk zeer snel opgenomen wanneer het in de maag is aangekomen. Actie binnen 30 minuten is daarom vereist! Bij voorkeur in de vorm van braken of het leegpompen van de maag. Controle op de hoeveelheid calcium in het bloed is tevens noodzakelijk omdat fluoride zich bindt aan calcium en een verlaagde calciumspiegel in het bloed de functie van organen verstoort.

Voor niet-acute vragen over fluoride-intoxicatie kan contact worden opgenomen met het Nationaal Vergiftigingen Informatiecentrum (NVI) van het Rijksinstituut voor Volksgezondheid (RIVM) te Bilthoven.

Literatuur

Ivoren Kruis. Aanvullend Fluorideadvies; 2011.
Loveren C van, Weijden GA van der. Preventieve Tandheelkunde. 2e druk. Houten: Houten Bohn Stafleu van Loghum; 2000.

Sealen

10.1 Inleiding – 162

10.2 Plaatsbepaling sealants – 162

10.3 Materialen algemeen – 163
10.3.1 Soorten sealant – 165
10.3.2 Cofferdam – 168
10.3.3 Materialen voor relatief droogleggen – 169

10.4 Kwaliteitscriteria – 170

10.5 Eenvoudig stappenplan – 171

10.6 Behandeltips – 171

10.1 Inleiding

Preventie van fissuurcariës kan onder andere door sealen worden bereikt. In de fase van white spot cariës zal eerst met instructie, reiniging en fluoridering worden volstaan (primaire preventie). De volgende stap kan het aanbrengen van een sealant zijn (secundaire preventie). Een preventieassistent kan de sealant aanbrengen, maar de *besluitvorming* om te gaan sealen is voorbehouden aan de tandarts. De interpretatie van de klinische verschijningsvorm en de beoordeling van het actuele cariësrisico van een fissuur liggen op het ervaringsgebied van de tandarts. Sealen is weliswaar geen voorbehouden handeling, maar is beslist *niet eenvoudig* te noemen. Het vergt zeer goede praktische en communicatieve vaardigheden van de preventieassistent, zeker omdat er meestal geen stoelassistentie beschikbaar is. Dit hoofdstuk behandelt de meest gebruikte materialen en methoden voor deze behandeling. Daarnaast komen enkele belangrijke factoren aan bod die de kwaliteit van een sealant bepalen. Naast theoretische kennis is praktische scholing voor deze zelfstandige handeling zeer belangrijk!

10.2 Plaatsbepaling sealants

De fissuurverzegeling heeft een eigen plaats in de preventie van fissuurcariës verworven. Na de introductie ervan in de jaren 80 van de vorige eeuw heeft een hele generatie kinderen nagenoeg alle fissuren gesealed gekregen. Er is zelfs sprake geweest van het standaard aanbrengen van sealants zodra een gebitselement in het wisselgebit doorgebroken was. Het sealen gebeurde ongeacht de tandheelkundige *noodzaak* om het betreffende element in bescherming te nemen tegen fissuurcariës. Beter te veel dan te weinig bescherming was het motto. Inmiddels staat echter vast dat een *slechte* sealant de kans op het ontstaan van fissuurcariës verhoogt(!) in plaats van verlaagt.

> **Randlekkage**
> Bij een slecht aangebrachte sealant van kunsthars kan randlekkage ontstaan. Deze lekkage is buitengewoon ernstig. Een fissuur zonder sealant is goed te inspecteren, maar bij een gesealde fissuur wordt de beoordeling van de fissuurbodem belemmerd. Actieve cariës onder een lekkende sealant zal daarom niet tijdig kunnen worden opgespoord. In de WGBO staat vermeld dat het niet is toegestaan om patiënten letsel toe te brengen, maar óók dat het verboden is om het *risico op het ontstaan van letsel* te verhogen. Het aanbrengen van een slechte sealant is dus op basis van de WGBO zeer kwalijk.

In het geval van een prachtig schone cariësvrije kindermond zal het aanbrengen van een goede sealant geen 'kwaad' kunnen, maar dit is onnodig en dus een vorm van overbehandeling (overtreatment). Een slechte sealant in diezelfde gezonde mond is ronduit schadelijk te noemen. De preventief bedoelde sealant heeft daardoor op basis van bovenstaande twee argumenten in een gezonde kindermond geen plaats meer.

Als het goed is(!) zal de werkwijze van het standaard aanbrengen van sealants niet meer worden toegepast. En op basis van de nieuwste behandelinzichten is het sealen (nog verder) naar de achtergrond verdrongen. De primaire preventie in de vorm van voorlichting, instructie en fluoridering gaat naar huidig inzicht altijd vóór de secundaire preventie in de vorm van sealen.

Het Ivoren Kruis heeft met het 'Advies Preventie fissuurcariës' (2012) een buitengewoon helder overzicht uitgewerkt om de juiste behandeling in een bepaalde situatie te indiceren. Dit advies is te vinden in de Bijlage achterin dit boek (▶ fig. 12.17).

> **Tip**
> Om de terughoudendheid met sealants te verklaren aan de ouders, kan de preventie-assistent uitleggen dat het sealen valse gevoelens van veiligheid kan geven. Een occlusale sealant beschermt immers slechts 1/5 deel van een gebitselement en zal de in een latere levensfase vaak optredende approximale cariës niet kunnen tegenhouden.

In de toekomst zullen de approximale vlakken mogelijk ook met sealants beschermd kunnen worden. Er bestaan al experimentele technieken om approximale sealants aan te brengen, maar die zijn nog niet voor de algemene praktijk toegankelijk. Toch zal ook deze aanvulling, met alle risico's bij een slecht uitgevoerde behandeling, de nadruk op primaire preventie zeker niet wegnemen.

De terughoudendheid bij het aanbrengen van sealants kan ook onderbouwd worden met de ervaring dat sealants *onbedoeld* bij de ouders de motivatie tot verbeteren van de zelfzorg kan ondermijnen. Ouders kunnen denken: 'de kiezen zijn gelukkig veiliggesteld door de preventie-assistent'. Ze voelen zich daardoor minder aangespoord om de zelfzorg te verbeteren.

Het gegeven dat het aanbrengen van sealants door een preventieassistent in de meeste gevallen plaatsvindt zonder ondersteuning van een stoelassistent, lijkt het risico met zich mee te brengen op kwalitatief minder goede sealants. De vaak kleine en moeilijk toegankelijke kindermondjes, lastig droog te houden (net doorgebroken) gebitselementen en de beweeglijkheid van kinderen zijn allemaal factoren die de kwaliteit ongunstig kunnen beïnvloeden. Het actuele inzicht om alleen te sealen als het werkelijk nodig is, vermindert weliswaar het totale aantal aan te brengen sealants, maar vermindert niet *per sealant* de kans op verlies of lekkage. Daarom zal de preventieassistent bij het aanbrengen van (vochtgevoelige) kunsthars sealants in principe altijd met cofferdam moeten werken om het noodzakelijke droge werkterrein te realiseren. Mocht de preventieassistent niet met cofferdam werken, kan zij een alternatief kiezen uit het assortiment van materialen dat minder kwetsbaar is voor vocht tijdens het verwerken.

10.3 Materialen algemeen

Voorafgaand aan het sealen van fissuren moet de plaque daaruit verwijderd worden. Dit kan het beste met een stevig polijstborsteltje in een langzaam draaiend hoekstuk zonder koeling (◯ fig. 10.1a). Het gebruikte polijstmiddel mag *geen* fluoride bevatten omdat de inwerking van het etsmiddel dan minder effectief wordt. Puimsteenpoeder dat is aangemaakt met een beetje water is goedkoop en voldoet prima. Als alternatief kan ook een airflowapparaat gebruikt worden voor het reinigen van de fissuren (◯ fig. 10.1b). In dat geval is goede afzuiging met de nevelafzuiger noodzakelijk tijdens het gebruik!

Afhankelijk van het gekozen materiaal van de sealant zullen verschillende attributen noodzakelijk zijn voor het droog houden, etsen of conditioneren. Na het aanbrengen van de sealant wordt met behulp van een sikkelsonde geïnspecteerd (gevoeld) hoe de randaansluiting van de sealant is. Daarna wordt met articulatiepapier de hoogte gecontroleerd (◯ fig. 10.1c). Eventueel kan met een carborundumsteentje in een groen hoekstuk een beetje van de hoogte worden afgenomen (◯ fig. 10.1d). Als laatste stap bij het sealen kan het gedeelte van het occlusale vlak dat wel is geëtst maar dat niet door sealant is bedekt, worden voorzien van een beetje fluoridelak.

Wanneer zonder cofferdam gewerkt wordt, kan nog aanvullend gebruik worden gemaakt van een spanlap om de lippen goed van het werkterrein af te houden en het overzicht op het

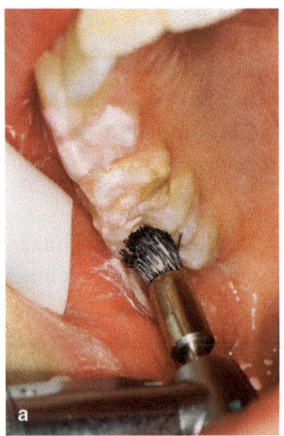
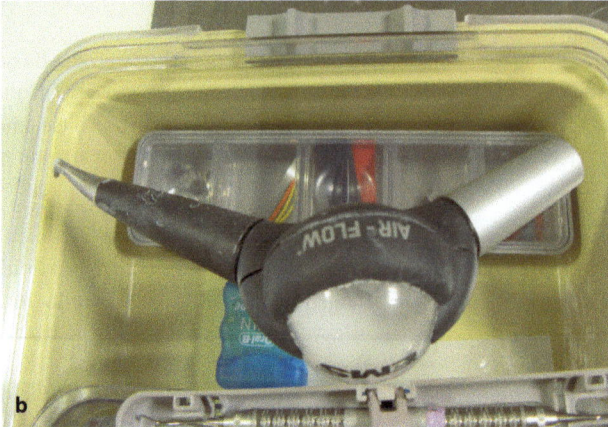
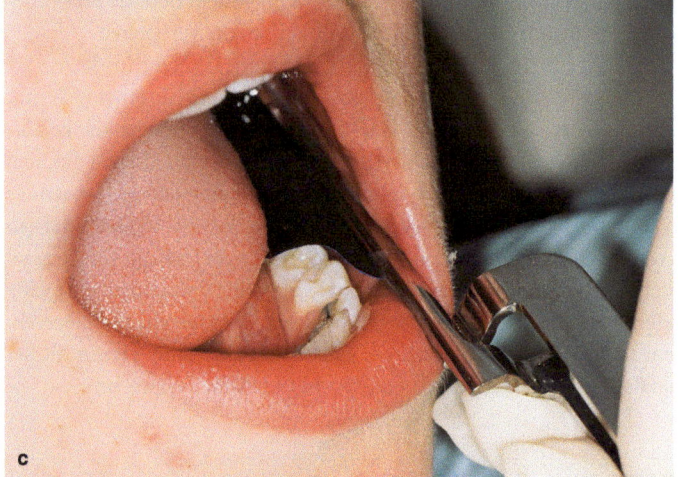
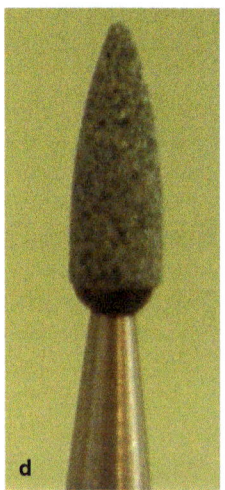

■ **Figuur 10.1** **a** Polijsten van fissuren met een polijstborsteltje. **b** Airflow voor reinigen van fissuren. **c** Controle van de hoogte met articulatiepapier. **d** Carborundumsteentje om de sealant op hoogte te brengen.

werkterrein maximaal te vergroten (■ fig. 10.2a). Ook parotis wattenrollen (plus eventueel een kunststof mondspreider) geven een ruimer beeld van het werkterrein omdat de wangen daarmee opzij worden gehouden (■ fig. 10.2b).

Lichtuithardende materialen laten zich snel en eenvoudig verwerken. Indien ervoor wordt gekozen om de spuitjes met ets en sealant direct in de mond te gebruiken dienen ze van een sleeve te worden voorzien (■ fig. 10.3a). Na de behandeling wordt de tip losgedraaid en kan het spuitje vanuit de sleeve op een schoon gedeelte van het werkblad glijden (▶ ook H. 3). Er kan ook voor worden gekozen om een portie sealant in een (disposable) dappenglaasje klaar te zetten. De lichtuithardende sealant moet dan worden afgedekt met een vision saver om voortijdige uitharding te voorkomen. Met een penseelborsteltje kan dan de sealant worden aangebracht in de fissuur. Het voordeel van deze methode is dat bij een bijna leeg spuitje vaak onverwacht luchtbellen meekomen tijdens het aanbrengen in de fissuur. De luchtbellen zijn door de 'tussenfase' van een dappenglaasje al weggevangen (■ fig. 10.3b).

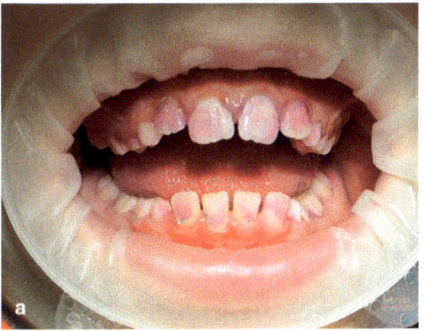 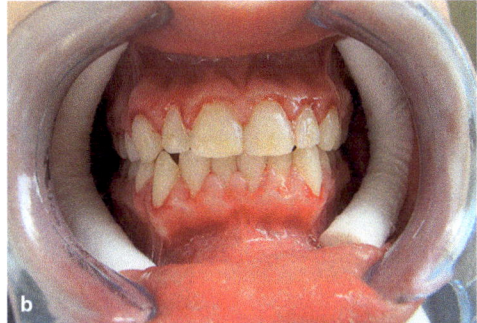

◘ **Figuur 10.2 a** OptraGate® als hulpmiddel om wang af te houden. **b** Mondspreider en parotisrollen.

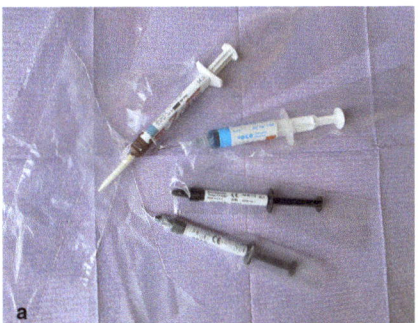 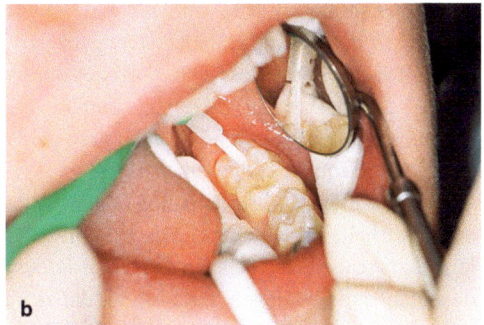

◘ **Figuur 10.3 a** Etsspuitje met sleeve voor directe toepassing in de mond. **b** Sealantapplicatie met kwastje voorkomt luchtbellen.

10.3.1 Soorten sealant

De keuze van het type materiaal is bepalend voor de werkwijze. In principe zal de tandarts de indicatie stellen voor een bepaald type sealant en voert de preventieassistent de opdracht uit. De materiaalkeuze kan op basis van persoonlijke voorkeur gemaakt zijn, maar ook in bepaalde gevallen op strikt individuele indicatie. In de praktijk is het meestal zo dat met eenzelfde soort sealant gewerkt wordt, zodat een goede routine en vertrouwdheid met de eigenschappen van het materiaal kan ontstaan. Er zijn twee hoofdsoorten te onderscheiden met elk hun eigen verwerkingseisen:

Kunsthars sealant

Kunsthars is dunvloeibaar (als het goed is) en hecht zich mechanisch in de microputjes die door de zuur-etstechniek (met fosforzuur of zoutzuur) in het glazuuroppervlak zijn ontstaan. Kunsthars verdraagt tijdens de hechtingsprocedure geen vocht! In dat geval dringt het bijkomend vocht, en niet de kunsthars, in de glazuurputjes. Hierdoor resteert er voor de sealant een minder (diepe) hechtingsmogelijkheid.

Een kunsthars sealant die onder niet geheel droge omstandigheden is aangebracht. ziet er (helaas) hetzelfde uit als een sealant die wel in een volledig droge omgeving is aangebracht. Het is op het oog niet te controleren of de hechting diep (sterk) genoeg is. Alleen het stevig sonderen na uitharding kan een indicatie geven van de hechtsterkte, maar die hoeft niet op elke plaats

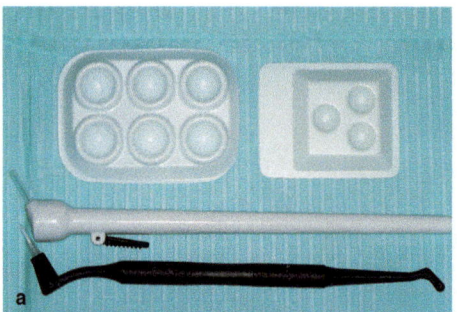 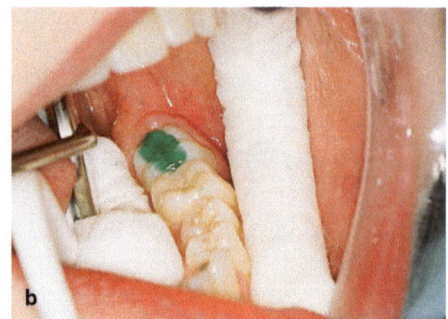

Figuur 10.4 **a** Hulpmiddelen voor applicatie met kwastje. **b** 'Bourgondisch' etsen.

van de sealant hetzelfde te zijn. De strikte voorwaarde van een droge werkomgeving bij kunsthars maakt dat dit type sealant *zonder* gebruik van cofferdam in principe niet betrouwbaar is.

Indien de preventieassistent goed getraind is en alle materialen van tevoren binnen handbereik heeft klaargelegd, zou zij bij coöperatieve patiëntjes zonder cofferdam kunnen werken. Het gebruik van cofferdam is dan bij deze patiëntjes echter ook bij uitstek goed mogelijk, dus waarom dan zonder cofferdam werken?

Toch worden veel sealants nog zonder cofferdam aangebracht en is het belangrijk om de kwetsbaarheid bij die handelwijze te kennen. Het meest kritische punt in de verwerking van kunsthars sealants is de eis om *direct aansluitend* op het droogblazen van het geëtste oppervlak de sealant aan te brengen, zelfs zonder dat er tijd is om het *ademvocht* van de patiënt toegang te bieden tot het geëtste glazuur. Zelfs zo'n kleine hoeveelheid vocht beïnvloedt de hechtsterkte negatief! Applicatie met een kwastje of speciale applicator is niet minder snel dan het aanbrengen met een spuitje direct in de mond (fig. 10.4a).

Een tweede factor die voor een goede hechting van de kunsthars sealant van belang is betreft het *precies* volgens de gebruiksaanwijzing opvolgen van de etstijd, spoeltijd, verwerkingstijd en uithardingstijd.

Ten slotte moet nog vermeld worden dat alleen geëtst glazuur als ondergond van de sealant gebruikt mag worden. Dit betekent dat de aangebrachte ets in principe het *hele* occlusale vlak bestrijkt en niet slechts de fissuren. Deze werkwijze wordt populair ook wel 'Bourgondisch etsen' genoemd om de overvloedigheid te benadrukken (fig. 10.4b).

In de praktijk wordt vaak voor de kunsthars sealant gekozen omdat het mooi dun is aan te brengen. Vaak wordt een witte variant gebruikt waardoor de aanwezigheid van de sealant is te controleren bij een volgend periodiek mondonderzoek (pmo). Er is ook een doorzichtige variant beschikbaar die weliswaar de bodem van de fissuur goed zichtbaar houdt, maar waarbij de conditie van de randen en zelfs eventuele aan- of afwezigheid van de sealant lastig is vast te stellen.

Glasionomeercement

Dit materiaal bevat fluoride en hoeft niet onder strikt droge omstandigheden te worden aangebracht. De werkomgeving mag in tegenstelling tot de verwerking van kunsthars juist *niet* helemaal droog zijn omdat anders het materiaal bros wordt en de verbinding met het tandmateriaal onvoldoende sterk zal worden. De juiste vochtigheidsgraad voor optimale hechting van glasionomeercement wordt bereikt door na het spoelen van de primer het tandoppervlak te drogen met behulp van de grote afzuiger in plaats van het blazen met de meerfunctiespuit. Het materiaal is in twee typen verkrijgbaar: chemisch uithardend en licht uithardend (fig. 10.5a).

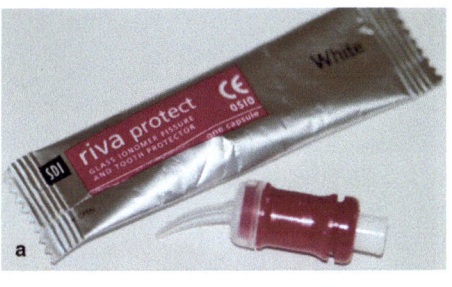 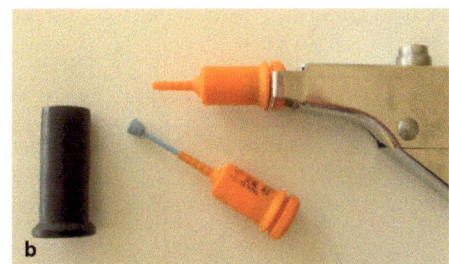
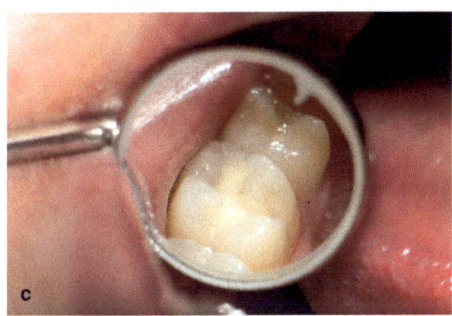 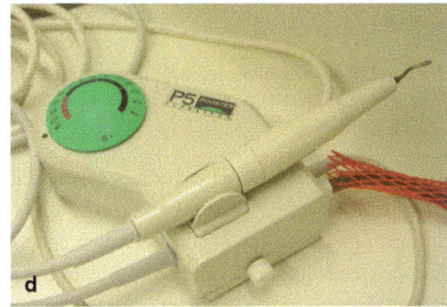

Figuur 10.5 **a** Glasionomeersealant: lichtuithardende versie. **b** Glascarbomeersealant. **c** GIC-sealant is grover om te zien dan de kunsthars sealant. **d** Ultrasoon uithardingstipje voor glasionomeersealant.

Een variant met vermeende grotere stevigheid is glascarbomeer (fig. 10.5b). Op de bodem van de fissuur vindt na aanbrengen van deze glasionomeervariant in de loop van de tijd vorming van het zogeheten pseudoglazuur plaats. Dit vormt een chemisch geheel met het tandglazuur. Hierdoor wordt de fissuur afgedicht en daarmee levenslang beschermd. Het materiaal wordt in principe op dezelfde wijze toegepast als het gewone glasionomeercement.

Glasionomeer hecht zich zowel aan glazuur als aan dentine op basis van een chemische hechting met het tandmateriaal. Die kan ontstaan na de inwerking van een geschikte primer. Het voordeel van dit type sealant is dat er dus niet per se met cofferdam gewerkt hoeft te worden om een goede hechting te krijgen. Bovendien heeft een licht aangetaste fissuur baat bij de fluoride die vanuit het materiaal wordt afgegeven.

Er zijn situaties waarbij white spot cariës in de fissuur toch actieve dentinecariës (b)lijkt te zijn na onderzoek door de tandarts. Dan kan ervoor gekozen worden om bij zeer geringe dentinecariës een sealant van glasionomeer te (laten) aanbrengen in plaats van te boren en te vullen. De fluorideafgifte zou nog een stoppend effect kunnen hebben bij een niet al te omvangrijk cariësproces. Ook bij een moeilijk droog te leggen gebitselement in een mondje met een hoog cariësrisico kan soms beter een glasionomeersealant worden aangebracht dan een kunststof sealant.

Als extra positieve factor voor de keuze van dit materiaal kan worden opgemerkt dat door de fluorideafgifte een *kapotte* glasionomeersealant in principe geen grote bedreiging voor de onderliggende fissuur vormt. Niet alleen de verwerking van het materiaal is dus minder kritisch dan bij kunsthars, maar ook de mogelijke schade bij lekkage is in mindere mate te verwachten. De verwerking van het relatief stugge materiaal is wat grover dan bij kunsthars. Met de duim kan het materiaal in de fissuur gedrukt worden na applicatie. Het aanzicht van deze sealants is minder 'elegant' dan het beeld van de kunsthars variant (fig. 10.5c).

Wanneer de chemisch uithardende variant gebruikt wordt, vraagt het veel tijd en geduld van de preventieassistent en het patiëntje. De uithardingstijd kan verkort worden met behulp

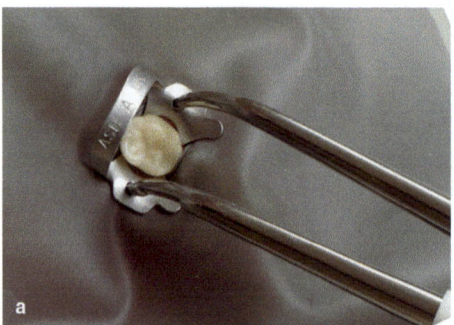 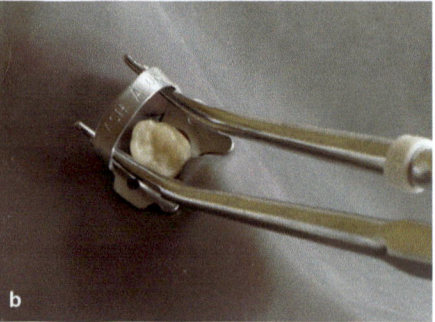

Figuur 10.6 a Normale tangpositie om cofferdam te verwijderen. b Tangpositie voor noodgreep om cofferdam te verwijderen.

van ultrasone trilling. Hiervoor is een speciaal gevormd tipje voor de ultrasoon ontwikkeld. Deze wordt zonder waterkoeling gebruikt (fig. 10.5d). De vrijkomende hitte versnelt het uithardingsproces en geeft bovendien een verhoogde sterkte van het materiaal na uitharding. Aan de steeds hoger wordende toon van het ultrasone geluid is te horen of het materiaal is uitgehard. Uiteraard moet er zeer voorzichtig gewerkt worden met de kokendhete tip van de ultrasoon. De techniek van uitharden met behulp van licht is minder risicovol en minstens zo snel.

10.3.2 Cofferdam

De standaardwijze van droogleggen bij het aanbrengen van kunststof sealants is absoluut droogleggen met behulp van cofferdam. Toch kan ook voor glasionomeersealants cofferdam worden gebruikt omdat het een overzichtelijk werkterrein biedt aan de preventieassistent. Dit kan bij de reeds eerder genoemde afwezigheid van een stoelassistent een flinke meerwaarde voor de behandeling hebben.

Enkele contra-indicaties moeten bij het gebruik van cofferdam onder de aandacht blijven. Als eerste is latexallergie een absolute contra-indicatie bij gebruik van latexcofferdam. De non-latexvarianten hebben tegenwoordig net zulke prettige eigenschappen als latex en in principe zou altijd latexvrije cofferdam gebruikt moeten worden. Het tweede bezwaar zou kunnen zijn dat de patiënt er psychisch niet goed mee overweg kan dat de mond is afgesloten. De mondholte is bij sommige patiënten erg emotioneel beladen en al te intensieve structuren kunnen paniek oproepen.

> **Noodgreep**
> Het is uit veiligheidsoverwegingen van groot belang om de cofferdamklemtang altijd bij de hand te hebben; dat wil zeggen, binnen *direct* handbereik! Wanneer een patiënt in paniek raakt, kan de tang direct onder de brug van de klem geplaatst worden met de pootjes van het occlusale vlak af gericht. Door te spreiden kan de klem loslaten van het element en kan de cofferdam snel uit de mond verwijderd worden. Deze noodverwijderingsgreep kan ook nodig zijn op momenten van brandalarm of onwel worden van de patiënt (fig. 10.6).

De vaardigheid van cofferdam aanbrengen zal eerst op losse gebitsmodellen geoefend moeten worden. Een verkeerd geplaatste klem of een losspringende klem kan flinke schade aanrichten,

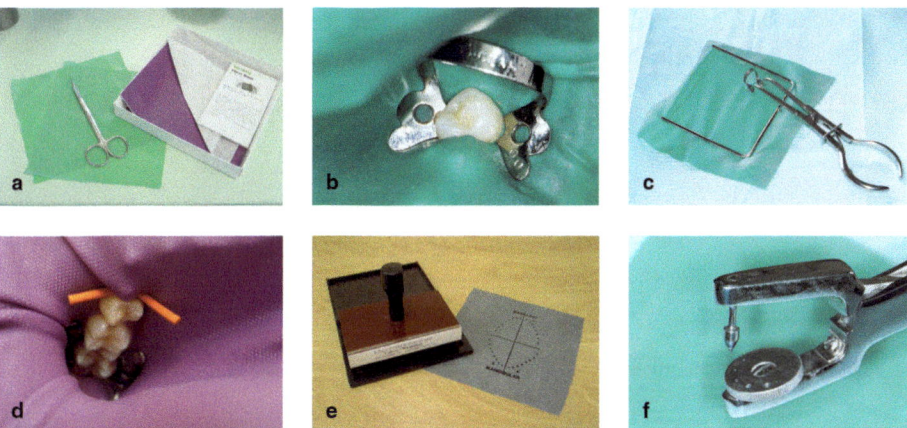

◘ **Figuur 10.7** a Diverse dikten en materialen cofferdam. b Vleugelklemmen speciaal geschikt voor compleet voorbereiden. c Volledig voorbereide cofferdam, te plaatsen in zeer korte tijd. d Hulpmiddelen om cofferdam goed te fixeren. e Stempel voor juiste locatie van de ponsgaatjes. f Cofferdamgaatjestang: voorkom braampjes van de ponsopeningen.

vandaar dat alleen een geoefend persoon dit bij patiënten mag aanbengen. Draag bij het plaatsen van de klemmen daarom altijd een beschermbril, ook bij het oefenen op gebitsmodellen.

Er zijn verschillende diktes cofferdam voor ieders eigen voorkeur (◘ fig. 10.7a). Het van tevoren klaarleggen van de cofferdam kan prettig zijn. Er kan gekozen worden voor het geheel monteren van alle onderdelen. Daarvoor zijn klemmen met vleugels noodzakelijk om van bovenaf het zicht tijdens het plaatsen te kunnen houden (◘ fig. 10.7b). De volledig klaargemaakte cofferdam wordt voorafgaand aan de behandeling bereid, zodat het aanbrengen zeer weinig behandeltijd vraagt (◘ fig. 10.7c). Na het aanbrengen is soms extra fixatie nodig om de lap op de juiste plaats te houden. Daarvoor is behalve dentalfloss ook een eenvoudig te hanteren elastisch materiaal beschikbaar (wedjets) dat dikker en stroever is dan floss (◘ fig. 10.7d).

Een juiste locatie van het ponsgaatje(s) voorkomt dat de lap gaat wringen of dat er veel materiaal in het zicht zit tijdens de behandeling. Eventueel kan gebruik worden gemaakt van een stempel of sjabloon waarmee de juiste locatie van de elementen wordt aangeven (◘ fig. 10.7e). Ook het knippen van de gaatjes zal eerst voor gipsmodellen geoefend moeten worden. Let er op dat de randen van de gaatjes in het ronde kniptafeltje van de gaatsjestang niet rafelig zijn. Hierdoor kan de cofferdamlap gemakkelijk scheuren tijdens het oprekken bij aanbrengen (◘ fig. 10.7f). Een rafelig ponsgaatje kan ontstaan door een braampje aan de rand van de kniptafel; dit zou dan gepolijst moeten worden.

10.3.3 Materialen voor relatief droogleggen

Bij deze werkwijze wordt het werkterrein zonder cofferdam drooggelegd en wordt gebruikgemaakt van wattenrollen, zuigertjes of wangpads (◘ fig. 10.8a). Wanneer de preventieassistent kiest voor relatief droogleggen, is het van belang om zoveel mogelijk hulpmiddelen te kiezen die 'zelf' blijven zitten. De preventieassistent moet over beide handen volledig kunnen beschikken voor het goed aanbrengen van de sealant. Bovendien kan in principe geen aandacht en tijd 'weglekken' aan weerbarstige wattenrollen en opvliegende zuigers.

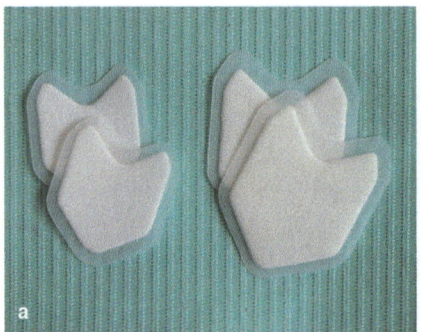 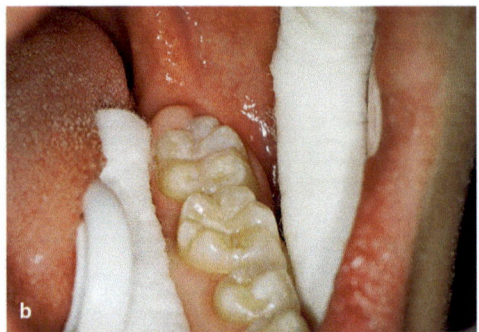

Figuur 10.8 a Vochtabsorberende wangpads. b Krulspeekselzuigertje in situ.

Verschillende materialen zijn prima geschikt om het werkterrein droog te leggen zonder dat daar controle over gevoerd hoeft te worden. In principe zijn de gewone wattenrolletjes niet geschikt om buccaal geplaatst te worden in kindermondjes omdat er door de beweeglijkheid van de wangen geen stabiele positie wordt ingenomen. Beter is het om een juiste maat parotis wattenrol te gebruiken. Dit type wattenrol klemt zichzelf door zijn verende kern stevig vast in de omslagplooi. De behandelaar hoeft dus niets te doen om de wattenrol op de juiste plaats te houden. Als bijkomend voordeel geeft de spanning van de kern een stimulans bij het openhouden van de mond. Tenslotte is de wang prima afgehouden door de parotisrol, zodat er goed zicht is op het werkterrein, vaak zonder dat de preventieassistent de wang actief opzij hoeft te trekken.

Als aanvulling op de parotisrollen is een eenvoudig krulzuigertje geschikt. Door de krul zo te vormen dat het zuigertje zich onder de kin vastklemt heeft de behandelaar ook hier geen omkijken meer naar. Indien het patiëntje er last van heeft dat de krul tegen de mondbodem duwt, kan een kleine wattenrol tussen de kaak en de krul geplaatst worden (fig. 10.8b). Door de zijwaartse druk van de tong zal bij voldoende diepe plaatsing het wattenrolletje vanzelf in positie blijven.

Als laatste hulpmiddel kan een wangpad nog helpen om het werkterrein voldoende droog te krijgen. Ook deze blijven 'zelf' zitten. De behandelaar kan dus in principe altijd volledig beschikken over twee handen bij het sealen.

10.4 Kwaliteitscriteria

Ongeacht het materiaal dat is gebruikt voor de sealant kunnen er een paar eenvoudige, doch heldere eisen gesteld worden aan de kwaliteit. Een goede sealant bevindt zich op de diepste plek van de fissuur (fig. 10.9a). Al het materiaal dat zich daarnaast als overtollig heeft afgezet, krijgt kans om te breken. Daardoor zal de afgrenzing van de sealant ruw worden en zal het een retentieplaats voor tandplaque vormen. Uiteraard is er bij een goede sealant geen gestoorde occlusie.

Ook buccale fissuren (pitfissuren) mogen in principe niet overvuld zijn, hoewel ze geen risico op breuk lopen door het ontbreken van kauwkrachten ter plaatse. Hechting aan ongeëtst glazuur is hier echter wel als risicofactor aanwezig (fig. 10.9b).

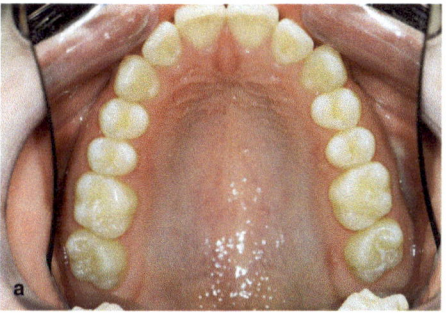 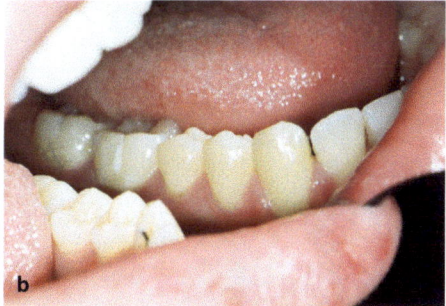

Figuur 10.9 **a** Fijne contour van een correct aangebrachte fissuursealant. **b** Te grote hoeveelheid sealant: de kans op lekkage is groot.

10.5 Eenvoudig stappenplan

Voor het overzicht van de behandeling volgt hier een kort stappenplan. Dit kan de basis zijn voor een uitgewerkt behandelprotocol waarin de materialen en bijzonderheden van de eigen praktijk kunnen worden opgenomen.
- Klaarleggen alle materialen en apparatuur met gedesinfecteerde handen.
- Patiëntje rechtop in de stoel, geef uitleg.
- Stoel achterover.
- Servet en Bodytray® plaatsen.
- Gebitselementen polijsten.
- Spoelen en drogen.
- Droogleggen: relatief of absoluut.
- Conditioner of ets aanbrengen en juiste tijd laten inwerken.
- Spoelen en drogen.
- Aanbrengen sealant.
- Uitharden.
- Hoogte controleren.
- Randen van de sealant inspecteren met sikkelsonde.
- Fluoride aanbrengen op geëtste glazuur (bij kunsthars sealants).

10.6 Behandeltips

- Een Bodytray® is een rationeel hulpmiddel om een goede workflow te kunnen realiseren tijdens het sealen (◘ fig. 10.10.a). Het gebruik ervan lijkt onontbeerlijk voor een preventieassistent die geen stoelassistentie heeft. Zeker bij het aanbrengen van kunsthars sealants waarbij zonder cofferdam wordt gewerkt, is de korte tijd tussen het droogblazen na spoelen en het *direct* daaropvolgend aanbrengen van de sealant een kritische factor. Alleen wanneer de materialen kant-en-klaar voorhanden zijn op de Bodytray®, lijkt voldoende snelhied van handelen te realiseren. Het bijkomende effect van de Bodytray®, namelijk dat patiëntjes minder beweeglijk zijn wanneer ze als 'een tafeltje' in de behandelstoel liggen, komt zeker de kwaliteit van de sealants ten goede.

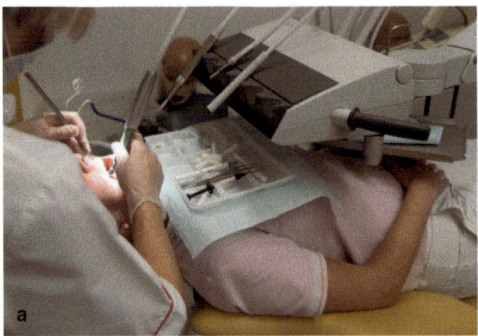
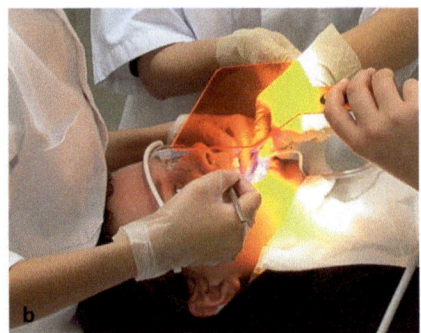

Figuur 10.10 **a** De Bodytray® bevordert de workflow en dus de kwaliteit van de sealant. **b** Patiëntjes kunnen ingeschakeld worden om 'handwerk' te verrichten.

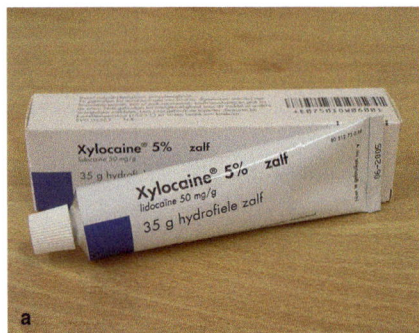
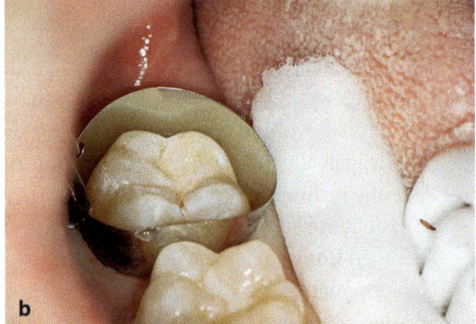

Figuur 10.11 **a** Xylocaïnezalf®. **b** Matrixbandje bij overhangend operculum voor een droog occlusaalvlak.

- Patiëntjes hebben twee handen die ze heel vaak graag laten meehelpen. Zo kan het oranje beschermschild door de kinderen worden 'bediend', waardoor de preventieassistent meer handcapaciteit overhoudt (fig. 10.10b).
- Leg alle materialen van tevoren klaar in eenpersoonsporties. Dus niet de tubes en spuitjes, maar afgepast voor precies deze behandeling.
- Bij gebruik van cofferdam kan de gingiva met een beetje Xylocaïnezalf® worden verdoofd (fig. 10.11a). Daardoor voelt de klem minder strak aan. Nadeel kan zijn dat de zalf een onprettige smaak heeft.
- Bij niet geheel doorgebroken elementen kan een droog werkterrein worden gerealiseerd door het aanbrengen van een automatrixbandje (fig. 10.11b). Dit kan enig ongemak voor het patiëntje veroorzaken. Het betreffende element zal als laatste behandeld moeten worden om het patiëntje zolang mogelijk 'te vriend' te houden met de andere, eenvoudig te sealen elementen. Ook bij het toepassen van een matrixbandje zou Xylocaïnezalf® ondersteuning kunnen bieden.
- Hanteer een vaste volgorde van de kwadranten bij het aanbrengen van sealants. Bewaar het gemakkelijkste kwadrant voor het laatst. De patiënt is dan het meest vermoeid, net als de preventieassistent. Dan is het een uitkomst om een gemakkelijke afsluiting te hebben van de behandeling. Voor rechtshandige behandelaars is het vierde kwadrant het best te bereiken wanneer zonder assistent gewerkt wordt. Voor linkshandigen zal dat het derde kwadrant zijn dat dus als afsluiting aan de beurt is.

Gebitsafdrukken

11.1 Inleiding – 174

11.2 (Preventieve) toepassingen – 174

11.3 Materialen – 174
11.3.1 Mengattributen – 174
11.3.2 Afdruklepels – 175
11.3.3 Wasbeet – 176
11.3.4 Desinfectie attributen – 178

11.4 Hygiënisch werken met alginaat – 178
11.4.1 Hygiënisch werken met een volautomatische mengmachine – 179

11.5 Criteria voor een goede afdruk – 180

11.6 Voorbeeldprotocol – 181

11.7 Tips – 182

11.1 Inleiding

De preventieassistent kan in principe zelfstandig alginaatafdrukken maken als zij aantoonbaar voldoende scholing heeft gevolgd. Het betreft geen voorbehouden handeling, dus de mogelijkheid voor tussenkomst van de opdrachtgever hoeft niet gewaarborgd te zijn. Wel moet een schriftelijk werkprotocol gevolgd worden om goede kwaliteit van de handelingen zeker te stellen. Daarin staan niet alleen de materialen en werkmethode beschreven, maar in principe ook de criteria waaraan een goede afdruk moet voldoen. De preventieassistent kan dan zelf beoordelen of de afdruk voldoet aan de gestelde eisen. Dit hoofdstuk beschrijft de materialen en een basisprotocol voor het maken van een gebitsafdruk, met aanvullend een aantal praktische tips.

11.2 (Preventieve) toepassingen

Er zijn verschillende (preventieve) doelen waarvoor een alginaatafdruk nodig is: niet alleen voor een gebitsbeschermer, maar bijvoorbeeld ook voor het aanmeten van individuele fluoridelepels, bleeklepels, een spalk/splint of antisnurkapparatuur (fig. 11.1). Een alginaatafdruk kan ook nog worden gebruikt om studiemodellen te maken voor een orthodontische behandeling of het opstellen van een uitgebreid cosmetisch behandelplan.

11.3 Materialen

Alginaat is een irreversibel afdrukmateriaal op basis van een poeder-vloeistofmengsel. Na uitharding is onder invloed van vocht of uitdroging vervorming mogelijk door uitzetting of krimp. Nauwkeurig de gebruiksaanwijzing volgen is van groot belang om een juiste weergave te krijgen van de afgedrukte gebitselementen.

Alginaat is verkrijgbaar voor uiteenlopende toepassingen. De variabelen zijn onder andere uithardingstijd (fast of regular), stugheid, kleur, smaak, krimpgevoeligheid, prijs, stofvrij of niet, en ten slotte bestaat ook nog de mogelijkheid voor een handsfree mengsysteem in de vorm van een mengmachine of toepassing van mengpatronen.

11.3.1 Mengattributen

Bij de poedervariant moet voorafgaand aan het afpassen van de juiste hoeveelheid poeder de voorraadbus goed geschud worden. Daardoor komt er lucht in het poeder en is de verhouding tussen gewicht en volume precies zoals het door de fabrikant bedoeld is. Maatbestek wordt standaard bijgeleverd om de benodigde hoeveelheid poeder en water op elkaar af te stemmen (fig. 11.2a).

Voor handmatig mengen is een stevige, doch soepele mengnap nodig. Het alginaat moet krachtig tegen de wanden van de nap worden gespateld om luchtbellen te verdrijven. De spatel heeft dan ook een dik handvat om goede grip te hebben tijdens het spatelen. Verder is de afgeronde top en de licht gebogen vorm geschikt voor gebruik in een flexibele mengnap.

Voor machinaal mengen zijn verschillende apparaten beschikbaar voor gebruik van het normale poeder-vloeistofprocedé. Er is een 'halfautomaat' die een draaiende mengtafel heeft (fig. 11.2b). Daarnaast is er de veelgebruikte volautomaat waarbij geen enkele menghandeling

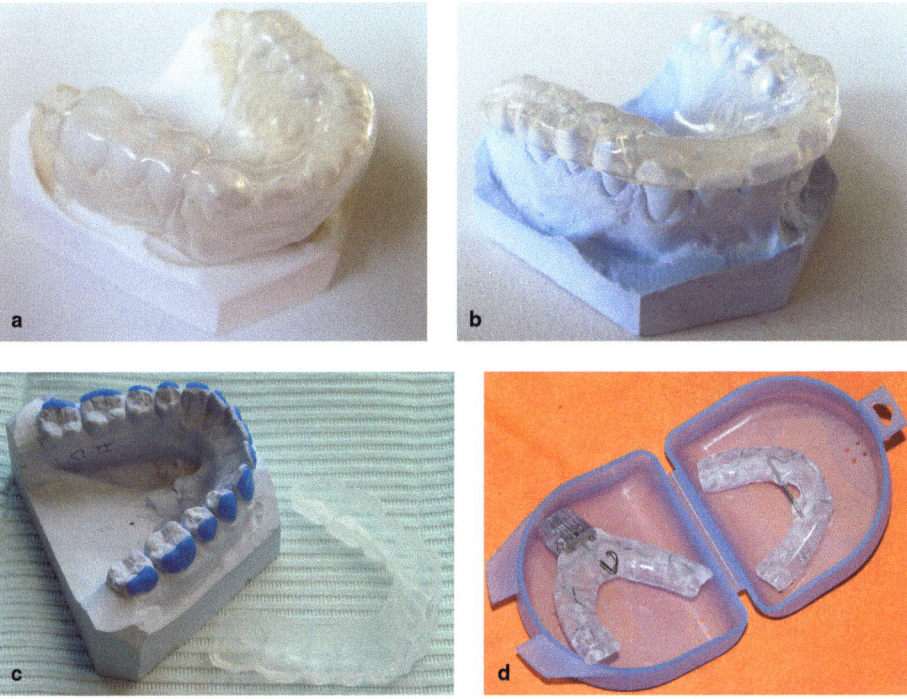

Figuur 11.1 a Gebitsbeschermer. b Bleeklepel. c Splint. d Antisnurkbeugel.

meer hoeft te worden uitgevoerd (fig. 11.2c). De Pentamix® maakt gebruik van kant-en-klare mengpatronen, gevuld met alginaat, waarbij geen losse poeder en vloeistof meer hoeft te worden afgemeten (fig. 11.2d).

11.3.2 Afdruklepels

De preventieassistenten maakt een alginaatafdruk normaalgesproken met behulp van een standaard confectielepel. Incidenteel kan ook een definitieve afdruk met een geperforeerde individuele afdruklepel worden vervaardigd. Met behulp van een passersysteem met modellenkaart kan de juiste maat confectielepel worden gekozen (fig. 11.3a). De lepels zijn van metaal of kunststof en moeten de hele lengte en breedte van de tandboog kunnen omsluiten en mogen de aangehechte gingiva van de omslagplooi nergens raken. Wanneer met een klein aantal maten gewerkt wordt (bijvoorbeeld alleen L, M en S) kan een ervaren preventieassistent veelal op het oog al de juiste maat inschatten. De lepels worden altijd in de mond gepast voordat de afdruk daadwerkelijk wordt genomen.

> De gepaste, dus gecontamineerde(!) afdruklepels blijven in principe in de behandelkamer!

Het hechtingsmechanisme van het alginaat in de afdruklepel geschiedt op basis van perforaties in de lepel (fig. 11.3b). De disposable afdruklepels zijn een goed alternatief voor de metalen lepels (fig. 11.3c). Sommige lepels hebben als retentiemechanisme een zogeheten rimlock. Dit

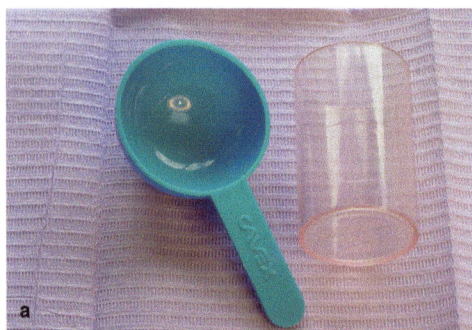
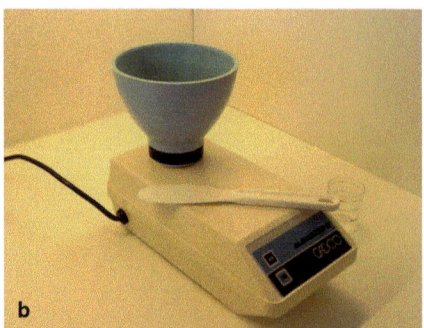
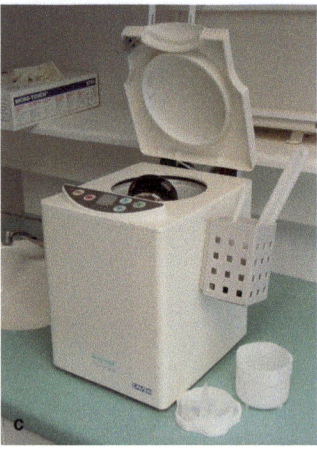
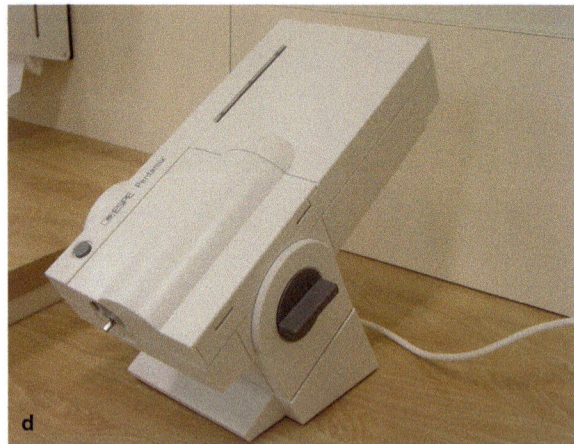

Figuur 11.2 **a** Alginaatmaatbestek voor het nauwkeurig afpassen van poeder en vloeistof. **b** Halfautomatische alginaatmengmachine. **c** Volautomatische alginaatmengmachine. **d** Mengmachine voor patronen met alginaat.

is een teruggebogen richeltje in de lepelrand, zodat bij het uitnemen van de afdruk het alginaat daarachter blijft 'haken' (fig. 11.3d).

Eventueel kan extra houvast van het alginaat in de lepel worden verkregen met behulp van een speciaal soort adhesief. Adhesief moet hygiënisch worden gebruikt: voor elke patiënt een kleine hoeveelheid uit het flesje in een dappenglaasje doen en met een apart kwastje of wattenstokje aanbrengen in de lepel. Vervluchtiging van het adhesief is dan weliswaar mogelijk, maar de hygiëne in de vorm van voorkomen van contaminatie van de inhoud van het flesje is belangrijker dan het iets vervluchtigen van het middel.

11.3.3 Wasbeet

Er kunnen verschillende typen was worden gebruikt voor een eenvoudige wasbeet. De traditionele rode Tenatex® is tamelijk zacht en kan bij onzorgvuldig vervoer gemakkelijk vervormen. De grijze Alminax® is steviger en biedt een stabielere indruk van de gebitselementen. Met een wasmes worden de platen gesneden in de vorm die de breedte en lengte van de tandboog omvatten kan.

11.3 · Materialen

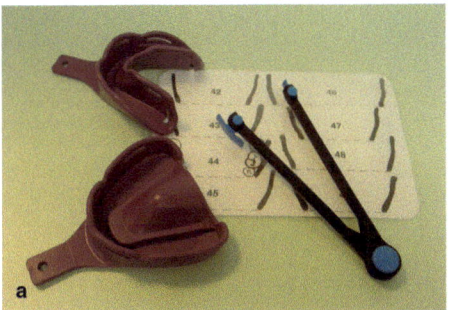
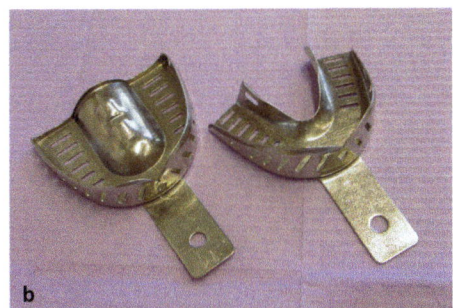
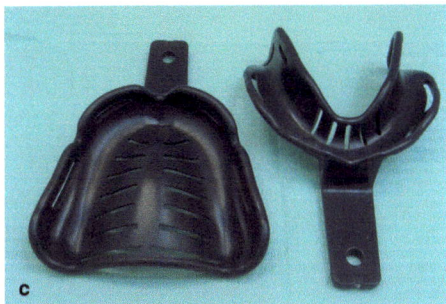
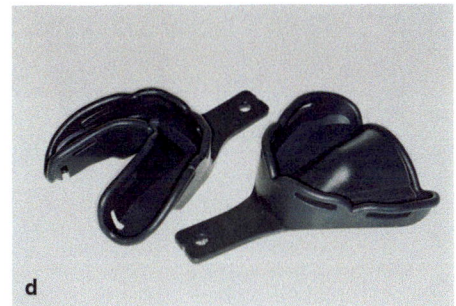

Figuur 11.3 **a** Maatkaart en passer voor het kiezen van de juiste afdruklepel. **b** Geperforeerde metalen afdruklepel. **c** Disposable afdruklepel. **d** Rimlocklepel met retentierand.

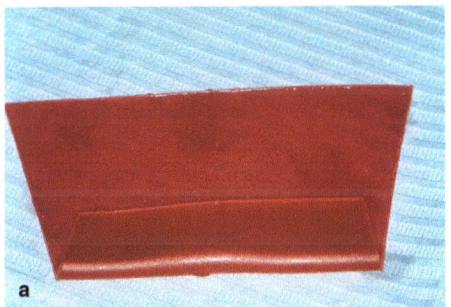
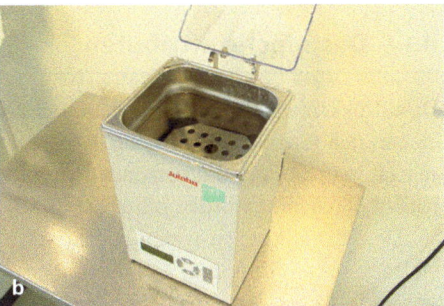

Figuur 11.4 **a** Op maat gesneden wasbeet; de frontpartij is dubbelgevouwen. **b** Warmwaterbad.

Ter plaatse van het front wordt het wasplaatje dubbelgevouwen (fig. 11.4a). Met behulp van warm water wordt de was zacht gemaakt om de indrukken te kunnen laten inbijten. Daarvoor kan de wasbeet onder de warme kraan worden gehouden of er kan een mengnap met warmwater worden klaargezet. Als alternatief kan een warmwaterbad met de juiste temperatuur worden gebruikt (fig. 11.4b). De wasbeten mogen vanwege de hygiëne alleen met een pincet in en uit het water van het waterbad gemanoeuvreerd worden. Na plaatsing in de mond mag de wasbeet beslist niet meer terug in het waterbad. Afkoelen met koud (stromend) water maakt de wasbeet (redelijk) vormvast.

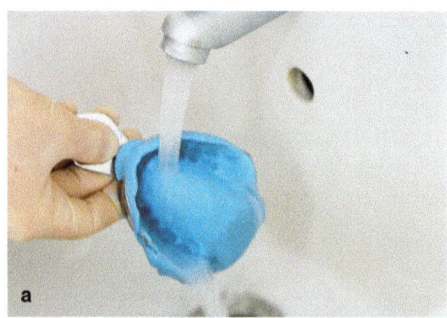
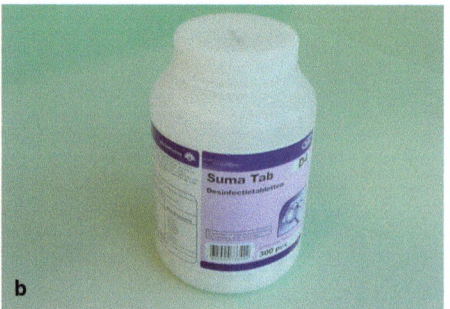
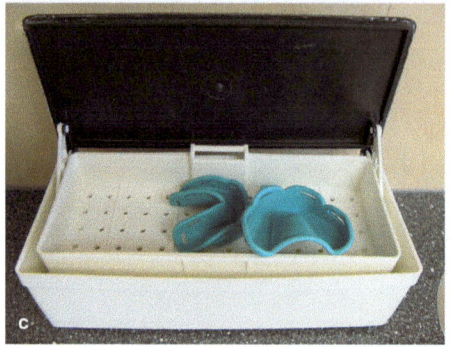
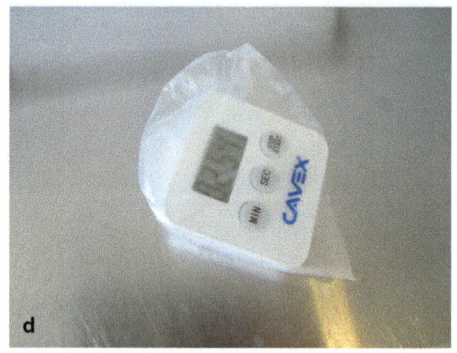

□ **Figuur 11.5** a Afdruk direct na uitnemen afspoelen onder stromen water. b Desinfectiemiddel 0,1 % 5 minuten. c Desinfectiebadje met liftsysteem. d Timer, hygiënisch verpakt (per patiënt).

11.3.4 Desinfectie attributen

De afdrukken worden direct na het uitnemen afgespoeld onder stromend water om slijm- en bloedresten te verwijderen (□ fig. 11.5a). Daarna worden ze als regel gedesinfecteerd voordat ze naar het laboratorium verzonden worden. De kosten van het desinfecteren mogen aan de patiënt in rekening worden gebracht.

De eenvoudigste en vooral goedkoopste manier is desinfecteren met behulp van chloortabletten. Er wordt een 0,1 %-oplossing gemaakt waar de afdrukken gedurende 5 minuten in geweekt worden (□ fig. 11.5b). Er zijn speciale desinfectiebaden met een handsfree te bedienen liftsysteem (□ fig. 11.5c). Met behulp van een eierwekker wordt de tijd bijgehouden (□ fig. 11.5d). Met een sticker wordt op het zakje aangegeven dat het materiaal is gedesinfecteerd.

11.4 Hygiënisch werken met alginaat

In elke praktijksituatie moet de mengplek schoon blijven om contaminatie van kritische, niet te reinigen zaken als mengmachine, voorraadbus en alginaatpoeder te voorkomen. De volgende maatregelen moeten daarvoor getroffen worden.
- De voorraadbus met alginaat is standaard altijd dicht om contaminatie van de inhoud te voorkomen. Alleen voor het afpassen van de juiste hoeveelheid poeder wordt de bus of doos geopend. Het is het beste als er van tevoren kant-en-klare porties worden klaargemaakt, zodat de voorraadbus bij het afdrukken niet tussendoor geopend hoeft te worden.

- Handmatig aanmaken van alginaat geschiedt doorgaans op het werkblad direct naast de behandelstoel. Handhygiëne tijdens het mengen is dan niet kritisch, mits de materialen van tevoren zijn afgepast. Met gecontamineerde handschoenen kan gemengd worden en ook afgedrukt. De mengnap en de spatel worden na gebruik naar de sterilisatieruimte afgevoerd voor reconditionering.
- Afdruklepels die in de mond zijn gepast, worden nooit met de hand(schoen) naar de schone mengplek vervoerd. Dit kan sowieso niet indien daarmee een gang overgestoken zou moeten worden om naar een andere ruimte te gaan. Men verlaat immers nooit de behandelkamer met handschoenen aan! De gepaste lepels in een nierbekken leggen en zonder handschoenen over de gang vervoeren is mogelijk, maar het vullen van degecontamineerde lepels behoeft handschoenen, die vervolgens weer uitgedaan moeten worden op de terugweg over de gang. Alternatief is dat de met een passer opgemeten lepelmaat zonder meer wordt aangehouden en de lepels niet worden gepast in de mond. Een tweede alternatief is dat de gepaste lepels niet gebruikt worden en in de schone mengruimte een schone set in dezelfde maat wordt gepakt voor gebruik.
- Gepaste (natte) afdruklepels worden op een behandeltray, in een nierbekken of op een patiëntenservet met een plastic achterzijde gelegd. Het werkblad blijft dus schoon!
- Na het uitnemen de afdruk in een nierbekken of op de behandeltray leggen, in afwachting van het uitspoelen en de desinfectie.
- Afspoelen van de uitgenomen afdruk wordt vanwege daarbij vrijkomende gecontamineerde spetters *niet* in de buurt van de schone zone gedaan. Bij voorkeur wordt gewerkt in een ruimte met een scheiding tussen de schone en de vuile werkbladen.
- Desinfectie wordt *niet* op het werkblad met het schone alginaat uitgevoerd.
- Het maken van de techniekbon vindt evenmin in dezelfde ruimte plaats, maar in een (aparte) *administratieve* ruimte. Er is dus geen enkele schrijfactiviteit in de buurt van de mengplek.
- Voor vervoer worden de afdrukken verpakt in plastic zonder toegevoegd water of tissues enz. Aan de buitenzijde bevindt zich een sticker met vermelding 'gedesinfecteerd'.
- Mengnap en spatel zijn categorie C volgens de WIP-richtlijn Infectiepreventie in mondzorgpraktijken en gaan dus na gebruik in de thermodesinfector.
- De afdruklepels die retour komen uit het laboratorium, worden na grondige reiniging (eventueel met een alginaatoplosmiddel) in de thermodesinfector gedesinfecteerd. Dit is de minimaal vereiste reconditionering!

11.4.1 Hygiënisch werken met een volautomatische mengmachine

De volgende essentiële punten moeten worden genoemd voor het hygiënisch gebruik van een volautomatische mengmachine, omdat dergelijke machines zich doorgaans buiten de behandelkamer bevinden.
- Een mengmachine wordt alleen met blote, gedesinfecteerde handen bediend. Dan is duidelijk dat er geen contaminatie plaatsvindt omdat een assistent uiteraard nooit met blote handen in contact geweest zal zijn met speeksel, bloed of ander lichaamsvocht. Het schudhuis waar de mengbekertjes in worden geplaatst, zal daardoor schoon blijven.
- Omdat het verwerken van alginaat met behulp van een mengmachine dus met blote handen geschiedt, zal het passen van afdruklepels omwille van *kostenbesparing* c. q. het *besparen van handschoenen* 'contactvrij' kunnen worden uitgevoerd. Met een mondspiegel als hulpje kan de mondhoek in de breedte worden weggetrokken bij het inbrengen van de lepel. Het handvat van de afdruklepel blijft buiten de mond en blijft dus schoon bij het

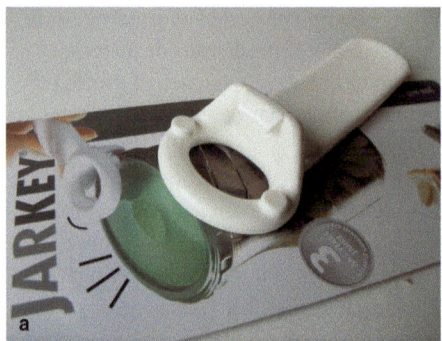 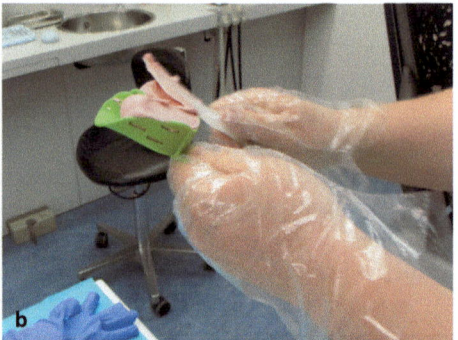

Figuur 11.6 a Opener om strakke deksels met weinig kracht te openen (verkrijgbaar in zorgwinkels). b Benzinepomphandschoenen: snel en goedkoop bij het maken van afdrukken.

passen. Geen van beide handen heeft op deze manier contact gehad met de patiënt tijdens het passen van de afdruklepels. De preventieassistent kan dus zonder verdere maatregelen over de gang en/of naar de ruimte waar de mengmachine zich bevindt lopen.
- Het mengbekertje wordt na het mengen in de schone ruimte geopend, eventueel met een hulpmiddel om te grote belasting van de polsen te voorkomen (fig. 11.6a).
- Het mengbekertje en een schone(!) spatel worden met blote handen naar de behandelplek gebracht. (Bij de tweede portie alginaat wordt dus ook een *tweede* (dus schone) spatel meegebracht.)
- Op de behandelplek worden nu handschoenen aangedaan. Dit kan snel door het gebruik van 'benzinepomp'-handschoenen. Deze vallen erg ruim en zijn snel aan te schieten – en erg goedkoop! Nadeel is dat het voorsmeren van alginaat in de mond lastiger is door de te ruime maat (fig. 11.6b).
- Met de schone handschoenen aan wordt nu *al* het alginaat op de spatel genomen. Het mengbekertje wordt daarna op de schone zone van het werkblad weggezet. Het blijft op deze manier geheel schoon en behoeft daarom naderhand geen reconditionering.
- De spatel die is gebruikt bij het vullen van de lepel, is door aanraking van de lepelranden gecontamineerd. Daarom blijft de spatel op de behandelplek liggen wanneer de preventieassistent een tweede portie gaat aanmaken.
- De preventieassistent doet de handschoenen uit en gaat ongehinderd een tweede portie aanmaken buiten de behandelkamer.

De volgende stappen voert zij uit, zoals hiervoor beschreven.

11.5 Criteria voor een goede afdruk

- Geen luchtbellen op de occlusale vlakken of in de omslagplooi.
- De afdruk is niet doorgedrukt: de afdruklepel schijnt nergens door het alginaat heen.
- De linguale zone is voldoende afgedrukt: de zogeheten linguale vleugels zijn lang genoeg.
- De afdruk is goed aangeduwd en toont een diepe omslagplooi.
- Het afdrukmateriaal zit stevig in de lepel verankerd. Er is genoeg materiaal door de perforaties heen gevloeid om houvast te bieden (fig. 11.7).

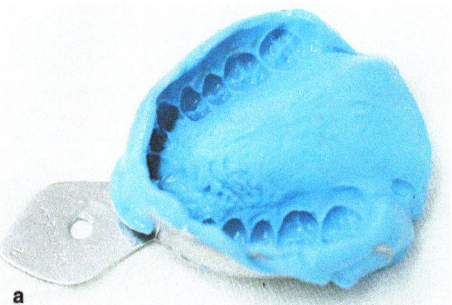 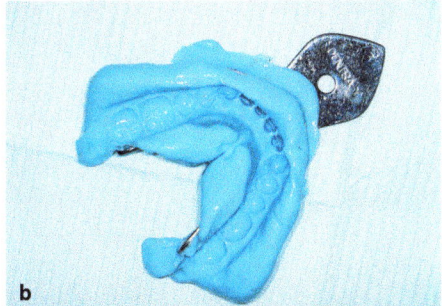

◻ Figuur 11.7 a Goedgekeurde afdruk bovenkaak. b Goedgekeurde afdruk onderkaak.

11.6 Voorbeeldprotocol

Plaats de patiënt rechtop in de behandelstoel en bespreek de procedure.
Zet alles klaar met gedesinfecteerde handen.

1. Kies de juiste afdruklepels. Breng eventueel wat zachte gele bijenwas aan onder bruggen om scheuren van het alginaat bij het uitnemen van de afdruk te voorkomen.
2. Breng de patiënt in liggende positie.
3. Maak alginaat aan met schone handen.
4. Trek handschoenen aan en vul de lepels.
   – Vultechniek BK: vul de lepel vanaf de achterzijde. Maak met de vinger een verdieping op de plaats van de processus alveolaris.
   – Vultechniek OK: vul de lepel vanaf de linguale zijden. Maak een heuveltje op de plaats waar de processus alveolaris zich bevindt.
5. Voorsmeren(!):
   – BK: occlusale vlakken plus palatum achter de incisieven;
   – OK: op de occlusale vlakken.
6. Inbrengen van de lepels:
   – BK: van achter naar voren langs het palatum de lepel omhoogduwen, zodat de overmaat naar voren toe wegloopt;
   – OK: tong omhoog laten steken, dan de lepel inbrengen, tong weer laten rusten, daarna uitsteken en R en L bewegen.
7. Uitnemen van afdruk pas na volledige(!) uitharding. De preventieassistent informeert zich daarom van tevoren goed over de uithardingstijd van het materiaal dat in de praktijk gebruikt wordt. Het uitnemen geschiedt door het vacuüm onder de afdruk te verbreken. Met de wijsvingers wordt daarvoor de wang iets opgetild van de rand van de afdruklepel. Met een felle en snelle beweging wordt de afdruk uit de mond genomen.
8. Afspoelen onder stromend water, let op spatten!!!
9. Beoordelen van de afdruk.
10. Wegleggen in afwachting van wasbeet.
11. Wasbeet verwarmen.
12. Wasbeet nemen. Laat de patiënt eerst dichtbijten in occlusie zonder wasbeet in de mond. Bekijk de relatie van de frontelementen van onder- en bovenkaak ten opzichte van elkaar (◻ fig. 11.8a). In dezelfde positie moet de patiënt straks opnieuw dichtbijten als de wasbeet tussen de elementen geplaatst is (◻ fig. 11.8b). Soms voelt dat zo vreemd dat de patiënt de kaken in een afwijkende positie op elkaar zet. Goede begeleiding en controle op juist dichtbijten is noodzakelijk.

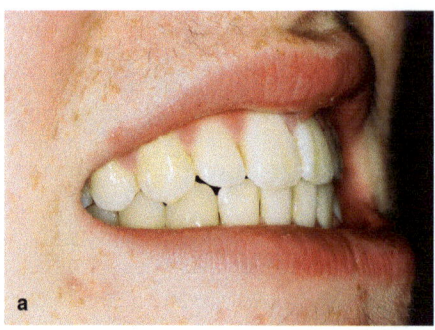 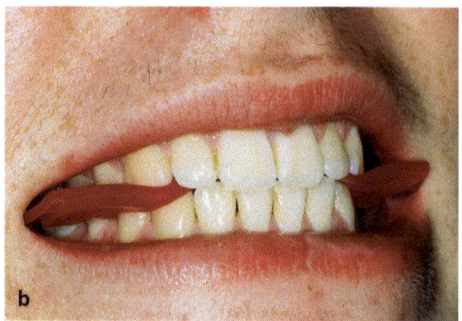

Figuur 11.8 a Controle frontrelatie zonder wasbeet. b Controle frontrelatie met wasbeet in situ.

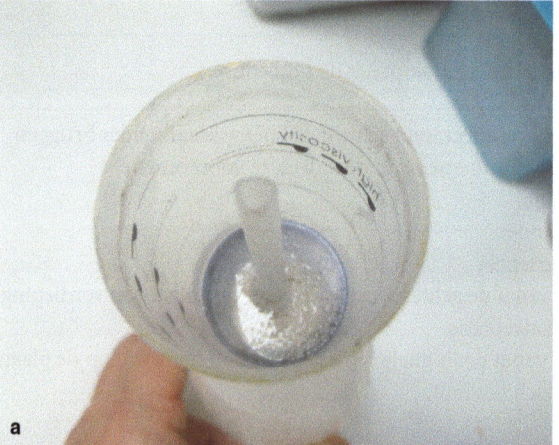 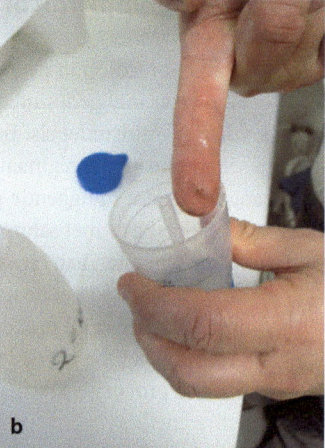

Figuur 11.9 a Water-doseerflesje: duidelijk verontreinigd. b Biofilm door te geringe hygiëne.

13. Wasbeet corrigeren, zodat er geen was buiten de occlusale vlakken uitsteekt.
14. Desinfecteren van de afdrukken en wasbeet.
15. Verpakken met techniekbon.
16. Verrichting invoeren in de computer met vermelden van *eigen initialen*.

11.7 Tips

- Kokhalzen is een natuurlijke reflex als er voorwerpen te ver achter in de mond terechtkomen. Als de reflex te heftig is en er kans bestaat op braken, kan het helpen om een mespuntje keukenzout op de tongpunt van de patiënt aan te brengen. De patiënt kan dit vanuit de eigen handpalm oplikken. Een ander beproefd middel tegen heftige kokhalsneigingen is dat de patiënt wordt afgeleid door hem oefeningen te laten doen: wiebelen met de tenen, voeten optillen en langzaam weer neerleggen, afwisselend links, rechts of allebei tegelijk. In de middag is de reflex minder heftig aanwezig dan in de ochtend uren. De afspraak zou hierop aangepast kunnen worden.

- Afdruk uitnemen met een *krachtige* felle beweging, anders treedt er vervorming op. Zo spoedig mogelijk (laten) uitgieten is bij alginaat nog altijd de regel. Bij de nieuwste materialen is de vervorming door de factor tijd echter nagenoeg verdwenen. Sommige materialen zouden zelfs met gemak een dag kunnen liggen alvorens de afdrukken worden uitgegoten in gips.
- Disposable lepels. Hergebruik van dit type afdruklepel moet sterk worden afgeraden omdat door de *noodzakelijke* thermische desinfectie de stugheid van de lepels verloren gaat. Een verende lepel is niet meer vormvast en een volgende afdruk voldoet dan niet meer aan de kwaliteitseis van een natuurgetrouwe weergave.
- Ergonomie bij zittende patiënt: bij afdruk van de BK achter de patiënt staan, stoel rechtop en in de laagste stand! Bij afdruk van de OK voor of naast de patiënt staan en hem 45° naar je toe laten draaien, zodat je recht tegenover de monde van de patiënt bent.
- Efficiency. Het is handig om een flink aantal porties alginaat tegelijk af te meten en die afgedekt op voorraad te houden. Tijdens het afdrukken is dan geen tijd nodig om deze handelingen uit te voeren. Het gebruikte water is bij voorkeur van kamertemperatuur om de gebitselementen van de patiënt niet te veel onder de lage temperatuur van het leidingwater te laten afkoelen, met mogelijke pijnklachten als gevolg. Speciaal daartoe ontworpen doseerflesjes zijn handig in gebruik.

Doseerflesje Let op de hygiëne. Het dient aan het einde van elke dag te worden leeggemaakt. Vervolgens reinigen, laten drogen en de volgende werkdag weer vullen met schoon leidingwater. Dit is noodzakelijk om de vorming van biofilm te voorkomen (fig. 11.9).

Bijlagen

In dit hoofdstuk zijn tabellen en figuren met teksten en afbeeldingen opgenomen die op de aangegeven locatie in de lopende tekst van dit boek de leesbaarheid zouden verstoren (◘ tab. 12.1–12.4; ◘ fig. 12.1–12.17).

◘ **Tabel 12.1** Verplichte onderdelen in het patiëntendossier (bij ▶ par. 1.3.7). (Bron: KNMT Richtlijn patiëntendossier 2014)

Naam, adres en woonplaatsgegevens van de patiënt
Burgerservicenummer van de patiënt
Geboortedatum van de patiënt
Welke zorgverlener de prestatie heeft geleverd?
AGB-code van de declarerend zorgverlener
Postcode van de praktijk van de zorgverlener
De geleverde prestatie met code
Het gedeclareerde tarief
Datum waarop de prestatie is uitgevoerd
(Aanpassingen van) de begroting (in ieder geval > € 250,-)
Gegevens die de tandarts met instemming van de patiënt van zijn voorganger heeft overgenomen
Medische anamnese, bijv. de ASA-scorelijst
Actueel medicatieoverzicht in de eerste lijn
Uitgeschreven recepten
Allergische reactie op toegediende of voorgeschreven medicatie
Bevindingen van het uitgevoerde extra- en intra-orale (basis)onderzoek
Röntgenologisch onderzoek: ten minste de diagnose en in principe de indicatie en de bevindingen
Systematisch parodontaal onderzoek, bij voorkeur de DPSI (Dutch Periodontal Screening Index)
Er dient informed consent (op adequate informatievoorziening gebaseerde toestemming) worden verkregen
Vastleggen dat toestemming is verleend de behandeling te delegeren aan een bepaalde hulpverlener
Gegevens in het kader van horizontale en verticale verwijzing
Gebruikte anesthesie, bijvoorbeeld: Ultracaïne, Septanest, Citanest (materiaal)
Desgevraagd verklaringen van de patiënt m. b. t. in het dossier opgenomen stukken, bijvoorbeeld naar aanleiding van een second opinion
Complicaties bij of naar aanleiding van behandelingen, zoals afgebroken vijl of perforatie
Zodra er vermoedens zijn van huiselijk geweld of kindermishandeling, moeten alle waarnemingen en handelingen die in dit kader zijn verricht zo feitelijk mogelijk worden genoteerd

Tabel 12.2 Mogelijke, niet verplichte onderdelen in het patiëntendossier. (Bron: KNMT-Richtlijn patiëntendossier 2014)

a. Het beoogde zorgdoel/zorgrichting en eventuele aanpassing daarvan met de reden

b. Persoonlijke risico's (medisch en tandheelkundig, zoals cariësrisico, parodontaal risico, slijtagerisico enz.)

c. De vastgestelde controletermijnen n. a. v. de risicoanalyses en het zorgdoel

d. De te verrichten diagnostiek (soort/planning) om schadelijke processen op te sporen en/of te monitoren (Bijvoorbeeld foto's, bloedingsindex, speekseltest)

e. Stand van zaken m.b.t. het behandelplan

Het verdient aanbeveling om bij periodieke controle vast te leggen:

f. Resultaten van anamnese en onderzoek (incl. indicatie en resultaten van het aanvullend onderzoek, zoals bacteriologisch onderzoek)

g. Diagnose(s), etiologie en wijziging van het risicoprofiel

h. Prognose: wordt het zorgdoel gehaald of dient het bijgesteld te worden?

i. Controletermijn(en) aanpassen aan wijziging van het risicoprofiel en/of zorgdoel

j. Is de zelfzorg van de patiënt en/of ondersteuning adequaat of dient dit bijgesteld te worden?

k. Het gebruikte materiaal

l. In geval van complexe behandelingen kan het raadzaam zijn de onderzoeks- en behandelingsmodellen (of foto's behandelingsmodellen) te bewaren

m. Huisarts van de patiënt en andere relevante zorgverleners

Tabel 12.3 Uitwerking en klinische betekenis DPSI (bij ▶ par. 2.3.1 en 5.4.1).

Categorie	DPSI	diagnose	bevindingen	therapie
A	0	gezonde gingiva	geen bloeding, pockets, tandsteen of overhangende restauraties	instructie mondhygiëne
A	1	gingivitis/ mucositis	bloeding na sonderen, geen tandsteen of overhangende restauraties	instructie mondhygiëne en professionele gebitsreiniging
A	2	gingivitis/ mucositis	tandsteen of overhangende restauraties	instructie mondhygiëne en professionele gebitsreiniging
B	3–	beginnende parodontitis	pockets van 4 of 5 mm *zonder* recessies ter plaatse van de pocket	initiële behandeling door mondhygiënist of tandarts
C	3+	parodontitis met recessies	als DPSI 3- *met* recessies ter plaatse van de pocket (het totale aanhechtingsverlies is dus groter dan de gemeten pocketwaarde doet geloven	initiële behandeling door mondhygiënist of tandarts
C	4	gevorderde parodontitis	pockets van 6 mm of dieper	initiële behandeling door mondhygiënist of tandarts

Preventieassistente behandelen patiënten uit categorie A
Mondhygiënisten, tandartsen en parodontologen nemen de behandeling van categorie B en C patiënten voor hun rekening

◘ **Tabel 12.4** Voedingsdagboekj(bij ▶ par. 5.5.1).

Maandag   **naam:**
Datum:

eetmoment	Hoeveelheid	Product
Ontbijt		
Tussendoor		
lunch		
Tussendoor		
Avond eten		
Tussendoor		
Voor het slapen		

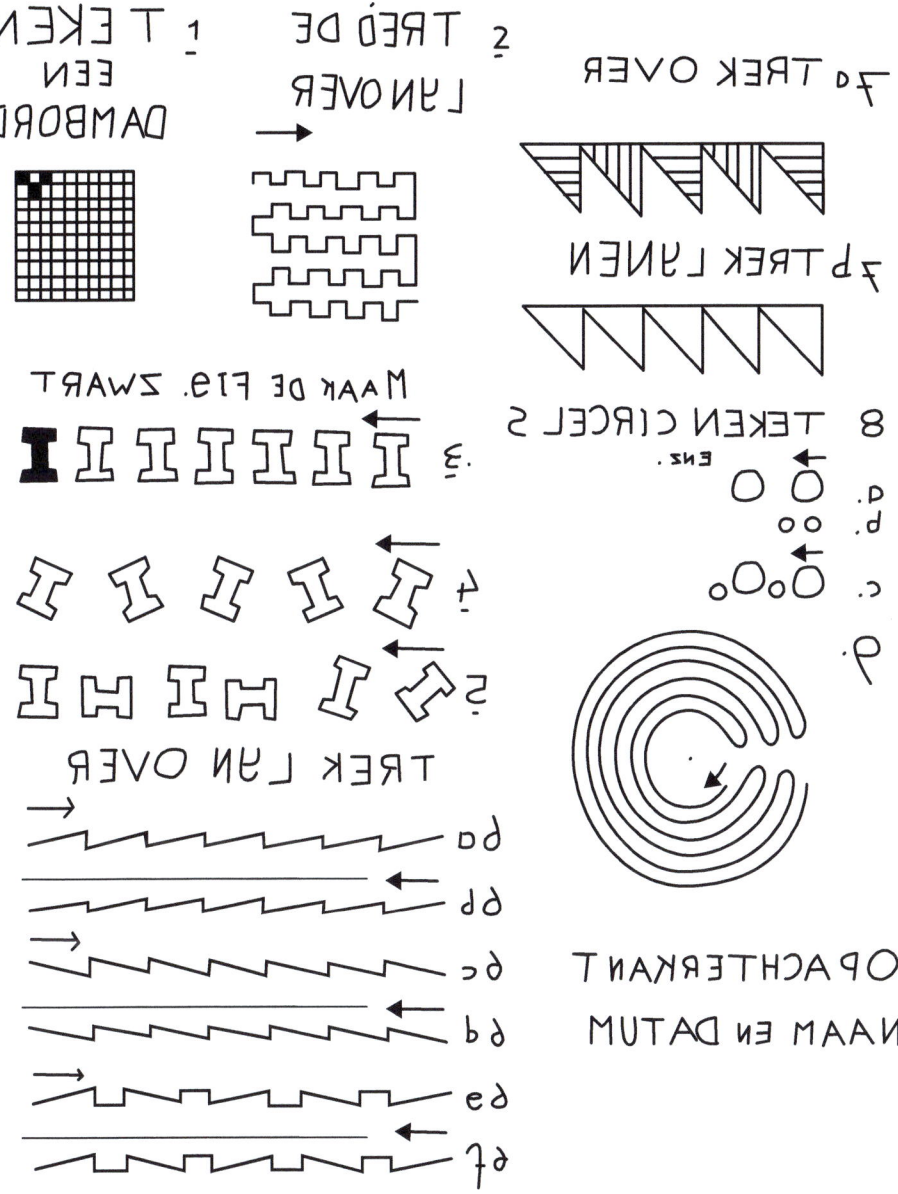

◨ **Figuur 12.1** Spiegelschriftoefening voor indirect zicht (bij ▶ par. 4.5.6).

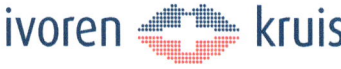

Figuur 12.2 Advies Cariëspreventie (bij ▶ par. 6.2).

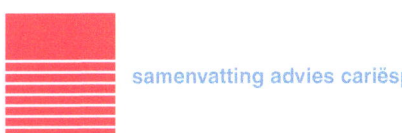

samenvatting advies cariëspreventie

het advies cariëspreventie bestaat uit een basisadvies en een aanvullend advies.
het basisadvies is samengesteld uit de 3 basisadviezen: mondhygiëne, fluoride en voeding.
bij elk van deze basisadviezen hoort een aanvullend advies, die gezamenlijk het
aanvullend advies cariëspreventie vormen. het basisadvies geldt voor iedereen,
terwijl het aanvullend advies is bedoeld voor mensen met cariësactiviteit.

---
basisadvies cariëspreventie
---

het basisadvies cariëspreventie bestaat uit 3 basisadviezen:

basisadvies mondhygiëne
- poets de tanden en kiezen 2x per dag 2 minuten met de juiste fluoridetandpasta, afhankelijk van de leeftijd.
- kinderen van 0 en 1 jaar 1x per dag tandenpoetsen met fluoridepeutertandpasta.
- adviseer ouders of verzorgers de tanden van kinderen tot ongeveer 10 jaar ('s avonds) (na) te poetsen.

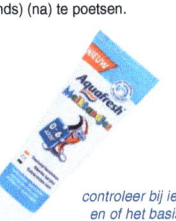

basisadvies fluoride
- **0 en 1 jaar:**
  vanaf het doorbreken van de eerste tand 1x per dag poetsen met fluoridepeutertandpasta (500–750 ppm fluoride).
- **2, 3 en 4 jaar:**
  2x per dag poetsen met fluoridepeutertandpasta (500–750 ppm fluoride).
- **5 jaar en ouder:**
  2x per dag poetsen met fluoridetandpasta (1.000–1.500 ppm fluoride). dit kan een junior-, kinder- of een tandpasta voor vol wassenen zijn.
- **voor alle leeftijden:**
  raadpleeg voor alle andere vormen van fluoridegebruik de tandarts of mondhygiënist.

controleer bij ieder periodiek mond onderzoek (PMO) of er cariësactiviteit is en of het basisadvies cariëspreventie correct wordt uitgevoerd. noteer uw bevindingen in het patiënten dossier en bespreek deze met de patiënt.

basisadvies voeding
- maximaal 7x per dag eten of drinken. dit zijn 3 hoofdmaaltijden (ontbijt, lunch, avondeten) en maximaal 4 tussendoortjes per dag. vuistregel: na eten of drinken minstens 2 uur niets meer nemen.
- een uur voor het tandenpoetsen geen zure producten eten of drinken.
- geen voeding of dranken na het laatste tandenpoetsen of mee naar bed nemen.

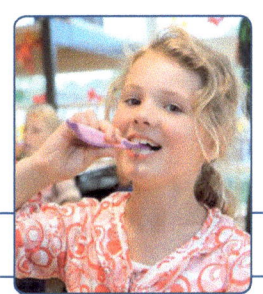

---
aanvullend advies cariëspreventie
---

het aanvullend advies cariëspreventie kan gegeven worden
wanneer er cariësactiviteit is, het basisadvies niet kan worden gevolgd of onvoldoende effectief is.
het aanvullende advies kan alleen in overleg met de patiënt worden vastgesteld. als niet duidelijk is wat het effect van
het aanvullend advies is of wat de oorzaak van de cariësactiviteit is of het cariësrisico niet kan worden verlaagd,
pas dan (ter overbrugging) professionele fluoridetoepassingen toe.

aanvullend advies mondhygiëne
- geef een poetsinstructie.
- bevorder het gebruik van relevante extra hulpmiddelen.

aanvullend advies fluoride
- **andere applicatiemethoden:**
  - fluoridetandpasta aanbrengen met de vinger.
  - poetsen combineren met fluoridespoelen.
- **extra fluoridemaatregelen**
  - een sterker geconcentreerde fluoridetandpasta.
    - fluoridefrequentie verhogen (max. 4x dag) bijvoorbeeld door: - extra tandenpoetsen*).
      – *spoelen met fluoride-oplossing.*
  - professionele fluoridetoepassingen (fluoridelak, -vloeistof of -gel).

aanvullend advies voeding
- geef individueel voedingsadvies, eventueel aan de hand van een door de patiënt bijgehouden voedingsdagboek.
- overweeg verwijzing naar een diëtist.

voor patiënten die tot aandachts- of risicogroepen behoren, zijn aparte aanvullende adviezen geformuleerd,
zoals mondzorg voor mensen met een verstandelijke beperking, het advies droge mond en het advies preventie van wortelcariës.

*) extra tandenpoetsen brengt risico op terugtrekkend tandvlees en slijtage met zich mee.

Figuur 12.3 Samenvatting Advies Cariëspreventie (bij ▶ par. 6.2).

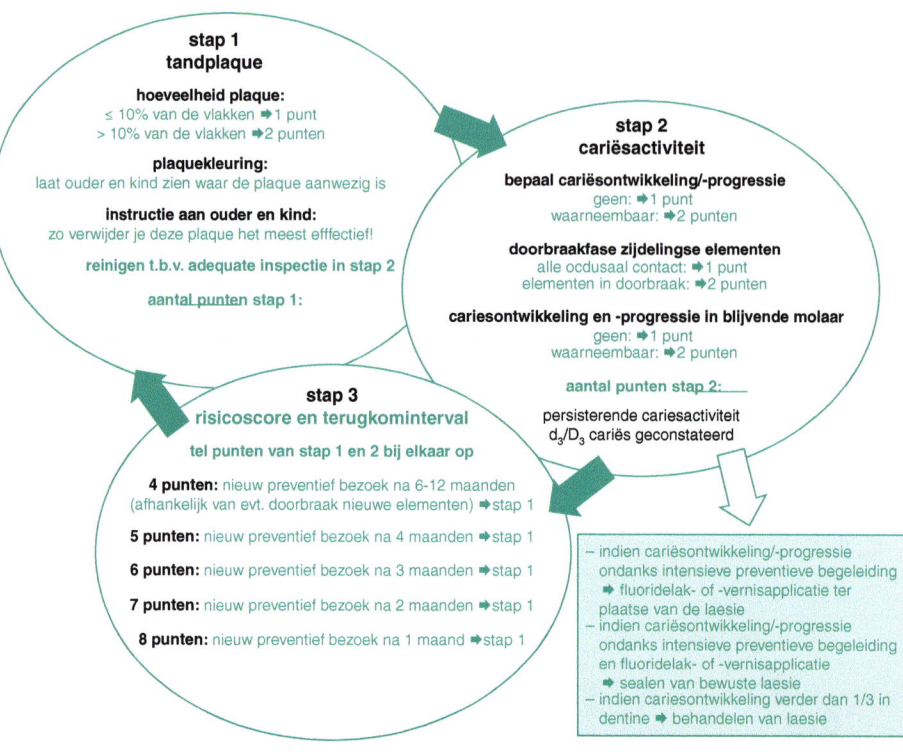

Figuur 12.4 Stappenplan NOCTP (bij ▶ par. 6.2.1). (Bron: Ivoren Kruis 2013)

tolkendienst

doel van de inzet van een tolk
het doel van de inzet van een tolk is het in begrijpelijke taal kunnen communiceren met een cliënt/ patiënt.

beleid
TVcN, tolk- en vertaalcentrum nederland, verzorgt tolk- en vertaaldiensten in meer dan 130 verschillende talen. de diensten van TVcN zijn voor alle zorginstellingen 'kosteloos'. de vergoeding van tolk- en vertaaldiensten voor asielzoekers valt onder de verantwoordelijkheid van het ministerie van justitie.

bij het aanvragen van een tolk- of vertaaldienst voor een asielzoeker is het voor TVcN belangrijk om een COA-zorgnummer te hebben, ook wel het zorgpasnummer. dit nummer staat op de zorgpas van de cliënt/patiënt.

aanvraagprocedure tolkendienst
in het kader van de regeling zorg asielzoekers is het mogelijk gebruik te maken van de diensten van een tolk. de tolkendienst kunt u aanvragen bij het TVcN. als er een tolk nodig is, kunt u de onderstaande werkwijze volgen:

1. tolkdienst per telefoon (direct)
u belt naar (088) 255 52 22 en geeft de gewenste taal door. u wordt doorverbonden en heeft binnen gemiddeld twee minuten een tolk aan de lijn.
houd de volgende informatie paraat:
– zorgpasnummer van de cliënt/patiënt; geef a.u.b. aan dat het om een asielzoeker gaat;
– taal van de cliënt/patiënt;
– geschatte duur van het gesprek.

2. tolkendienst reserveren (op afspraak)
u belt naar (088) 255 52 22.
situatie: als een afspraak gepland wordt voor een asielzoeker die geen gangbare (Europese) taal spreekt, kan tot 1 dag van tevoren een tolkendienst gereserveerd worden.
houd de volgende informatie paraat:
– namen van degenen die het gesprek gaan voeren;
– de taal waarin het gesprek gevoerd wordt;
– het zorgpasnummer van de cliënt voor wie een tolk wordt aangevraagd; geef a.u.b. aan dat het om een asielzoeker gaat;
– de datum, de locatie en het tijdstip waarop het gesprek plaatsvindt;
– de geschatte duur van het gesprek;
– eventueel aanvullende informatie die van belang kan zijn voor de tolk, bijvoorbeeld: een specialisme die de tolk moet hebben, bijzondere omstandigheden, psychische problemen, heftig agressief gedrag.

3. tolkendienst op locatie
u belt naar (088) 255 52 22.
bij zware, ingewikkelde of ingrijpende omstandigheden is het soms beter dat de tolk persoonlijk aanwezig is. ook als er meerdere personen bij het gesprek aanwezig zijn. ook hiervoor kunt u een tolk reserveren. de tolk heeft een tolkenbriefje dat nadien getekend moet worden door de zorgverlener die bij het gesprek aanwezig is.
houd de volgende informatie paraat:
– de namen van degenen die het gesprek gaan voeren;
– de taal waarin het gesprek gevoerd wordt;
– het Zorgpasnummer van de cliënt voor wie een tolk wordt aangevraagd; geef a.u.b. aan dat het om een asielzoeker gaat;
– de datum, de locatie en het tijdstip waarop het gesprek zal plaatsvinden;
– geef bijzondere omstandigheden door (wegwerkzaamheden, bezoekadres);
– de geschatte duur van het gesprek;
– naam en telefoonnummer van de aanvrager, waar de aanvrager in specifieke gevallen, zoals bij ziekte, te bereiken is;
– eventuele aanvullende informatie die voor de tolk van belang is, zoals specialisme van de tolk of bijzondere omstandigheden die te verwachten zijn, bijvoorbeeld psychische problemen, heftig agressief gedrag.

◘ **Figuur 12.5** Informatie tolkendienst (bij ▶ par. 6.6).

indicaties

wanneer wordt er een tolk gebruikt?
wanneer een zorgverlener niet met de cliënt in een begrijpelijke taal kan communiceren. de cliënt moet immers toestemming geven voor de behandeling. de zorgverlener stelt zelf vast, op basis van zijn of haar professionele inschatting, of een tolkendienst gewenst is.

wie zorgt er voor een tolk?
de zorgverlener regelt de tolk. zelfs als de cliënt voor een informele tolk (bijvoorbeeld een familielid) zorgt en daar genoegen mee neemt, is het nog belangrijk om een professionele tolk te regelen. van een professionele tolk kan verwacht worden dat hij/zij de bedoelingen en woorden van zowel de zorgverlener als van de cliënt goed weergeeft. bij een informele tolk kan hier niet op gerekend worden.

waarom is een professionele tolk zo belangrijk?
tolken is een vak. een tolk is neutraal en onafhankelijk en heeft een beroepsgeheim. een familielid dat als tolk optreedt, is vaak emotioneel betrokken of heeft indirect belang bij de zaak. ook kunnen de klachten van de patiënt in de taboesfeer verkeren en wil de cliënt daar in het bijzijn van een familielid niet over praten. gebruik in geen geval een kind als tolk. zij zouden niet belast moeten worden met deze verantwoordelijkheden.

benodigde materialen
voor een telefonische tolkdienst heeft u een telefoon met luidsprekerfunctie nodig. ook een rustige ruimte is zeer bevorderlijk voor het verloop van het gesprek.

contactgegevens
tolk- en vertaalcentrum nederland (TVcN)
t: (088) 255 52 22
f: (088) 255 52 67
e: info@tvcn.nl
i: www.tvcn.nl

◘ **Figuur 12.5** Vervolg

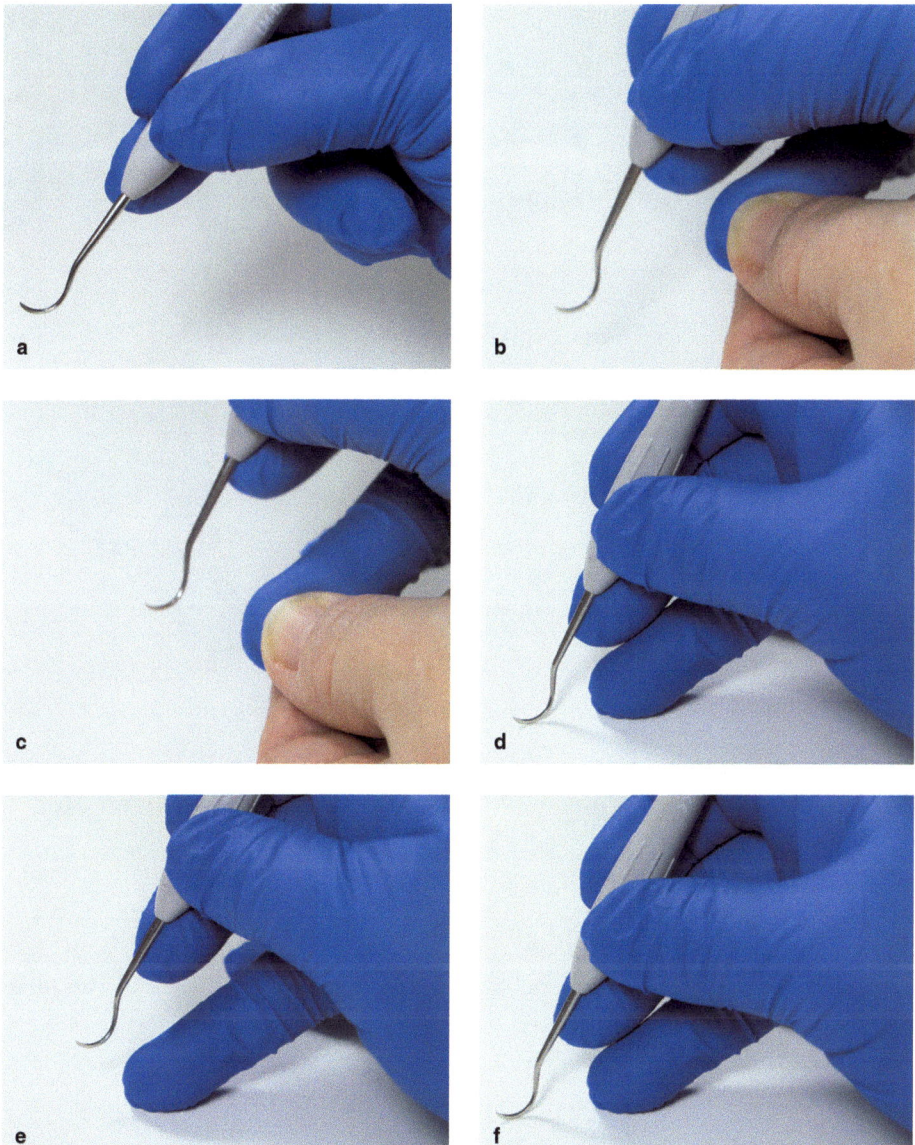

Figuur 12.6 Vingeroefeningen, deel 1 (bij ▶ par. 8.3.4). **a** Gemodificeerde pengreep. **b** Steunvinger gefixeerd, instrument op en neer bewegen 1. **c** Steunvinger gefixeerd, instrument op en neer bewegen 2. **d** Steunvinger op werkblad, instrument op werkblad. **e** Steunvinger op werkblad, instrument opheffen. **f** Steunvinger op werkblad, instrument naar werkblad bewegen.

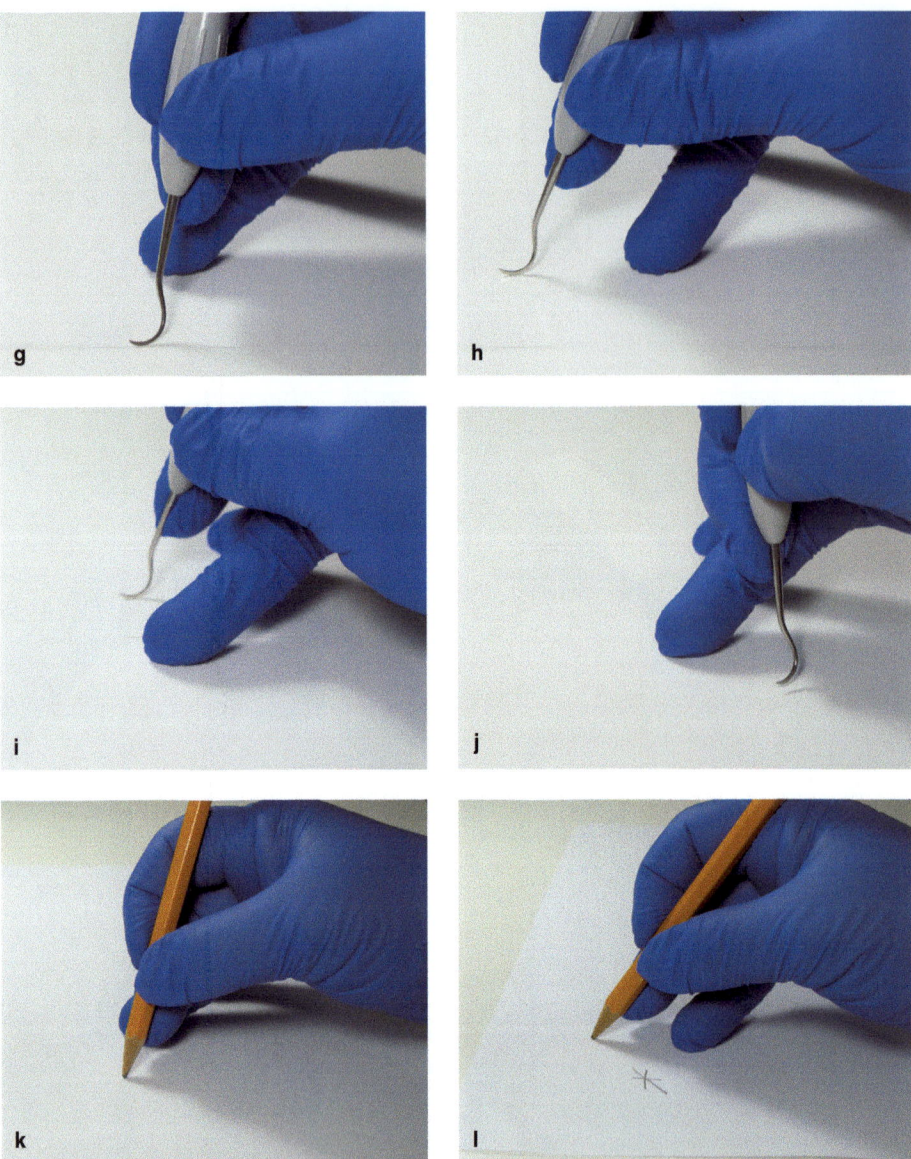

Figuur 12.7 Vingeroefeningen, deel 2 (bij ▶ H. 8.3.4). **g** Steunvinger op werkblad, instrument in 'het westen'. **h** Steunvinger op werkblad, instrument in 'het noorden'. **i** Steunvinger op werkblad, instrument in 'het oosten'. **j** Steunvinger op werkblad, instrument in 'het zuiden'. **k** Potlood tekent een sterretje in 'het westen'. **l** Potlood tekent een sterretje in 'het noorden'.

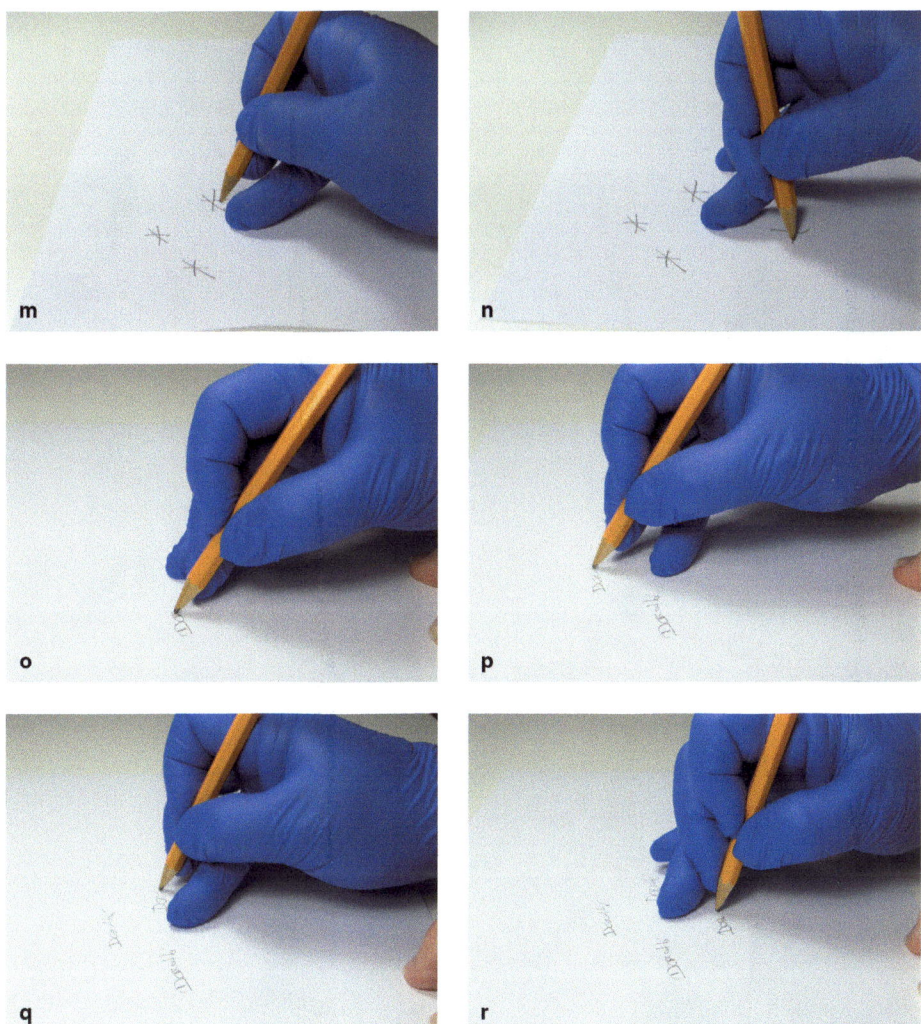

◘ **Figuur 12.8** Vingeroefeningen, deel 3 (bij ▶ par. 8.3.4). **m** Potlood tekent een sterretje in 'het oosten'. **n** Potlood tekent een sterretje in 'het zuiden'. **o** Potlood schrijft je naam in 'het westen'. **p** Potlood schrijft je naam in 'het noorden'. **q** Potlood schrijft je naam in 'het oosten'. **r** Potlood schrijft je naam in 'het zuiden'.

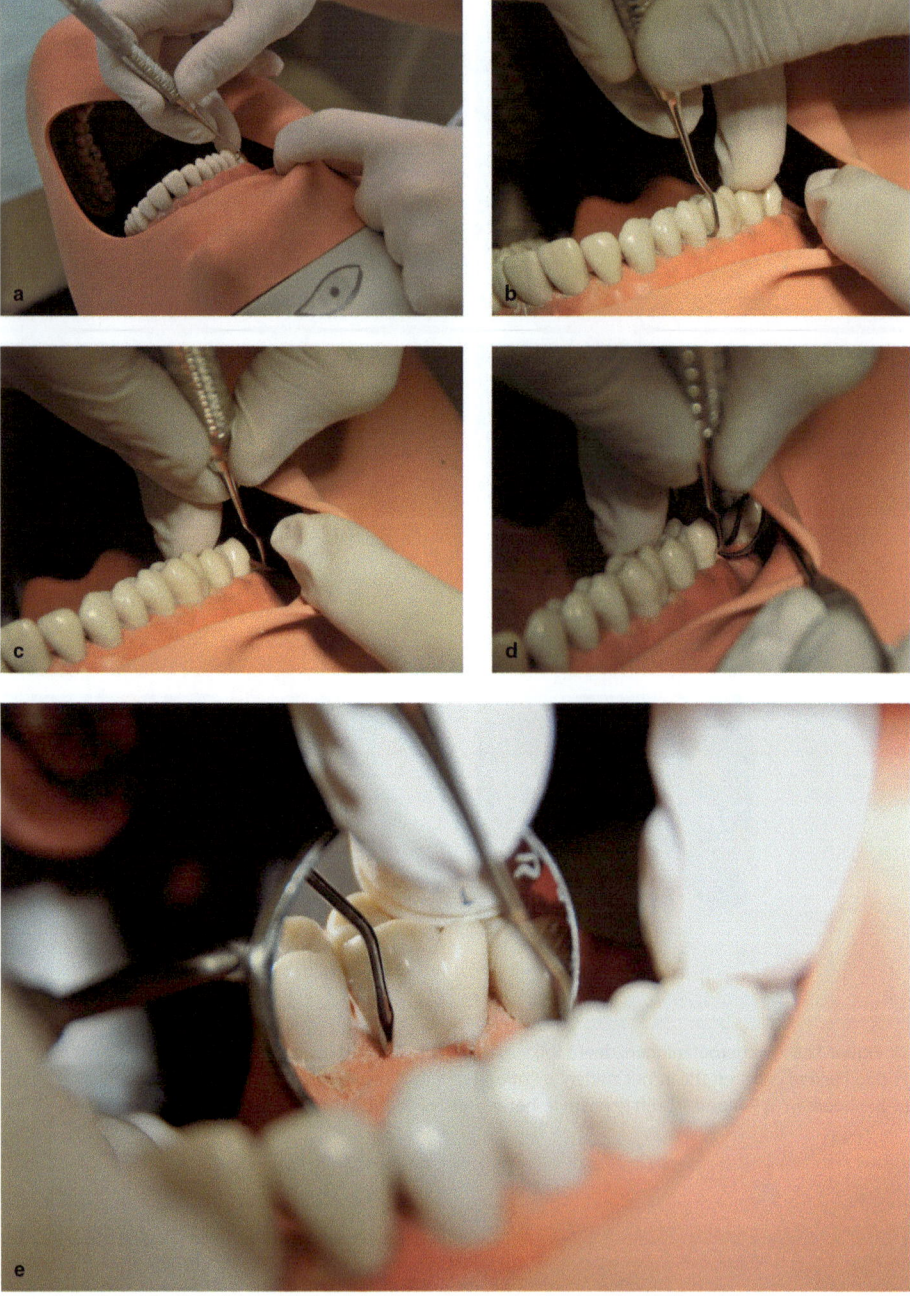

Figuur 12.9 Instrumentpositie en afsteuning, deel 1: 1e en tweede sextant (bij ▶ par. 8.5). **a** I-1 Extra oraal afsteunen voor fixatie hoofd van de patiënt. **b** I-2 Werken mesiaal van steunvinger. **c** I-3 Werken distaal van steunvinger. **d** I-4 Werken met indirect zicht distaal van steunvinger. **e** I-5 Palatinaal met indirect zicht, werken mesiaal van steunvinger.

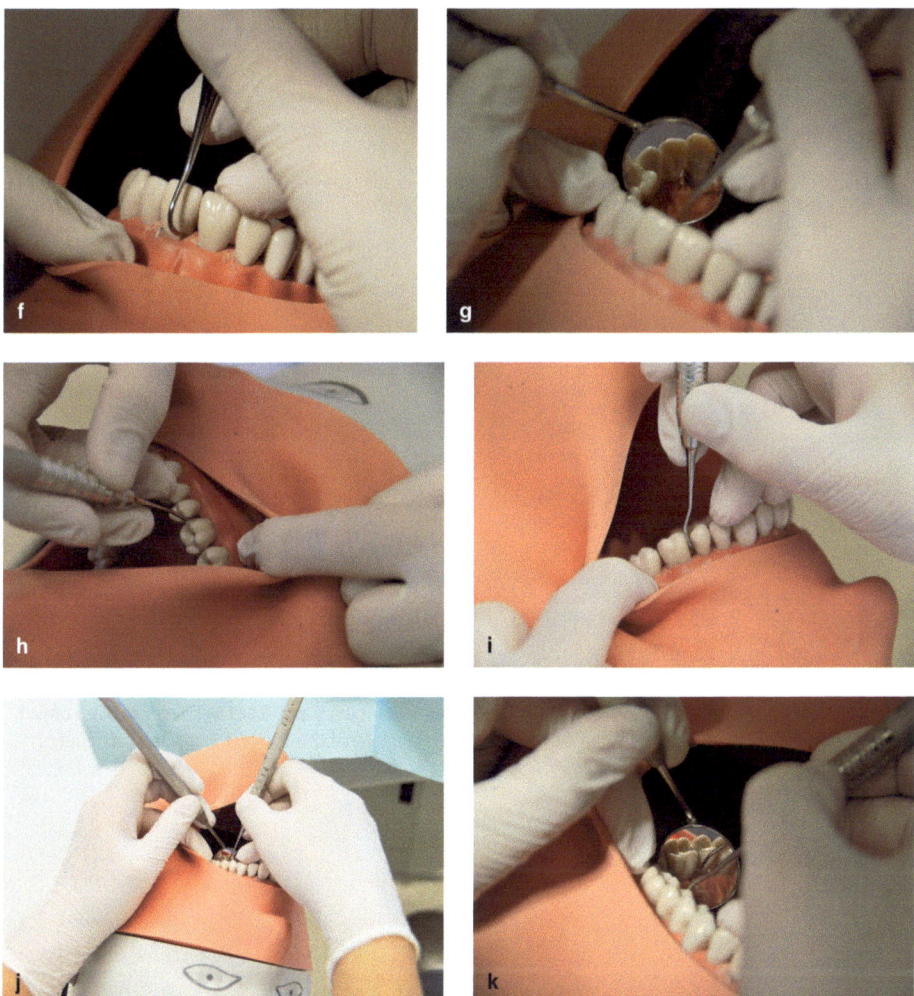

◻ **Figuur 12.10** Instrumentpositie en afsteuning, deel 2: 3e sextant (bij ▶ par. 8.5). **f** II-1 Direct zicht. **g** II-2 Indiect zicht met steunvinger voor spiegel. **h** III-1 Afsteunen met direct zicht. **i** III-2 Direct zicht. **j** III-3 Afsteunen met indirect zicht. **k** III-4 Palatinaal indirect zicht.

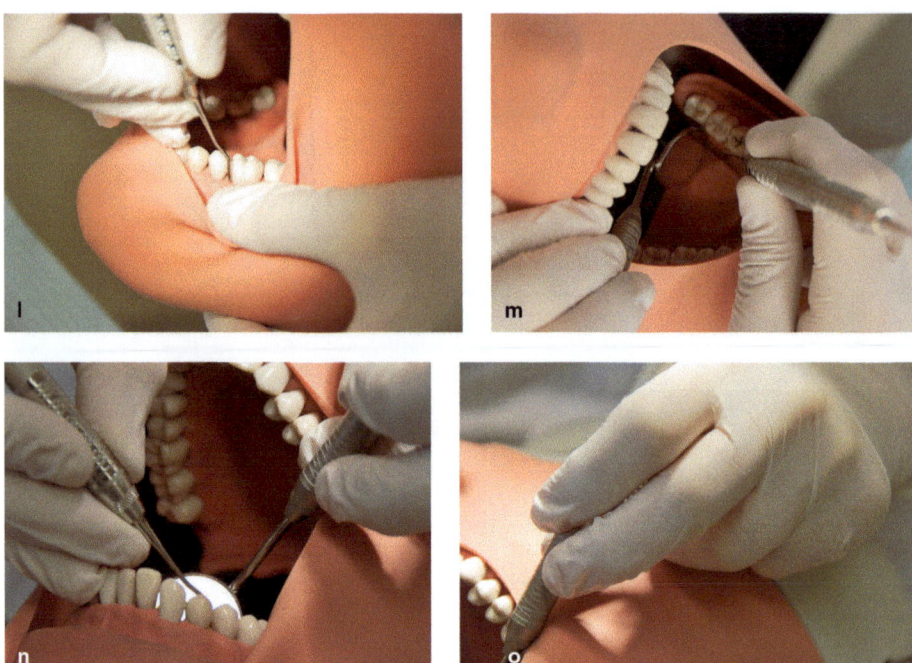

Figuur 12.11 Instrumentpositie en afsteuning, deel 3: 4e sextant (bij ▶ par. 8.5). **l** IV-1 direct zicht en omvatting OK. **m** IV-2 direct zicht linguaal vanaf 8 uur. **n** IV-3 Direct zicht vanaf 12 uur. **o** IV-4 extra-oraal afsteunen.

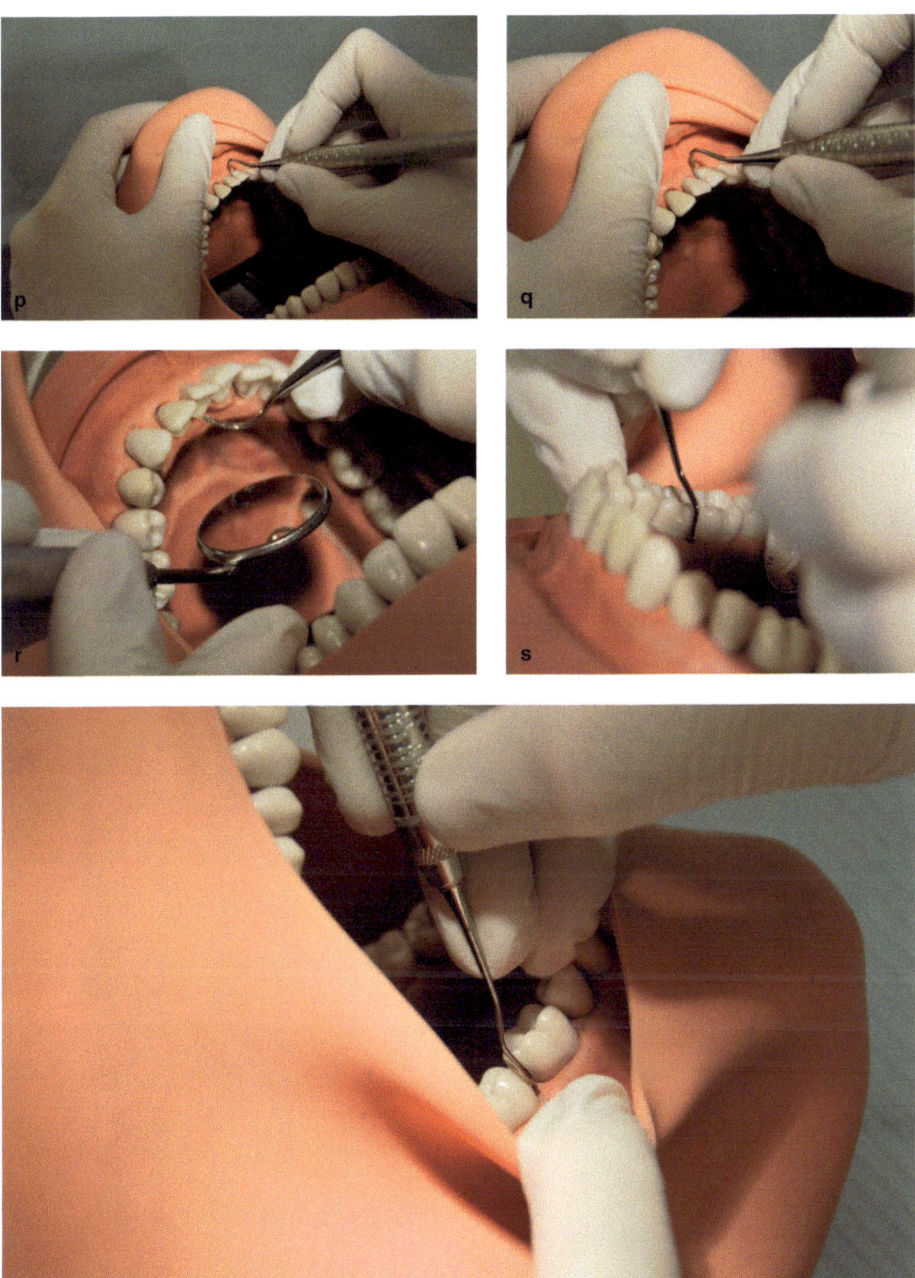

◨ **Figuur 12.12** Instrumentpositie en afsteuning, deel 4: 5e en 6e sextant (bij ▶ par. 8.5). **p** V-1 Fixatie onderkaak. **q** V-2 buccaal direct zicht. **r** V-3 Linguaal indirect zicht. **s** VI-1 Linguaal met indirect zicht, beide handen steunen op de ondertandboog. **t** VI-2 Buccaal vanaf 9 uur-positie.

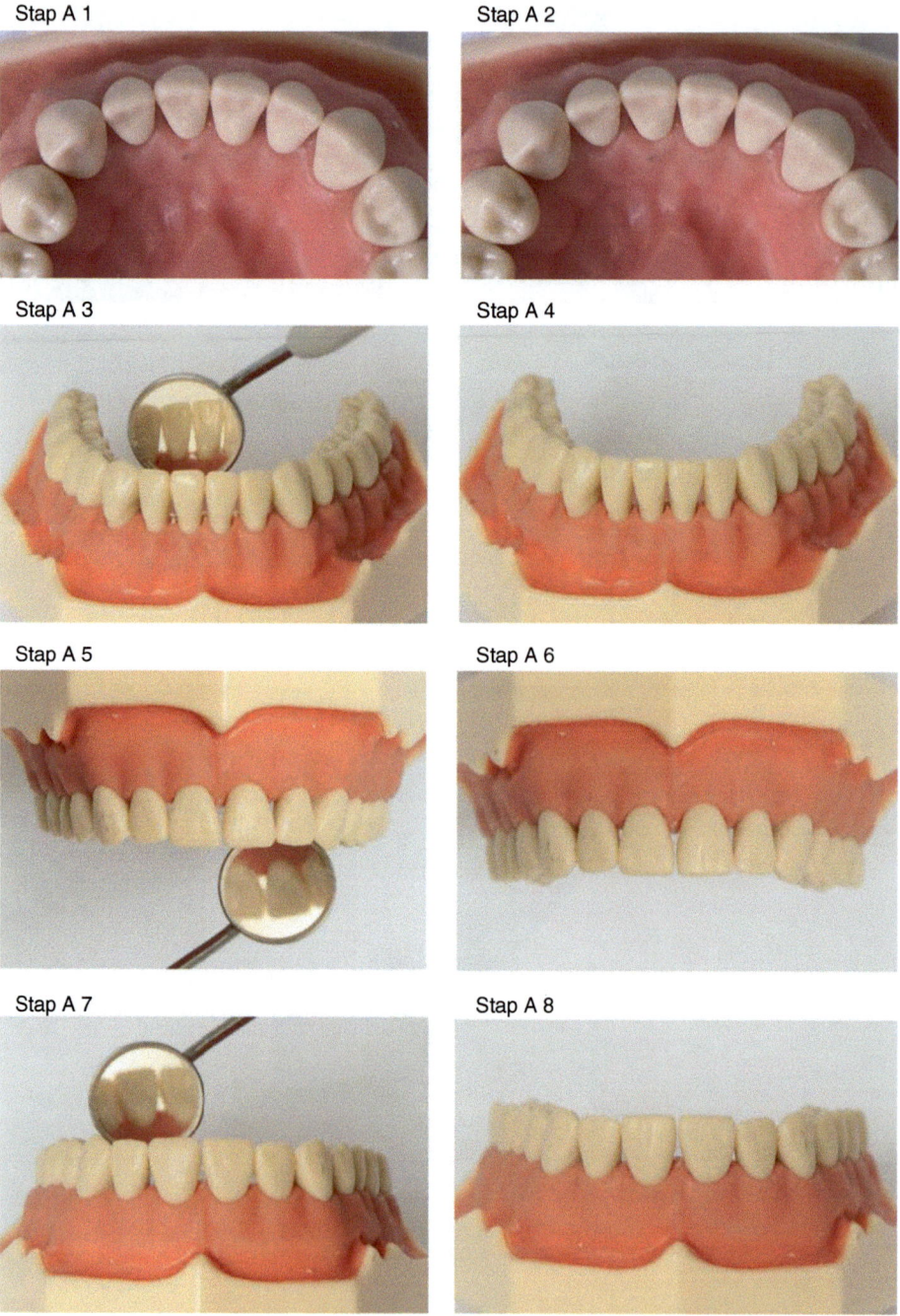

Figuur 12.13 Fotoblad werkschema A rechtshandigen (bij ▶ par. 8.5).

Actie	Front	Tool	Lokatie	Werkrichting :	
	12-8	H6/H7		Links →	Naar Rechts
12 uur					
	Stap 1	H6	Ok linguaal	33 distolinguaal	43 mesio linguaal
® instrument		****			
	Stap 2	H7	Ok buccaal	33 distobuccaal	43 mesiobuccaal
® naar 8 uur		@ @ @			
	Stap 3	H7	Ok linguaal	43distolinguaal	33 mesiolinguaal
® instrument		****			
	Stap 4	H6	Ok buccaal	43 distobuccaal	33 mesiobuccaal
	Stap 5	H6	Bk palatinaal	13 distopalatinaal	23 mesiopalatinaal
® instrument		****			
	Stap 6	H7	Bk buccaal	13 distobuccaal	23 mesiobuccaal
® naar 12uur		@ @ @			
	Stap 7	H7	BK palatinaal	23 distopalatinaal	13 mesiopalatinaal
® instrument		****			
	Stap 8	H6	BK buccaal	23 distobuccaal	13 mesiobuccaal

Werkritme   OK: Linguaal → Buccaal   2x
                BK: Palatinaal → Buccaal   2x

Figuur 12.14 Werkschema A rechtshandigen (bij ▶ par. 8.5).

Stap B 1   Stap B 2   Stap B 3   Stap B 4

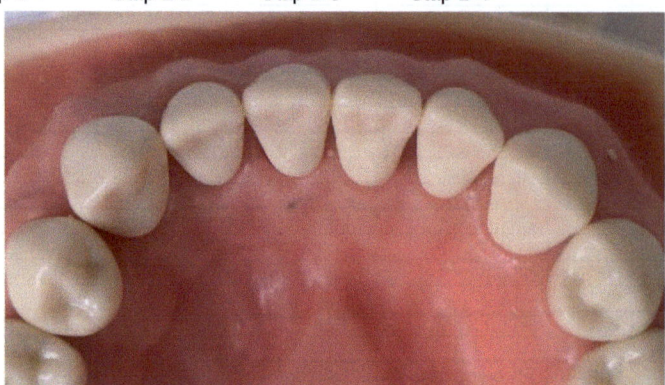

Stap B 5   Stap B 6

Stap B 7   Stap B 8

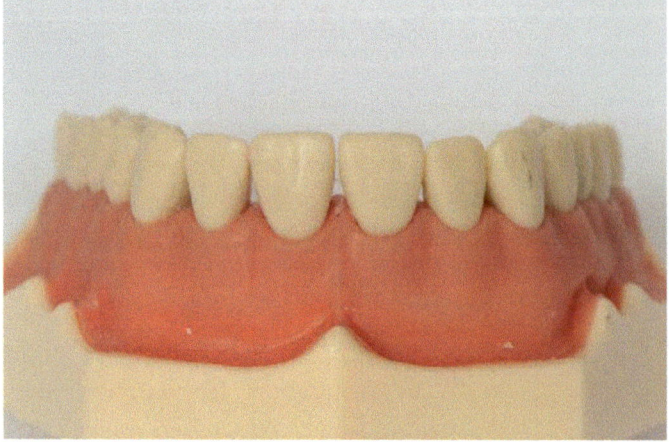

Figuur 12.15 Fotoblad werkschema B rechtshandigen (bij ▶ par. 8.5).

Actie	Front	Tool	Lokatie	Werkrichting :	
	12	H6/H7		Links →	Naar Rechts
12 uur					
	Stap B1	H6	Ok linguaal	33 distolinguaal	43 mesiolinguaal
	Stap B2	H6	Ok linguaal	33 mesiolinguaal	43 distolinguaal
® instrument		****			
	Stap B3	H7	Ok buccaal	33 distobuccaal	43 mesiobuccaal
	Stap B4	H7	Ok buccaal	33 mesiobuccaal	43 distobuccaal
	Stap B5	H7	Bk palatinaal	23 distopalatinaal	13 mesiopalatinaal
	Stap B6	H7	BK palatinaal	23 mesiopalatinaal	13 distopalatinaal
® instrument		****			
	Stap B7	H6	Bk buccaal	23 distobuccaal	13 mesiobuccaal
	Stap B8	H6	BK buccaal	23 mesiobuccaal	13 distobuccaal

Werkritme   OK: Linguaal 2x
            Buccaal 2x
        BK: Palatinaal 2x
            Buccaal 2x

Figuur 12.16 Werkschema B rechtshandigen (bij ▶ par. 8.5).

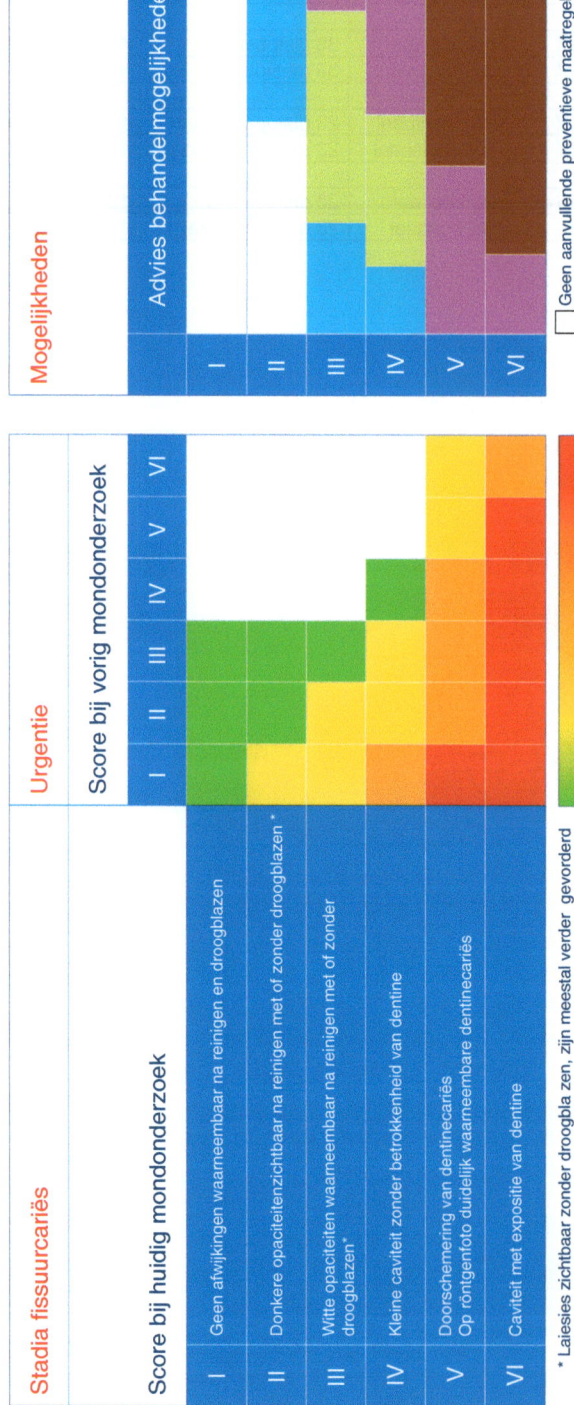

Figuur 12.17 IvK-kaart 'Advies Preventie fissuurcariës' (bij ▲ par. 10.2).

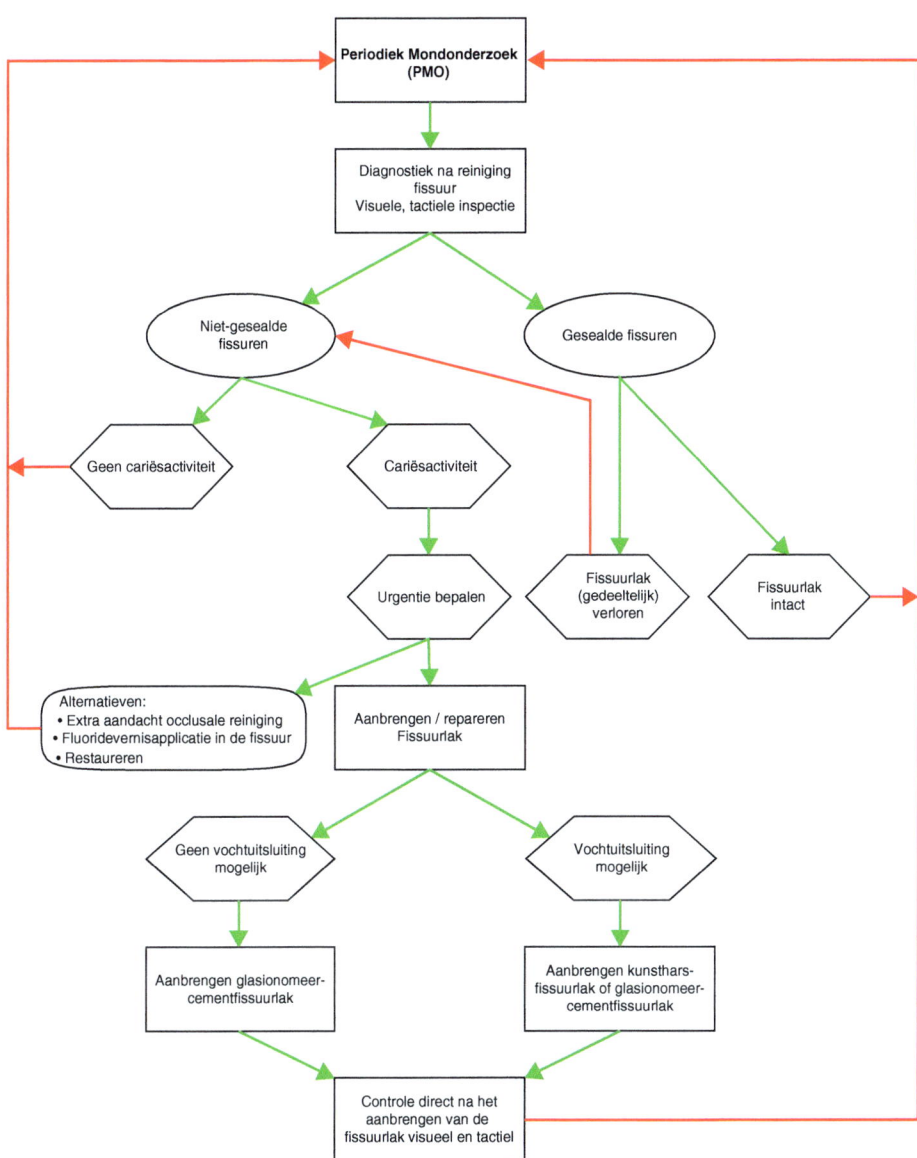

Figuur 12.17 Vervolg

Register

204S 134

A

Aanvullend Advies Cariëspreventie 109
aanvullend onderzoek 29
abces
- periapicaal 109
abfractie 93
abrasie 93
abrasief vermogen 152
activatiefase 145
acuut verloop 36
adaptatiefase 145
ademvocht 166
adhesief 176
Advies Cariëspreventie 4, 21
Advies Erosieve gebitsslijtage 4, 92
Advies Preventie fissuurcariës 4, 21, 206
aerosol 38, 41
afdekfolie 47
afdruklepel 175
afschrift 7
afslankkuur 115
afsteuning 138, 143
- extra-orale 143
aften 89
afzuiger 67
airfloss 126
airflow 154
- polijsten 156
alginaat 174
- hygiënisch werken 178
alginaatmixer 44
aminfluoride 127
anamnese 26
- medische 87
- psychosociale 88
- tandheelkundige 88
- voedings- 101
angulatiefase 145
antisnurkapparatuur
antisociale PHS 25
antitandsteen tandpasta 128
appelazijn 116
applicatielepel fluoride 157
approximale cariës 97
Aquapick® 126
arbeidsovereenkomstrecht 15
Arbowet 14
arrested cariës 91
articulatiepapier 163

attritie 93
autoclaaf 54
automatrixbandje 172

B

balieassistent 63
basishouding 74
Bass-methode 122
bedrijfshulpverlener (BHV'er) 5
begroting 112
behandelbehoefte 27, 94
behandelkamer
- inrichting 64
behandelplan 33
- preventief 110
behandelstoel 68
- hoofdsteun 69
- hoogte 69
- rugleuning 68
- voetruimte 69
behandeltray
- disposable 45
- locatie 72
behandelunit
- indeling 66
- garagemodel 66
bekwaam 9
belastbaarheid 61
belasting 61
benzinepomphandschoenen 180
beroepsgeheim 3, 13
beroepshouding 3
- gelofte tandarts 8
beschermbril 39
besmetting 36
besmettingsbron 37
besmettingsroute 37
best practice 3
bestraling
- voorlichting 117
bewaarplicht 7
BHV'er 5
BIG-register 8
Bijzonder Resistente Micro-Organismen (BRMO) 50
biofilm 183
bleeklepel
bloeding
- gingiva 97
bloedingsscore 27, 97
- formule 98
Bodytray® 73, 171
borderline 25

BRMO 50
brownies 152
brugnaald 125
buffercapaciteit 104
burn-out 63

C

Candida albicans 129
carborundumsteentje 163
cariës 90
- approximale 97
- arrested 91
- secundaire 91
- stadia 90
- voorlichting 115
- white spot 90, 167
- wortel- 103, 109
cariësactiviteit
- vaststellen bij kinderen 107
cariësrisico 21
- vaststellen bij ouderen 108
carpaletunnelsyndroom 142
cart-unit 66
causale therapie 110
cavitatie 91
Charters-methode 123
chemokuur
- voorlichting 117
chloorhexidine 43, 129
chloortablet 178
chronisch verloop 36
circulaire methode 123
click-sonde 95
- kunststof 96
cofferdam 163, 168
- bij sealant 166
- contra-indicaties 168
- klemtang 168
- noodgreep 168
cognitieve ergonomie 62
contaminatie 36
cosmetische mondspoelmiddelen 129
creviculaire vloeistof 103
crowding 92
curettes 133

D

DAC 54
deelbehandeling 94
demineralisatie 90

Register

demineralisatieapparatuur 55
demonstratiemodel 119
dentalfloss 97, 125
desinfecteren
- met chloortablet 178
desinfectie 37, 38
desinfectiebad 178
diabetes 117
diabetes mellitus, onbehandelde 103
diasteem 92
dieptreklepel 157
dipsosable behandeltrays 45
direct contact, infectiepreventie 38
disposables 45
disposhield 154
dispotray 46
doorgebroken gebitselementen 92
doseerflesje 183
dossierplicht 7
DPSI 27, 94
- uitwerking en klinische betekenis 187
droge mond 108
- voorlichting 117
droogleggen
- absoluut 168
- relatief 169
- materialen 169
dubbele toestemming 112
duimzuigen 32
dutch periodontal screening index (DPSI) 27, 94, 187
dynamiseren 76

E

E124 100
efficiëncy 63
elektrische tandenborstel 120, 123
emotionele mishandeling 13
ergonomie 60
- cognitieve 62
- fysieke 64
- organisatorische 63
ergonomische werkomgeving 62
erkennen van verworven competenties (EVC's) 2
erosieve gebitsslijtage 22, 91
- voorlichting 115
etsen
EVC 2

F

fenomeen van Raynoud 135
fissuurcariës
- preventie 162
fissuurverzegeling 162
fistel 89
fluoride
- applicatielepel 157
- hoeveelheid in tandpasta 126
- overdosering 159
- piekconcentratie 159
- toxische dosis 159
fluorideapplicatie 156
fluoridegebruik
- voorlichting 117
fluoridegel 157, 158
fluoridelak 157, 158, 163
fluoridelepel
- alginaatafdruk 174
fluoridetabletjes 157
fluoridevergiftiging 160
fluorosis 159
Fones-methode 123
fopspeen 32
formule
- bloedingsscore 98
- plaquescore 100
fracturen 93
fulcrum 143
fysieke ergonomie 64
fysieke mishandeling 13

G

gebitsafdruk 174
- voorbeeldprotocol 181
gebitsbeschermer 32
gebitselementen
- doorgebroken 92
gebitsreiniging
- systematiek 148
gebitsslijtage
- erosieve 22, 91
- voorlichting 115
gecontamineerd 36
gedragsverandering 23, 110
gemodificeerde pengreep 141
Gemotiveerde patiënten met gezonde monden 22
gentle probing 95
gesprekstechnieken 7
gezondheidshypes 115
gingivabloeding 97
gingivitis 28, 89, 95, 99
glascarbomeer 167

glasionomeercement 167
glazuur
- pseudo- 167
glycinekorrels 156
greenies 152
groen hoekstuk 154

H

H6/H7 133
halitose
- voorlichting 117
halitosespreekuur 130
handdoek, papieren 45
handelingen
- niet-voorbehouden 9
- risicovolle 9
- voorbehouden 8
handhygiëne 44
handscaler 132
- werkgebied 133
handspiegel
- demonstratie 119
handtandenborstel 121
harde weefsels 89
hoekstuk 154
- groen 154
hoekstukken reconditioneren 54
homeopathische geneesmiddelen
- tandpasta 127
hoofd-halskanker 30
hoofdsteun behandelstoel 69
hoogte behandelstoel 69
Hou je mond gezond! 23, 118

I

iatrogeen 91, 95
ideale werkdag 64
incubatietijd 37
indirect contact, infectiepreventie 38
indirect zicht 71, 81
individuele lepels 157
infectie 36
infectiepreventie 37, 60
informatieplicht 23
informed consent 6, 111
instrumentatie
- vinger-, hand- en polspositie 141
instrumentatiebewegingen 138
instrumentdrager 66
interdentale reiniging 125

inzagerecht 7

J

juniortandpasta, hoeveelheid fluoride 127

K

karretje 66
keelamandelen, extreem grote 89
keramische restauraties 92
keramische tip 137
kinderen (6–9)
- bepalen cariësrisico 107
klemtang
- cofferdam- 168
kleurstof, E124 100
kleurtest 27
KNMT-Richtlijn patiëntendossier 4, 7
kokhalsneigingen 182
koortslip 49
krulzuigertje 170
kunsthars sealant 165
kunstspeeksel 130
kunststof pocketsonde 96

L

landelijke eerstelijns samenwerkingsafspraak (LESA) 5
landelijke standaard ketenzorg antistolling (LSKA) 5
landkaarttong 89
latexallergie 168
lepel
- applicatie- 157
LESA 5
let do 119
lichaamsoefeningen 77
lichtuithardende sealant 164
lingua geographica 89
LSKA 5

M

maagzuur 115
maatbestek alginaat 174
magnetostrictieve scaler 135

matrixbandje 172
mechanische irritatie 97
mechanische scalers 134
medicijngebruik
- speekselvermindering 108
medisch gecompromitteerde patiënten 30
medische anamnese 27, 87
medische noodsituaties 5
meldcode 13
meldplicht 13
mengmachine
- volautomatisch 179
mengmachine alginaat 176
microbiologische samenstelling van speeksel 29
micromotor
- polijsten 155
micro-organismen 36
- opportunistische 36
middenpositie van de pols 142
minderjarige kinderen 7
monddouche 126
mondneusmasker 40
mondonderzoek 27
mondspoeling 128, 157
mondspoelmiddelen
- cosmetisch 129
- therapeutisch 129
mondspreider 81, 164
mondzorgcyclus 21, 26
motivational interviewing 24
MRSA-infectie 50
MRSA-positieve patiënt 49
mucositis 28, 95, 97, 99

N

narcisme 25
Nederlandse Zorgautoriteit (NZa) 7
nevelafzuiger 43, 146
Nexø-model 22, 107
nicotinekauwgom 118, 130
niet-voorbehouden handelingen 9
NOCTP 22, 107
NOCTP-protocol 22, 107
non-conditioneren 43
non-operative cariës treatment and prevention (NOCTP) 107
non-operative caries treatment and Prevention strategie(NOCTP) 22
no-touch 43

O

obsessief compulsieve stoornis 25
odontogeen 89
oefeningen 76
onbekwaam 9
onbevoegd 9
ondergeschiktheidssituatie 11
onderzoekshandschoenen 40
ongewone tandstand 92
ontkiemen 42
ontslag op staande voet
- redenen 16
oogdouche 38
operatielamp 70
oppervlakken 38
opportunistische micro-organismen 36
OptraGate 81, 100, 165
organisatorische ergonomie 63
ouderen
- vaststellen cariësrisico 108
overbehandeling 162
overhangende restauraties 92
overstrekte pols 142
overtreatment 162

P

papieren handdoek 45
paranoïde patiënt 25
parodontitis 95, 99
parodontium
- behandelbehoefte vaststellen 109
- onderzoek 94
paro-endo-probleem 109
paroprotocol 27, 109
parostatus 92, 94
- ingekleurd 98
parotis wattenrol 81, 164, 170
pathogenen 36
patiëntendossier
- verplichte onderdelen 186
- vrijwillige onderdelen 187
patiëntenmateriaal 37
patiëntenstoel, zie behandelstoel 68
pengreep 141
penseelborsteltje 122
Pentamix® 175
periapicaal abces 109
peri-implantitis 28, 95
perimarginale zone 132
periodiek mondonderzoek (PMO) 21

persisterende pijn 61
persoonlijkheidsstoornis 25
peuterpasta, hoeveelheid fluoride 126
PH 29
PHS 25
piëzo-elektrische scaler 136
pijn
- persisterende 61
pijnbeleving 61
plaquekleuring 99
plaquekleurtest 27
plaquescore 99
- formule 100
PMO 21
pocketsonde
- afleeslengte 96
- kunststof 96
- sondeerrichting 95
pocketstatus 46
poedervrij 40
poetsmethode
- Charters-methode 123
- circulaire methode 123
- Fones-methode 123
- schrobmethode 122
poetsmodel schoonhouden 120
polijstborsteltje 152
polijstcupje 152
polijsten 152
polijsten van gebitselementen 155
polijsthoekstuk 154
pols
- middenpositie 142
- overstrekt 142
porte d'entrée 38
praktijkwijzers 5
precisiereiniger 51
preconditioneren 43, 47
preventief behandelplan 110
primaire preventie 21, 162
professionele standaard 4
profylaxekopje 154
protheseborstel 122
protocollen/adviezen 4
Proxeo® 154
pseudoglazuur 167
pseudopockets 94
psychopathologie 25
psychosociale anamnese 27, 88
puimsteenpoeder 163
pusafvloed
- bij sondering 97

R

rager 97, 125
randlekkage, sealant 162
Raynoud, fenomeen van 135
reconditioneren 38, 43, 49
reconditioneringsapparatuur 38, 51
reflux 91
refluxproblematiek 115
reiniging 38
relatief droogleggen 169
remineralisatie 90
restauratiecyclus 115
restauraties
- keramische 92
- overhangende 92
retard afgifte 121
reusables 45
richtlijn 4
Richtlijn infectiepreventie in mondzorgpraktijken 37
Richtlijn Mondzorg voor jeugdigen 21
rimlock 175
risicovolle handelingen 9
rolmethode 123
rookaanslag verwijderen 152
rookverslaving
- hulpmiddelen 129
rosettekopje 154
rotatie 80
rubberpoint 152
rugleuning behandelstoel 68

S

scaler
- H6/H7 133
- magnetostrictieve 135
- mechanische 134
- piëzo-elektrische 136
S204SD 133
- slijpen 138
- sonische 135
scalertip
- trillingsfrequentie 134
scherp 137
schizofrenie 25
scholing 15
scholingsplicht 15
schrobmethode 123
sealant 162
- glascarbomeer 167
- glasionomeer 167

- hechtsterkte 165
- kunsthars 165
- lichtuithardend 164
- randlekkage 162
- stappenplan behandeling 171
secundaire preventie 21, 162
sensitive tandpasta 128
shredding 49
Sjögren, ziekte van 102, 117
Skeletal Muscle Disease (SMD) 60
slechte adem
- hulpmiddelen 129
- voorlichting 117
sleeve 47
slijpen van scalers 138
slijpmachine 140
SMD 60
softpick 125
sondeerrichting met pocketsonde 95
sondering
- pusafvloed 97
Sonicflex 54
sonische frequentie 134
sonische scaler 135
sonische tandenborstel 124
spalk 174
spatletsel 38
speeksel
- microbiologische samenstelling 29
- zuurgraad bepalen 29
speekseltest 29, 102
spiegelschriftoefening 81
spierkorset 61
splint 174
spoelmiddel
- keuzeadvies 128
spoelschaduw 53
spuitmondje
- kunststof 156
sterilisatie 37, 38
Stichting Klankbord 31, 117
stoelverkleiner 70
studiemode 174
subklinisch verloop 37
superfloss 125

T

taakdelegatie
- voorwaarden IGZ 10
taalbeheersing 6
tabak 32
- voorlichting 118

tandenborstel
- elektrische 123
- hand- 121
- instructie 121
- sonische 124
tandenstoker 97, 101, 125
tandhalzen, gevoelige 128
tandheelkundige anamnese 27, 88
tandpasta
- antitandsteen 128
- junior- 127
- keuzeadvies 126
- sensitive 128
- whitening 128
tandplaque 97
tandsteen 97
- verwijderen 132
tandwortelimplantaat 92
teamleden 37
tertiaire preventie 22
testplaatjes 42
theatrale PHS 25
therapeutsiche mondspoelmiddelen 129
thermodesinfector 52
tijdsdruk 62
Tiptopje 117
toestemming 112
tolk 118
Tolk- en vertaalcentrum Nederland 7
tolkendienst 111
tongschraper 130
translatie 80
trilbad, ultrasoon 51

U

uitharden 168
uithardingstipje 167
ultrasone scaler
- contra-indicaties 147
ultrasonische frequentie 134
ultrasoon 134
ultrasoon trilbad 51
ultrasoonscaler 135
unitleidingwater 37
uurposities 78

V

vaardigheden 3
vakkennis 3
V-cassette 46

vector 137
- polijsten 152
Veilig Thuis 12
verdovende middelen 91
vingeroefeningen 144
virulentie 36
vision saver 164
vleugelklem 169
voedingsanamnese 29, 101
voedingsdagboekje 101
voedingspatroon
- voorlichting 117
voetruime behandelstoel 69
voetschakelaar 66
volautomatische mengmachine
- aandachtspunten 179
voorbehouden handelingen 8

W

wangpads 169
warmwaterbad 177
wasbeet 176
wattenrol 81, 164, 170
Wbp 12
werkblad
- juiste hoogte 65
werkhouding, goede 74
werkkleding 40
werkomgeving
- ergonomisch 62
werkschoenen 40
werkstoel 77
werkveld 50
- belichting 70
werkweigering 11
Wet Arbeidomstandigheden 14
Wet beroepen in de individuele gezondheidszorg (Wet BIG) 8
Wet bescherming persoonsgegevens (Wbp) 12
Wet BIG 8
Wet meldcode Huiselijk Geweld en Kindermishandeling 12
Wet op de geneeskundige behandelingsovereenkomst (WGBO) 2
Wet werk en zekerheid (Wwz) 15
WGBO 2
WGBO-praktijkwijzer 112
white spot cariës 90, 167
whitening 128
wisselgebit
- vaststellen cariësrisico 107
wittevingerfenomeen 135

wortelcariës 103
- bij ouderen 109
wortelpuntabces 109
Wwz 15

X

xerostomie 117
- hulpmiddelen 129
- tandpasta 127
- voorlichting 117
X-floss 125
X-gauze 125
Xylocaïnezalf® 172

Z

zachte weefsels 89
zadelkrukje 78
zelfstandige(voorbehouden) handelingen 15
zelfverzekerdheid 144
ziekte van Sjögren 102, 117
zorgdoelen 33
zorgplan 21, 33
zuur-etstechniek 165
zuurgraad
- van speeksel 29
zweepunit 66

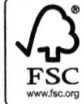

If you have any concerns about our products,
you can contact us on
ProductSafety@springernature.com

In case Publisher is established outside the EU,
the EU authorized representative is:
**Springer Nature Customer Service Center GmbH
Europaplatz 3, 69115 Heidelberg, Germany**

Printed by Libri Plureos GmbH
in Hamburg, Germany